陈修园

著

傅瘦生
赖雷成

点校

俞慎初
俞长荣
黄春源
陈竹友

审阅

灵素集注节要

中医启蒙经典·名家校注南雅堂陈修园医书

 海峡出版发行集团 | 福建科学技术出版社
THE STRAITS PUBLISHING & DISTRIBUTING GROUP | FUJIAN SCIENCE & TECHNOLOGY PUBLISHING HOUSE

图书在版编目（CIP）数据

灵素集注节要 /（清）陈修园著；傅瘦生，赖雷成
点校 . —福州：福建科学技术出版社，2019.10
（中医启蒙经典 . 名家校注南雅堂陈修园医书）
ISBN 978-7-5335-5969-4

Ⅰ.①灵⋯ Ⅱ.①陈⋯ ②傅⋯ ③赖⋯ Ⅲ.①《灵枢
经》- 注释②《素问》- 注释 Ⅳ.① R221

中国版本图书馆 CIP 数据核字（2019）第 175888 号

书　　名	**灵素集注节要**	
	中医启蒙经典·名家校注南雅堂陈修园医书	
著　　者	陈修园	
点　　校	傅瘦生　赖雷成	
审　　阅	俞慎初　俞长荣　黄春源　陈竹友	
出版发行	福建科学技术出版社	
社　　址	福州市东水路 76 号（邮编 350001）	
网　　址	www.fjstp.com	
经　　销	福建新华发行（集团）有限责任公司	
印　　刷	福州德安彩色印刷有限公司	
开　　本	700 毫米 ×1000 毫米　1 / 16	
印　　张	22	
字　　数	312 千字	
版　　次	2019 年 10 月第 1 版	
印　　次	2019 年 10 月第 1 次印刷	
书　　号	ISBN 978-7-5335-5969-4	
定　　价	48.00 元	

书中如有印装质量问题，可直接向本社调换

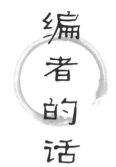

编者的话

陈修园（1753—1823），福建古代名医之一，其善于继承整理古典医籍，功力深厚，涉猎广泛，博采众长，学术上医文并重，法古而不泥古，继承创新并举。他注疏经典，启迪后人，是一位中医科普大家和卓越的教育家。

此套16种陈修园医书（原丛书名为"新校注陈修园医书"）自20世纪80年代由我社出版以来，深受广大中医爱好者和海内外中医界同仁的喜爱，同人脍炙，梨枣再易，总印数达50多万册，并先后荣获首届全国优秀医史文献图书暨中医药工具书银奖、全国首届古籍整理图书三等奖等多项省部级与国家级奖项。为了更好地阐发其学术价值，增强可读性，此次按现行编辑规范全面重新审读和梳理，定名为"中医启蒙经典·名家校注南雅堂陈修园医书"。

与其他陈修园医学丛书不同的是，本套丛书校注者不乏闽派著名临床医家、医史学家、我国首批500名老中医专家，他们中有原福建中医学院院长俞长荣、享医史界"南俞北马"之誉的"南俞"俞慎初教授、五世医家的林庆祥中医师。其次，此套丛书校注既遵从医古文规范精妙到位，又贴合临床，从临床角度多有发挥，更切实用性与启发性。为了凸显本套丛书的校注特色，我们基本还原和保留了校注者的校注原貌。

值此丛书问世之际，我们深切怀念"新校注陈修园医书"的倡导者、组织者、策划者——我国已故著名中医学家、医史大家俞慎初教授。此次，由俞慎初之女、"新校注陈修园医书"原责任编辑、我社原副社长副总编辑俞鼎芬编审组织联系，我们再次探访了几位校注者。在重新整理此丛书的过程中，我们深为老一辈中医药专家对中医事业的认真执着、无私奉献和不懈追求的精神所感动。他们的精神永远铭刻在我们心中，并激励着后人求索奋进。

由于原版书校注年代久远，经过多方努力，仍无法与所有校注者一一取得联系，望校注者或其亲属看到此套丛书后尽快与我社联系，我们将按有关规定寄赠样书并付稿酬。

再次感谢为此套丛书出版倾注大量心血的前辈们！

编者

2019 年 5 月

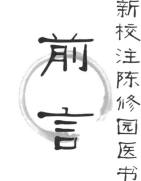

新校注陈修园医书

前言

陈修园（1753—1823），名念祖，福建长乐人。他学识渊博，医理精湛，不仅是一位富有创见的医学理论家和医术超群的临床家，同时也是一位杰出的中医科普作家。

陈氏热爱祖国医学，以继承、发扬这一宝贵的民族文化遗产为己任，孜孜不倦地为之奋斗终身。他对古典医籍的钻研，功力深厚，涉猎广泛，并博取众长，结合个人实践体会，写出许多著作，因而自成一家。特别可贵的是，他不鄙薄貌似浅易的中医普及工作，数十年如一日，本着"深入浅出，返博为约"的精神，采用通俗易懂的文字，阐释古奥艰深的中医学理，为后学者开启了升堂入室的方便之门。

陈氏著作颇多，业经肯定的有《神农本草经读》《时方歌括》《时方妙用》《医学三字经》《医学实在易》《医学从众录》《伤寒论浅注》《金匮要略浅注》《伤寒真方歌括》《金匮方歌括》《长沙方歌括》《景岳新方八阵砭》《灵素集注节要》《女科要旨》《十药神书注解》《伤寒医诀串解》等十六种，包括了从基础到临床，从入门、普及到提高等方面的内容，体现了陈氏的理论、心法和经验。其文字质朴洗炼，畅达优美，歌诀音韵，脍炙人口；其内容深入浅出，切于实用。有人称道他的文章是"连篇累牍而不繁，寥寥数语而不漏"。他的著作，一百多年来流传广泛、影响深远，成为中医自学与教学的重要书籍。

因此，搜集、整理陈氏的医学论著，并加以发扬光大，是中医学术界一项责无旁贷的任务。为此，我们选择了陈修园著作的适当版本，进行了校勘、注释和标点断句，并由福建科学技术出版社分册出版。

祖国医学在漫长的历史发展过程中，虽然几经摧残，但仍人才辈出，代有名家，经验日益丰富，理论不断发展。此中道理，值得探讨。我们希望通过陈修园著作的校注出版，有助于更好地，全面、系统、深入地研究陈氏的学术成就和学术思想；有助于探索中医名家的成长道路，摸索中医人才的培养规律；同时，也给中医临床、教学、授徒与自学提供一份宝贵的参考资料。

然而，由于时代的局限和遵古太甚，陈氏对于祖国医药学的发展，难免认识不足，对持不同学术观点医家的批评，未免失之过激，这是学习、研究陈修园学术思想时应该注意的问题。

中华全国中医学会福建分会
"新校注陈修园医书"校注组
1981 年 8 月

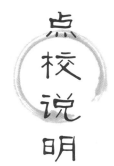

点校说明

　　一、本书以上海锦章书局印行的《陈修园先生医书新增七十二种》石印本为蓝本，并参考其他有关各书进行校勘。

　　二、本书卷次、篇章均依底本排列，现将繁体字直排，改为简化字横排。排式变更造成的文字含义变化予径改，如"右"改为"上"，并采用现代标点。

　　三、底本目录与正文有出入时，依据其实际内容予以调整，力求目录与正文标题一致，不另加注。

　　四、凡底本无误，校本有误的，不改不注。底本引文虽有化裁，但文理通顺又不失原意者，不改不注。唯底本有误或引文改变原意时，方据情酌改，或仍存其旧，并酌情出注说明。

　　五、底本中的异体字、通假字、古今字，或改为简化字，或保留底本原字，并酌情出注。

　　六、底本中某些中药名和中医专业术语具有时代特色，故中药名和中医专业术语与今通行名不同者，为保留古书原貌和时代特色，不作修改。

七、底本中疑难字句、冷僻字及重要特殊术语等，酌情简要出注。

八、为保留古书原貌，底本观点及理论不作任何删改，药物剂量亦采用旧制，个别当今已禁用或改用替代品的药物也未作改动，请读者注意甄别。

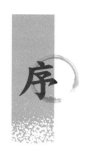

序

《汉书·艺文志》载《黄帝内经》十八篇，无《素问》《灵枢》之名。洎晋皇甫谧《甲乙经》序[1]，始称为《铖经》九卷、《素问》九卷。或云《黄帝九灵经》，至唐王冰更名为《灵枢》[2]、"九灵"，独详于铖，故皇甫谧称为《铖经》。然则《素问》之名，晋已有之；《灵枢》之名，唐始著录。其实不越《内经》一书，特后世称名或别耳。夫医家之于《内经》，犹儒家之四子书也。日月江河，万古不废。惟奥窔之旨[3]，不善解者，遂至贻误后来，此修园先生《节要浅注》之所由作。先生以名孝廉[4]，为贤有司[5]，活人以数十万计，每投刀圭[6]，无不立愈，天下望之若华扁[7]。然凡所刊《伤

〔1〕洎（jì 记）：及；到。皇甫谧（mì 密）：魏晋间医家（215—282）。字士安，著《甲乙经》，总结晋以前的针灸学成就。另著有《帝王世记》《高士传》《烈女传》《玄晏春秋》等。

〔2〕王冰：唐医学家。自号启玄子。注释《黄帝内经·素问》九卷。

〔3〕窔（yào 耀）：深底，幽也。

〔4〕孝廉：明清时对举人的称呼。

〔5〕有司：古代设官分职，各有专司，因称官吏为"有司"。

〔6〕刀圭：古时量取药末的用具。形状像刀的圭角，端尖锐，中低洼。一刀圭为方寸匕（匕，即匙）的十分之一。后亦称医术为"刀圭"。

〔7〕华扁：指华佗与扁鹊。

寒》《金匮》若干种^{〔1〕}，海内已不胫而走，奉为圭臬，盖能依古法而参时方，权衡悉中，非胶柱者所可同日语焉。是书阐明古训，语简而赅，沾益后学，畀以津梁，犹初志也。古所云良医与良相同功，微斯人其谁与归？是为序。

> 同治乙丑六月，侯官杨浚雪沧

---

〔1〕《伤寒》《金匮》：指陈修园著的《伤寒论浅注》《金匮要略浅注》二书。

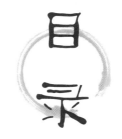

目录

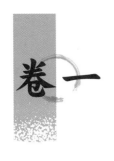

卷一

闽长乐　陈修园念祖　集注

男　元犀　灵石　参订

孙男　心典徽庵　门再晚生绵九林福年　同校字
　　　心兰芝亭

道　生

《上古通天论》曰[1]："夫上古圣人之教下也，教民避害也。皆谓之虚邪不正之邪。贼风，虚乡之风[2]。避之有时，恬安静也。澹朴素也。虚无，不为物欲所蔽也。真气从之，精神内守，病安从来？言上古之人，得圣人之教化，内修养生之道，外避贼害之邪，所以年皆能度百岁而动作不衰。是以志闲而少欲，恬淡无为。心安而不惧，形劳而不倦，精神内守。气从以顺，真气从之。各从其欲，皆得所愿。五方之民，衣食居处，各从其欲，是以皆得所愿也。故美其食，任其服，乐其俗，高下不相慕，其民故曰朴。按《异位方宜论》曰[3]，东方之民，皆"安其处，美其食"。

---

〔1〕《上古通天论》：应为《上古天真论》，是《素问》第一篇的篇名。是篇论
　　述古代养生保精之道，故名。

〔2〕虚乡之风：《灵枢·九宫八风》篇："此八风皆从其虚之乡来，乃能病人。"
　　虚乡之风，为不正之风，泛指一切外感病邪。

〔3〕《异位方宜论》：应为《异法方宜论》。是《素问》第十二篇的篇名。是篇
　　论述五方异治，故名。

西方之民，依山陵而居，"不衣而褐荐〔1〕，其民华食而脂肥"。北方之民，"其地高陵居，风寒冰冽，其民乐野处而乳食"。南方之民，"其地下，水土弱，其民嗜酸而食腐"。中央者，"其地平以湿，其民食杂而不劳"。此五方之民，随天地万物之所生，山川地土之高下，衣食居处，各从其欲，彼此不相爱慕，故其民曰朴。是以嗜欲不能劳其目，淫邪不能惑其心，上古恬淡之世，民皆安居乐俗而无外慕之思，故虽有嗜欲淫邪，不能伤其内也。愚智贤不肖不惧于物，故合于道。上古之人，无贵贱贤愚，皆全德不危，故不外惧于物而合于养生之道焉。所以年皆能度百岁，而动作不衰者，以其德全不危也。德者，所得乎天之明德也。全而不危者，不为物欲所伤也。

帝曰：人年老而无子者，材力尽耶？将天数然也？阴阳者，万物之终始也。此复论男女阴阳气血有始有终，有盛有衰，各有自然之天数。材力，精力也。曰：女子七岁，肾气盛，齿更发长；七为少阳之数，女本阴体，而得阳数者，阴中有阳也。人之初生，先从肾始。女子七岁，肾气方盛。肾主骨，齿者骨之余，故齿更。血乃肾之液，发乃血之余，故发长也。按阴阳之道，孤阳不生，孤阴不长，阴中有阳，阳中有阴，是以天乙生水，地二生火〔2〕，离为女，坎为男〔3〕，皆阴阳互换之道。故女得阳数，男得阴数也。二七而天癸至，任脉通，太冲脉盛，月事以时下，故有子；天癸，天一所生之癸水也。冲脉、任脉，奇经脉也。二脉并起于少腹之内胞中，循腹上行为经血之海，女子主育胞胎。夫月为阴，女为阴。月一月而一周天，有盈有亏，故女子亦一月而经水应时下泄也。亏即复盈，故于初生之时，男女构精，当为有子，虚则易受故也。三七肾气平均，故真牙生而长极；肾气者，肾脏所生之气也。气生于精，故先天癸至，而后肾气平；肾气足，故真牙生。真牙者，尽根牙也。四七筋骨坚，发长极，身体盛壮；肾主骨髓，髓生肝，肝生筋，母子之相生也。

---

〔1〕褐荐：褐，粗布衣，古时贫贱人所穿。荐，一种解释为兽食的草；另一解释为垫席。褐荐，乃名词活用为动词，当"穿粗布衣，睡草席"讲。

〔2〕天乙生水，地二生火：此为河图中五行的生数。天为阳，地为阴；奇数为阳，偶数为阴；水为阴，火为阳。天一生水，地六成之；地二生火，天七成之……喻阴阳之道，孤阳不生，孤阴不长，阴中有阳，阳中有阴之理。

〔3〕离为女，坎为男：离、坎均为八卦的卦名。离（☲）为火，坎（☵）为水。《类经》："离火属阳居南，而其中则偶，是外阳而内阴；坎水属阴居北，而其中则奇，是外阴而内阳。"八卦次序，以离为女，坎为男，喻阴阳互换之道。

女子四七，精血盛极之时，是以筋骨坚，发长极也。血气盛，则充肤热肉，是以身体盛壮。五七阳明脉衰，面始焦^[1]，发始堕；阳明之脉，荣于面，循发际，故其衰也，面焦发堕。夫气为阳，血脉为阴，故女子先衰于脉，而男子先衰于气也。六七三阳脉衰于上，面皆焦，发始白；血脉华于色，血脉衰，故面焦发白也。七七任脉虚，太冲脉衰少，天癸竭，地道不通，故形坏而无子也。地道，下部之脉道也。《三部九候论》曰："下部地，足少阴也。"癸水存于肾，天癸竭，是足少阴下部之脉道不通。冲任虚，是以形衰而无子也。丈夫八岁肾气实，发长齿更；八为少阴之数，男本阳体，而得阴数者，阳中有阴也。二八肾气盛，天癸至，精气溢泻，阴阳和，故能有子；《灵枢经》曰^[2]："冲脉、任脉皆起胞中，上循腹里^[3]，为经络之海。其浮而外者，循腹右上行会于咽喉，别而络唇口。血气盛则充肤热肉，血独盛则淡泄皮肤生毫毛^[4]。今妇人之生，有余于气，不足于血，以其数脱血也。冲任之脉，不荣唇口，故须不生焉。"是则男子之天癸，溢于冲任，充肤热肉而生髭须；女子之天癸，溢于冲任，充肤热肉，为经水下行而妊子也。男子二八精气满溢，阴阳和合，泻泄其精，故能有子也。三八肾气平均，筋骨劲强，故真牙生而长极；平，足也；均，和也；极，止也。至真牙生而筋骨所长^[5]，以至于极也。四八筋骨隆盛，肌肉满壮；四居八数之半，是以隆盛之极。五八肾气衰，发堕齿槁；肾为生气之原，男子衰于气，故根气先衰，而发堕齿槁也。六八阳气衰竭于上，面焦，发鬓颁白；根气先衰，而标阳渐竭矣。《平脉篇》曰^[6]："寸口脉迟而缓^[7]，缓则阳气长，其色鲜，其颜光，其声商，毛发长。"阳气衰，故颜色焦而鬓发白也。七八肝气衰，筋不能动，天癸竭，精少，肾藏衰，形体皆极；肝乃肾所生，肾气衰，故渐及于肝矣。肝主筋，肝气衰，故筋不能运动；肾主骨，筋骨皆衰，故形体疲极也。八八则齿发

〔1〕焦：通"憔"，憔悴。

〔2〕《灵枢经》：此系指《灵枢·五音五味》篇。

〔3〕上循腹里：《灵枢·五音五味》篇原文为"上循背里"。

〔4〕血独盛则淡泄皮肤生毫毛：《灵枢·五音五味》篇原文为"血独盛则澹渗皮肤生毫毛"。

〔5〕至：应为"故"字之误。

〔6〕平脉篇：当为《伤寒论注·平脉法》篇。

〔7〕寸口脉迟而缓：《伤寒论注·平脉法》篇原文为"寸口脉缓而迟"。

去。数终衰极，是以不惟颁白枯槁，而更脱落矣。**肾者主水，受五脏六腑之精而藏之，故五脏盛乃能泻；今五脏皆衰，筋骨解堕，天癸尽矣，故发鬓白，身体重，行步不正而无子耳。**《经》云[1]：荣血之道[2]，内谷为宝，谷入于胃，乃传之肺，流溢于中，布散于外，精专者，行于经隧，常营无已。男子八八，女子七七，天地之数终，而天癸绝，然行于经隧之荣血未竭也。是以老年之人，能饮食而脾胃健者，尚能筋骨坚强，气血犹盛。此篇论天癸绝而筋骨衰，其后天水谷之精，又不可执一而论也。**有其年老而有子者，何也？曰：此其天寿过度，**先天所秉之精气盛也。**气脉常通，**后天之地道尚通也。**而肾气有余也。此虽有子，男不过尽八八，女不过尽七七，而天地之精气皆竭矣。**此复申明天地阴阳之数，止尽终于七七八八也。**夫道者，年皆百数，能有子乎？曰：夫道者，能却老而全形，身年虽寿，能生子也。**此承上文而言，惟修道者，能出于天地阴阳之数也。

　　上古有真人者，提挈天地，把握阴阳，呼吸精气，独立守神，肌肉若一，故能寿敝天地，无有终时，此其道生。上古真人者，言所生之来，自然合道而能全其天真之人也。天真完固，故能斡旋造化[3]，燮理阴阳[4]，吐纳精气，与道独存，守神全形，是以肌肤若冰雪，绰约如处子，寿过天地，无有终极之时，此由道之所生，故无为而道自合。

　　中古之时，有至人者，淳德全道，和于阴阳，调于四时，去世离俗，积精全神，游行天地之间，视听八达之外，此盖益其寿命而谨者也[5]，亦归于真人。中古至人者，谓有为以入道而能全所生之，天真者也。天真虽泄，复能修德全道，积精养神，故合神气，耳目聪明于八达之外，此盖从修炼保固得来，亦能复完天真而同归大道。夫真人者，得先天之真者也；至人者，得后天之炁者也[6]。其趋则一，故亦归于真人矣。

---

〔1〕《经》：此系指《灵枢·营气》篇。

〔2〕荣血之道：《灵枢·营气》篇原文为"荣气之道"。

〔3〕斡（wò 卧）旋造化：谓能调和自然界万物生长的规律。斡，旋转。斡旋，调和之意。造化，指创造化育，也指自然界。

〔4〕燮（xiè 谢）理阴阳：谓调理阴阳。燮，和也。

〔5〕此盖益其寿命而谨者也：《内经》原文为"此盖益其寿命而强者也"。

〔6〕炁（qì 气）：同"气"。多见于道家的书。《关尹子·六化》："以神存炁，以气存形。"

其次有圣人者，处天地之和，从八风之理，适嗜欲于世俗之间，无恚音慧，恨也。嗔怒也。之心，行不欲离于世，被服章，举不欲观于俗，外不劳形于事，内无思想之患，以恬愉为务，以自得为功；形体不敝，精神不散，亦可以百数。至人、真人者，去世离俗，修道全真，无妻室之爱，无嗜欲之情，所谓游方之外，高出人类者也。处天地之内，顺八方之理，教以人伦，法于制度，黻冕于朝堂之上[1]，不欲离于世俗，章服无为而治[2]；不劳其形，随机而应；不役其神，此治世之圣人也。亦可以优游泮奂，而长享百年矣。

其次有贤人者，法则天地，象似日月，辨列星辰，逆从阴阳，分别四时，将从上古，合同于道，亦可使益寿而有极时。贤人者，处尘俗之内，鲜拘蔽之习取法于天[3]，如日月之光明。推测象纬顺逆二气，序别四时，将与上古天真之圣同合于道，亦可使益寿而至于寿敝天地之极，此修道之贤人，而由人以合天，超凡以至圣者也。此帝勉人修为而不得以凡庸自弃，故《移精变气》章曰[4]："去故就新，乃得真人[5]。"

【按语】本节论述养生的重要性，并提出了具体的养生法则。强调"虚邪贼风，避之有时，恬澹虚无，真气从之，精神内守，病安从来"的预防思想，指出人体内在精神的调养，是养生的重要法则。这一观点，同样也贯穿在防病、治病的理论之中，成为中医理论的基本论点之一。

本节在论述人体生长、发育、衰老的生理过程中，指出男女因性别的不同而有所差异，这是客观的自然规律。但《内经》特别强调人体的生长、发育、生殖、衰老的过程与肾气有莫大的关系，并指出"肾藏精"与保养肾气也是养生益寿的重要方面。

本节还举出四种不同的养生方法和结果，以启示人们如何养生，益寿延年。

---

〔1〕黻（fú 弗）冕：古代礼服。黻，古代礼服上黑与青相间的花纹。冕，冠也。

〔2〕章服：为有一定式样和纹形的衣服。章，指色彩和花纹。服，即衣服。

〔3〕鲜拘蔽之习：意即很少被不良的气习所拘束。

〔4〕《移精变气》章：按《素问》当为《移精变气论》。

〔5〕去故就新，乃得真人：张景岳："去故者，去其旧习之陋；就新者，进其日新之功。新而又新，则圣贤可以学至，而得真人之道矣。"

《四气调神论》曰〔1〕：**春三月，此为发陈；**发，启也；陈，故也。春阳上升，发育万物，启故从新，故曰发陈。**天地俱生，万物以荣。**天地之气，俱主生发，而万物亦以生荣。**夜卧早起，广步于庭，**夜卧早起，发生气也。广，宽缓也，所以运动生阳之气。**被发缓形，以使志生；**东方风木之气，直上巅顶。被发者，疏达肝木之气也。缓，和缓也。举动舒徐，以应春和之气。志者，五脏之志也。志意者，所以御精神、收魂魄、适寒温、和喜怒者也。是以四时皆当顺其志焉。**生而勿杀，予而勿夺，赏而勿罚，**皆所以养生发之德也。故君子启蛰不杀，方长不折〔2〕。**此春气之应，养生之道也。**四时之令，春生夏长，秋收冬藏，此春气以应养生之道。**逆之则伤肝，夏为寒变，奉长者少。**逆，谓逆其生发之气也。肝属木，主于春。春生之气，逆则伤肝，肝伤则至夏为寒变之病，因奉长者少故也。盖木伤而不能生火，故于夏月火令之时，反变为寒病。

夏三月，此为蕃秀，蕃，茂也。阳气浮长，故为茂盛而华秀也。**天地气交，万物华实。**夏至阴气微上，阳气微下，故为天地气交。阳气化施，阴气结成，成化相合，故万物华实也。**夜卧早起，无厌于日；**养长之气不宜惰也。**使志无怒，使华英成秀，**长夏火土用事，怒则肝气易逆，脾土易伤。华者，心之华也，言神气也。**使气得泄，若所爱在外，**夏气浮长，故欲其疏泄，气泄则肤腠宣通，时气疏畅，有若好乐之在外也。**此夏气之应，养长之道也。逆之则伤心。秋为痎疟**〔3〕**，奉收者少，冬至重病。**心属火，主于夏。逆夏长之气，则伤心矣。心伤，至秋为痎疟，因奉收者少故也。盖夏之阳气，浮长于外，至秋而收敛于内。夏失其长，秋何以收？至秋时，阴气上升，下焦所出之阴，与上焦所逆之阳，阴阳相搏，而为寒热之阴疟。夫阳气发原于下焦阴脏，春生于上，夏长于外，秋收于内，冬存于下。今夏逆于上，秋无以收，收机有碍，则冬无所存，阳不归原，是根气已损，至冬时，塞水当令，无阳热温配，故冬时为病，甚危险也。

秋三月，此为容平；容，盛也。万物皆盛实而平定也。**天气以急，地气以明。**

---

〔1〕《四气调神论》：按《素问》应为《四气调神大论》，是《素问》第二篇的篇名。是篇以论述根据四时气候变化来调摄精神，故名。

〔2〕方长不折：万物在生机方才长盛时不应去摧折它，这才符合养生之道。折，折服；弯曲。

〔3〕痎（jiē 阶）疟：即疟疾。《说文·疒部》："痎，二日一发疟也。"马注云："痎疟，疟之总称也。"

寒气上升，地气下降。早卧早起，与鸡俱兴，鸡鸣早而出时晏〔1〕，与春夏之早起少迟，所以养秋收之气也。使志安宁，以缓秋刑；阳和日退，阴寒日生，故使神志安宁，以避肃杀之气。收敛神气，使秋气平；无外其志，使肺气清，皆所以顺秋收之气，而使肺金清静也。此秋气之应，养收之道也。逆之则伤肺，冬为飧泄〔2〕，奉藏者少。盖秋收而后冬藏。阳存于阴，而为釜底之燃，以腐水谷。秋失其收，则奉存者少，至冬寒水用事，阳气下虚，则水谷不化，而为飧泄矣。

冬三月，此谓闭藏，万物收藏闭塞而成冬令矣。水冰地坼，音折。无扰乎阳。坼，裂也。阳气收存，故不可烦扰，以泄阳气。早卧晚起，必待日光；顺养闭存之气。必待日光，避寒邪也。使志若伏若匿，若有私意，若已有得，夫肾存志，心存神，用"三若"字者，言冬令虽主闭存；而心肾之气，时相交合，故曰私者，心有所私得也，使志无外求，则神气内存也。去寒就温，无泄皮肤，使气亟夺，夫阳气根于至阴，发于肤表，外不固密，则里气亟起以外应，故无泄皮肤之阳，而使急夺其根气也。此冬气之应，养存之道也〔3〕。逆之则伤肾，春为痿厥，奉生者少。盖肝木生于冬水，主春生之气而养筋，筋失其养则为痿，生气下逆则为厥。

天气清净，光明者也。上节论顺四时之气，而调养其神。然四时顺序，先由天气之和；如天地不和，则四时之气，亦不正矣。故以下复论天地之气焉。藏德不止，故不下也。上天之气，至清净光明，然明德惟存而健运不息者也。夫天气下降，地气上升，斯成地天之泰〔4〕，惟其运用不止，故不必下；而后谓之下也，盖言天气布于六合九州〔5〕，化生万物，而体位仍尊高也。天明则日月不明，邪害空窍，天地至光明者也。明德存隐，故昼明者日焉；夜明者月焉。若不存而彰著于外，是天明而日月不明矣。天德不存，则

---

〔1〕出时晏："时"为"埘"之误。埘（shí 时），鸡巢。晏，晚也。

〔2〕飧（sūn 孙）泄：泄泻清稀，伴有不消化的食物残渣。飧，用水泡饭。

〔3〕存：《内经》原文为"藏"字，下同。

〔4〕泰：六十四卦之一，乾下坤上，为好的卦。《易·泰》："象曰：天地交，泰。"

〔5〕六合九州：泛指天地间。六合，四方上下叫做六合。九州，古时称冀、兖、青、徐、杨、荆、豫、梁、雍为九州。

虚其清净高明之体，而邪乘虚以害之。故曰，天运当以日光明^[1]，阳因而居卫外者也^[2]。如人之阳，不固密于上，不卫护于外，则邪走空窍而为害矣。此言天包乎地，阳包乎阴，然当存隐固密，而不宜外张下泄者也。**阳气者闭塞，地气者冒明**，阳气者，天气也。此承上文而复言天德惟存而运用不息之机，则地气上乘，而昏冒其光明矣。上节言虚其存德之体，此节言失其不止之机也。**云雾不精，则上应白露不下**，地气升而为云为雾，天气降而为雨为露。云雾不精，是地气不升也；地气不升，则天气是以上应白露不下。上节言天地闭塞；此节言地气伏存，天地不交而为否矣^[3]。**交通不表，万物命故不施，不施则名木多死**。表，外也，阳也。言天地之气，虽上下交通，而不表彰于六合九州之外，则万物之命，不能受施化矣。不施，则名木多死。盖木为万物之始生也。上节言交通于上下，此节言不运用于四方也。**恶气不发，风雨不节，白露不下，则苑藁不荣**。苑，茂木也；藁，禾秆也。上节言天地之气不施，则名木多死。此复言四时之气不应，则草木不荣。盖天地之气不和，而四时之气亦不正矣。恶气，忿怒之气也。《脉要精微论》曰："彼秋之忿，成冬之怒^[4]。"恶气不发，则失其劲肃严凛之令矣；风雨不节，则失其温和明曜之政矣。白露不下，则无溽蒸湿泽之濡矣。若四时失序，虽茂木嘉禾而亦不能荣秀也。**贼风数至，暴雨数起，天地四时不相保，与道相失，则未央绝灭**。此总结上文，而言天地四时，不相保其阴阳和平，而又失其修养之道，则未久而有绝灭之患也。**唯圣人从之，故身无奇病，万物不失，生气不竭**。唯圣人能顺天地四时之不和，而修养其神气，故无奇暴之害。夫万物有自然之生气，虽遇不正之阴阳，而不至于绝灭。惟人为嗜欲所伤，更逆其时则死，圣人内修养生之道，外顺不正之时，与万物不失其自然，而生气不绝也。

【按语】本节论述养生的方法。首先强调养生必须顺应四时气候的变化和保持人体内外环境的统一性。若违反这个原则，就会使机体适应能力减弱，影响健康，甚至发病。这种养生方法的创立，是医学预防思想的体现。

---

〔1〕天运：言天体的运行。
〔2〕居：当为"上"字之误。
〔3〕否（pǐ 痞）：六十四卦之一，坤下乾上。为坏的卦。《易·痞》："象曰：天地不交，否。"
〔4〕彼秋之忿，成冬之怒：《脉要精微论》原文为"彼秋之忿，为冬之怒"。意即因秋天的肃杀，成为冬天的凛冽，这是四时阴阳的运动变化。

在养生学的具体理论上，本节突出了顺应四时阴阳的重要性，并以自然界现象以喻人，指出摄生之道在于保全生气，使不致于衰竭。本论最后以"从阴阳则生，逆之则死；从之则治，逆之则乱"作为总结，惜乎陈氏未予选录。

《阴阳应象论》曰[1]：能知七损八益，则二者可调；不知用此，则早衰之节也。女子以七为纪，男子以八为纪。七损八益者，言阳常有余而阴常不足也。然阳气生于阴精，知阴精之不足，而无使其亏损，则二者可调；不知阴阳相生之道，而用此调养之法，则年未半百而早衰矣。年四十而阴气自半也，起居衰矣；男子以八为期，故四十而居半。阴气，肾气、精气也。阴气渐虚，则起居自疲倦矣。年五十，体重，耳目不聪明矣；《经》曰[2]：肾虚、肝虚、脾虚，皆令人体重烦冤。又曰[3]："液脱者，骨肉屈伸不利[4]。"年五十而精液、血液皆虚，是以体重而不轻便也。精气虚而不能并于上[5]，则耳目不聪明矣。年六十，阴痿，气大衰，九窍不利，下虚上实，涕泣俱出矣。人年六十，逾七八之期，天癸竭，肾气大衰，而阴事痿矣。九窍为水注之气，癸水竭而精气衰，则九窍为之不利矣。精竭于下，水泛于上，而涕泣俱出矣。《解精微论》曰："精神去目，涕泣出矣[6]"。故曰：知之则强，不知则老，知七损八益，而能固守其精，则阴阳俱盛而筋骨壮强；不知阴阳所生之原，以欲竭其精，以耗散其真气，至半百而衰老矣。故同出而名异耳。神气生于阴精，故同出于天乙之真，而有精、气、神三者之异名耳。智者察同，愚者察异；愚者不足，智者有余。察，知也，省也。智者省其阴阳同出于天真，不妄作劳，则阳密而阴亦固矣；精神内守，则阴盛而气亦外强；知阴阳之相生，同则精气常为有余。愚者止知名之有异，如烦劳则阳气外张，而不知精亦内绝；如逆之伤肾，

---

〔1〕《阴阳应象论》：应为《阴阳应象大论》，是《素问》第五篇的篇名。是篇论述阴阳理论，从自然界事物取类比象，论及人身脏腑气血，故名。

〔2〕《经》：此处系指《素问·示从容论》。

〔3〕又曰：此处系指《灵枢·决气》篇。

〔4〕骨肉：《灵枢·决气》篇原文为"骨属"。

〔5〕并：合也。

〔6〕涕泣出矣：《素问·解精微论》原文为"涕泣出也"。

则春阳之气，亦天所资生。不知阳为阴之固，阴为阳之根，而精气恒不足矣。有余则耳目聪明，身体轻强，老者复壮，壮者益治。有余则阳气充而耳目聪明，精血足而身体强健，精神完固，能却老而全形[1]，壮者益充满而平治也。是以圣人为无为之事，乐恬澹之能，从欲快志于虚无之守，故寿命无穷，与天地终，此圣人之治身也。此言治世之圣人与逸世之真人、至人不同，寿仅可以百数。然亦有修身之道，而寿命无穷，与天地终始。行所无事，则外不劳形；内无思想，恬澹虚无，则精神内守，真气从之。其知道者，自然亦归于真人矣。

【按语】本节论述养生调摄阴阳的法则。强调养生必须根据阴阳损益的道理进行调摄，方不致早衰，而能使耳目聪明、身体轻强、老者复壮、壮者益治，同时强调了精神保养的重要性。

---

〔1〕却老：犹言不老。却，退却。

脏　象

《灵兰秘典论》曰[1]：心者，君主之官也，神明出焉[2]。位居南面，灵应万机，故为君主之官。清静虚灵而主存神，故神明出焉。肺者，相傅之官，治节出焉[3]。位高近君，犹之宰辅[4]，主行荣卫阴阳，故治节出焉。肝者，将军之官，谋虑出焉。肝气急而志怒，故为将军之官。主春生之气，潜发未萌，故谋虑出焉。胆者，中正之官，决断出焉。胆秉刚果之气，故为中正之官。有胆量则有果断，故决断出焉。膻中者[5]，臣使之官[6]，喜乐出焉。膻中者，心主之宫城。心主包络，位居膻中，而代君行令，故为臣使之官。心志喜，心主代君宣布，故喜乐出焉。脾胃者，仓廪之官[7]，五味出焉。脾胃运纳五谷，故为仓廪之官。五味入胃，脾为转输，以养五脏气，故五味出焉。大肠者，传道之官[8]，变化出焉。大肠居小肠之下，小肠之受盛者，赖以传道，济泌别汁[9]，变化糟粕，从是出焉。小肠者，受盛之官，化物出焉。小肠居胃之下，胃之运化者，赖以受盛，而凡物之所化者，从是出焉。肾者，作强之官，伎巧出焉。伎，

----

〔1〕《灵兰秘典论》：为《素问》第八篇的篇名。是篇论述十二官功能，言其理论重要，故名。"灵兰"即"灵台兰室"，为藏书之处。

〔2〕神明：变化不测谓之"神"，品物流形谓之"明"。能使万物显露形象和变化的巨大力量，称为"神明"。指人的精神，包括人的聪明智慧和思想活动。

〔3〕治节：治理节制人身诸气。治，治理。节，节制。肺主气，主行荣卫阴阳。

〔4〕宰辅：辅政的大臣，一般指宰相。

〔5〕膻中：人体部位名，指胸腔中央、心包所在处。《灵枢·胀论》："夫胸腹者，藏府之郭也。膻中者，心主之宫城也。"在这里是指心包络，在心脏外围。

〔6〕臣使：臣，君主时代官吏和百姓的统称。使，谓使者。李中梓谓："使令之臣，如内侍也。"

〔7〕仓廪：指贮藏粮食的仓库。《荀子·富国篇》杨倞注："谷藏曰仓，米藏曰廪。"

〔8〕传道：转送运输的意思。

〔9〕济泌别汁：指小肠接受胃移下所腐熟的食物，经过过滤而分别清浊，清者以营养周身，浊者则归大肠或渗入膀胱，排出体外。济，"泲"字的古写，酒之清者叫泲。济泌，是过滤的意思。

多能也；巧，精巧也。肾存志，志立则强于作用。能作用于内，则伎巧施于外也。三焦者，决渎之官，水道出焉。决，通也；渎，水道也。三焦下俞，出于委阳，并太阳之正入络膀胱，约下焦，实则闭癃〔1〕，虚则遗溺。三焦主气，气化则水行，故为决渎之官也。膀胱者，州都之官，津液存焉〔2〕，气化则能出焉。膀胱为水府，乃水液都会之处，故为州都之官。水谷入胃，济泌别汁，循下焦而渗入膀胱，故为津液之所存，气化则水液运行而下出焉。凡此十二官者，不得相失也。十二官者，经脉相通，刚柔相应，失则灾害至矣。故主明则下安，以此养生则寿，殁世不殆〔3〕，以为天下之大昌。五脏六腑，心为之主，君主神明，则十二官各安其职，以此养生，则寿终身而不致危殆。盖心正则身修也，以此而及于治国平天下，未有不大昌者矣。主不明则十二官危，使道闭塞而不通，形乃大伤，以此养生则殃，以为天下者，其宗大危。心者，离也〔4〕。离也者，明也。心为一身之主，即我之神明。心主不明，则十二官皆不安矣。心主包络，为臣使之官，代君行令而主脉。脉者，血脉也；血者，神气也。神明昏乱，则血脉凝泣，使道闭塞也。血气者，充肤、热肉、渗皮肤、生毫毛、濡筋骨、利关节者也。血脉不通，而形乃大伤矣。故以此养生则殃折不寿，在治天下，则其宗大危。正心明德之道，岂不重可戒哉？此言心为一身之主，主明即可以养生，推而大之，可以治国平天下；如心不明，即此身亦不可保矣。

【按语】本段节选《内经》原文，对人体主要脏器的功能做了概括性的论述，强调了心脏功能的重要意义，并指出人体十二器官是分工合作相互协调地活动，用比喻的方法说明人体内脏功能的完整统一性。陈氏对此做了简要注释。

---

〔1〕闭癃：或称癃闭。癃，为小便淋沥点滴而出；闭，即小便点滴全无，统称癃闭。

〔2〕津液存焉：考《素问》原文为"津液藏焉"。本书多以"存"字代"藏"字，以下各卷均同。

〔3〕殁（mò 末）世不殆：终身没有危险。殁世，犹言终身也。殆，危险。

〔4〕离：八卦之一，卦形为"☲"，象征火。《易·说卦》："离为火，为日"，"离也者，明也，万物皆相见，南方之卦也"。五脏以心属火，故曰：心者，离也。

《六节脏象论》曰[1]：心者，生之本，神之变也；其华在面，其充在血脉，为阳中之太阳，通于夏气。心主血，中焦受气取汁，化赤而为血，以奉生身，莫贵于此，故为生身之本。心存神，而应变万事，故曰"神之变也"。十二经脉，三百六十五络，其气血皆上于面，心主血脉，故其华在面也；在体为脉，故其充在血脉。其类火，而位居尊高，故为阳中之太阳[2]，而通于夏气，夏主火也。肺者，气之本，魄之处也；其华在毛，其充在皮，为阳中之太阴，通于秋气。肺主气而存魄，故为气之本，魄之处也。肺主皮毛，故华在毛，充在皮也。脏真居高而属阴，故为阳中之太阴，而通于秋气，秋主金也。肾者，主蛰，封藏之本，精之处也；其华在发，其充在骨，为阴中之少阴，通于冬气。冬令之时，阳气封闭，蛰虫深藏。肾主冬藏，故为蛰、封藏之本。盖蛰乃生阳之物，以比生阳之气，至春一阳初生，而蛰虫复振矣。肾为水脏，受五脏之精液而存之，故为精之处也。发乃血之余，血乃精之化，故其华在发。肾主骨，故其充在骨。肾为阴藏，而有坎中之阳[3]，故为阴中之少阴，而通于冬气，冬主水也。肝者，罢极之本，魂之居也；其华在爪，其充在筋，以生血气，其味酸，其色苍。此为阳中之少阳，通于春气。动作劳甚谓之罢[4]。肝主筋，人之运动，皆出乎筋力，故为罢极之本。肝存魂，故为魂之居。爪者，筋之余，故其华在爪，其充在筋。肝属木，位居东方，为发生之始，故以生血气。酸者，木之味；苍者，木之色；木旺于春，阳气始生，故为阳中之少阳，以通春气。脾、胃、大肠、小肠、三焦、膀胱者，仓廪之本，荣之居也。名曰器，能化糟粕，转味而出入者也。其华在唇四白，其充在肌，其味甘，其色黄，以至阴之类，通于土气。足太阴独受水谷之浊，为转输之官。肠胃主受传水谷，三焦主决渎水道，膀胱为水精之府，故皆为仓廪之本。脾存荣，故为荣之居。器者，生化之

〔1〕《六节脏象论》：为《素问》第九篇的篇名。是篇论述六六之节及脏腑功能与四时关系，故名。

〔2〕阳中之太阳：从部位而言，背为阳，腹为阴；胸为阳，腹为阴；心属火，为阳脏，位处上焦，故为阳中之太阳。

〔3〕坎中之阳：肾为水脏，主藏精而内含元阳；坎为水卦，外阴内阳，故曰，肾为阴脏，而有坎中之阳。

〔4〕罢：通"疲"，倦怠的意思。

宇，具升降出入之气。脾能运化糟粕，转味而入养五脏，输出腐秽于二阴，故名之曰器也。四白，唇之四际白肉也；口为脾窍而至肌，故其华在唇四白，其充在肌。甘者，土之味；黄者，土之色也；脾为阴中之至阴，通于土气。此节指脾而言，以肠、胃、三焦、膀胱并受传水谷之精粗，故总为仓廪之本。受浊者为阴，故曰至阴之类。凡十一脏，取决于胆也。五脏六腑共为十一脏。胆主甲子〔1〕，为五运六气之首〔2〕。胆气升，则十一脏腑之气皆升，故取决于胆也。所谓求其至也，皆归始春。

【按语】本段进一步论述人体五脏的主要功能，并说明五脏与人体各部器官组织以及自然界气候变化的关系。

《本输》曰〔3〕：肺合大肠，大肠者，传道之府。心合小肠，小肠者，受盛之府。肝合胆，胆者，中精之府〔4〕。脾合胃，胃者，五谷之府。肾合膀胱，膀胱者，津液之府也。少阳属肾，肾上连肺，故将两脏〔5〕。三焦者，中渎之府也，水道出焉，属膀胱，是孤之府也。是六府之所与合者。此论六脏六腑，阴阳相合。存货物曰府。六府受水谷，传化糟粕，受盛精汁，故名曰府。《水热穴论》曰："肾者，至阴也。至阴者，盛水也。肺者，太阴也。少阴者，冬脉也。故其本在肾，其脉在肺〔6〕，皆积水也。"是一肾配少阳而主火，一肾上连肺而主水，故肾将两脏也。三焦之脉，

---

〔1〕胆主甲子：为"胆主甲木"之误。
〔2〕五运六气：五运指木运、火运、土运、金运、水运。六气，为厥阴风木、少阴君火、太阴湿土三阴和少阳相火、阳明燥金、太阳寒水三阳之气，合称六气。天干配合五行，以甲、乙东方木，胆为阳，以甲属之。五运首运为木，六气初之气为厥阴风木，故曰，胆主甲木，为五运六气之首。
〔3〕《本输》：为《灵枢》第二篇的篇名。是篇讨论十二经络之五输，故名。
〔4〕中精：胆贮藏清净之精汁，故称"中精之府"。
〔5〕将：动词。统率的意思。
〔6〕其脉：为"其末"之误。

出于中胃〔1〕，入络膀胱，约下焦而主决渎，故为中渎之府，水道出焉，而下属膀胱。夫三焦者，少阳之气，水中之生阳也。手厥阴包络之相火，出于右肾，归于心下之包络，而为一脏，三焦为之府，是两肾以膀胱为府，三焦归于中胃，为包络之府，故为孤之府也〔2〕。

【按语】本段主要论述五脏六腑的配合关系，在经络的络属关系上，一般称为脏腑的表里关系。并着重指出了肾、肺、膀胱、三焦等脏腑的复杂关系。陈氏同意张隐庵的见解，在注解里反复说明了在水液气化过程中，肺、肾、三焦、膀胱间的关联，又从相火论中论述三焦与心包络配合的道理。

《金匮真言论》曰〔3〕：东方青色，入通于肝，开窍于目，存精于肝〔4〕。天之五方气色，入通于脏，以养五脏之精。肝之精气，开窍于目，而复通乎天气。是天气通乎人，而人气通乎天也，其阴精存乎本脏。《本神篇》曰："五脏主存精者也。"其病发惊骇，春时阳气上升，故其病亦如气之震发，而为惊骇也。其味酸，其类草木，木曰曲直，曲直作酸。肝属木，与地之草木同类。其畜鸡，《易》曰："巽为鸡〔5〕。"东方木畜也。

---

〔1〕三焦之脉，出于中胃：此两句与下文"三焦归于中胃，为包络之府"两句，都是引自张隐庵注。考张志聪原注："再按三焦乃少阳之气，发于肾脏，游行于上下，通会于腠理，乃无形之气也。上焦出胃上口，中焦亦并胃中，下焦者别回肠。此三焦所归之部署也。"又曰："手厥阴包络之气，地二之阴火也，发原于肾脏，而归于包络。包络正在心下，包裹心主所生之血，为君主之相，代君行血于脉中，其气本于肾，心下有形之包络，亦所归之部署也。故以先天之气论之，则少阳属肾，肾将两脏；以后天有形之藏府论之，包络正在心下，三焦居中胃之间，而为一脏一腑。"指出肾统率三焦与膀胱两腑，同时又指出三焦与心包络之气皆源于肾。故心包为一脏，三焦为三腑，以心包与三焦相配合。

〔2〕孤之府：指三焦没有与其相合之脏，故言"孤之府"。

〔3〕《金匮真言论》：为《素问》第四篇的篇名。金匮，古帝王藏书之器。是篇将经脉之道喻为金匮中之真言，故名。

〔4〕存精于肝：《内经》原文为"藏精于肝"，以"存"作"藏"。以下均同。

〔5〕巽（xùn 逊）：八卦之一，卦形为"☴"。又六十四卦之一，巽下巽上。《易·说卦》："巽为木，为风。"与五畜配合，"巽为鸡"。

其谷麦，麦为五谷之长，故东方应之。其应四时，上为岁星〔1〕，木之精气，上为岁星，十二年一周天。以地之草木、谷、畜，应天之四时，上而为岁星也。是以春气在头也，春气上升，春风在上，春病在头者，同气相感也。与别脏之因气虚而病者不同，故曰春气在头，而不言病。其音角，木音也，其应在春。其数八，木之成数也〔2〕。是以知病之在筋也，肝主筋，故病在筋。夫五音五数，应天之气也；皮肉筋骨，应地之有形也。以天之应，而病有形之筋骨也，天之阳气，通乎五脏之阴也。其臭臊。臭气也，气因木变则为臊〔3〕，月令作膻〔4〕，膻与臊同。南方赤色，入通于心，开窍于耳，存精于心。心属火，受南方之赤色，入通于心，而养精于肉也。《邪气脏腑篇》曰〔5〕："十二经脉，三百六十五络，其气血皆上于面而走空窍〔6〕，……其别气走于耳而为听。"别气者，心主之气也。故病在五脏，五脏者，病五脏之气也。五脏六腑，心为之主，故心气病而及于五脏之气也。其味苦，其类火，炎上作苦，火之味也。其畜羊，《五常政论》曰〔7〕："其畜马。"盖以午未皆属火也。其谷黍，黍糯，小米也。性温而赤色，故为心之谷。其应四时，上为荧惑星〔8〕，荧惑，火之精也，七百四十日一周天。是以知病之在脉也，心主脉，故病在脉。其音徵，火音也，其应在夏。其数七，火之成数也。其臭焦。气因火变则

---

〔1〕岁星：即木星。木星在黄道带里每年经过一宫，约十二年运行一周天。所以我国古代称它"岁星"，并用以纪年。

〔2〕成数：河图以一、二、三、四、五代表水、火、木、金、土之数。自一至五，为孤阳或孤阴，不起变化；自五加一，起生化作用。天一生水，地六成之；地二生火，天七成之；天三生木，地八成之；地四生金，天九成之；天五生土，地十成之。故八、七、九、六为木、火、金、水之成数。

〔3〕臊（sāo 搔）：兽肉腥膻之气。

〔4〕月令：《礼记》篇名。又见于《吕氏春秋》十二记中。记述每年夏历十二个月的时令及其相关事物，并把各类事物归纳在五行相生的系统中，比最早的行事月历《夏小正》更为丰富而系统。

〔5〕《邪气脏腑篇》：应为《邪气脏腑病形》。是《灵枢》第四篇的篇名。

〔6〕其气血皆上于面而走空窍：原文此句下还有"其精阳气上走于目而为睛"一句。

〔7〕《五常政论》：应为《五常政大论》。是《素问》第七十篇的篇名。

〔8〕荧（yíng 营）惑：即火星。由于火星呈红色，荧荧象火，亮度常有变化；而且在天空中运行，有时从西向东，有时又从东向西，情况复杂，令人迷惑，所以我国古代叫它做"荧惑"。火星公转周期为687日，自转周期为24时37分。

为焦。中央黄色，入通于脾，开窍于口，藏精于脾。土旺四季，位居中央，脾为土脏，其气相通。黄者，土之色；口者，脾之窍。其病在舌本，《灵枢经》曰〔1〕："脾者，主为卫，使之迎粮，视唇舌好恶，以知吉凶。"是脾气之通于舌也。其味甘，其类土，土爱稼穑〔2〕，稼穑作甘。脾属土，故与五行之土同类。其畜牛，牛色黄而属土。其谷稷〔3〕，色黄而味甘。其应四时，上为镇星〔4〕，土之精气，上为镇星，二十八年一周天。是以知病之在肉也，脾主肌肉，故病在肉。其音宫，土音也，五音以宫为主。其数五，五，土之生数也，土居五位之中，故独主于生数。其臭香。气因土变则为香。西方白色，入通于肺，开窍于鼻，藏精于肺。肺属金，故受西方之白色。鼻者，肺之窍。故病在背，秋气者，病在肩背。其味辛，其类金，金曰从革，从革作辛。其畜马，乾为马〔5〕，肺属乾金而主火。其谷稻，稻色白而秋成，故为肺之谷。其应四时，上为太白星〔6〕，金之精气，上为太白，三百六十五日一周天。是以知病之在皮毛也，肺主皮毛，故病在皮毛。其音商，商主西方之音。其数九，金之成数也。其臭腥。气因金变则为腥。北方黑色，入通于肾，开窍于二阴，藏精于肾。肾属水，故受北方之黑色；肾在下，故开窍于二阴。故病在溪；肉之大会曰谷，肉之小会曰溪。《经》云〔7〕："溪谷属骨，皆有所起。"溪乃小分之肉，连于筋骨之间，是肾主骨，而溪乃骨气所生之分肉也。其味咸，其类水，水曰润下，润下作咸。其畜彘，彘，豕也，色黑而属亥。其谷豆，豆，黑色而性沉，故为水之谷。其应四时，上为辰星〔8〕，水之精气，上为辰星，三百六十五日

---

〔1〕《灵枢经》：此处系指《灵枢·师传》篇。

〔2〕稼（jià 嫁）穑（sè 啬）：稼，播种五谷。穑，收获谷物。

〔3〕稷（jì 纪）：黍的一个变种，一般常指秆上无毛、散穗、子实不黏或黏性不及黍者为稷。见李时珍《本草纲目》。

〔4〕镇星：即"土星"。我国古代以为土星每28年运行一周天，好像每年坐镇二十八宿中的一宿，故名。

〔5〕乾（qián 前）：八卦之一，卦形为"☰"。三爻皆阳，代表天。《易·说卦》："乾，健也。"又"乾为天"。

〔6〕太白：即"金星"。我国古代也叫"启明""长庚"。

〔7〕《经》：此处系指《素问·阴阳应象大论》。

〔8〕辰星：即水星。

一周天[1]。故以知病之在骨也，肾主骨，故病在骨。其音羽，水之音也。其数六，水之成数也。其臭腐。气因水变则为腐。

【按语】本节以四时五行为中心，联系人体五脏功能和自然界气候以及各种事物来演绎讨论。这是将五行作为一切事物的归类推理法则，来论述医学上的问题，是《内经》的基本内容之一。

《明阳应象论》曰：东方生风，风乃东方春生之气。风生木，寅卯属木[2]，春气之所生也。木生酸，地之五行，生阴之五味。酸生肝，阴之所生，本在五味[3]。肝生筋，筋生心，肝之精气主筋，筋之精气生心。内之五脏，合五行之气，自相资生者也。肝主目。肝气通于目，肝和则目能辨五色矣。其在天为玄，玄，幽远也。在人为道，道者，阴阳五行不易之理也。在地为化；化生五味，物生谓之化，化生万物，而五味之美，不可胜极也。道生智，智者，五脏之神志魂魄，因思虑而处物，是以人之五脏生五神[4]、化五志也[5]。玄生神。神者，阴阳不测之谓。是以在天为六气，而在地为五行也。神在天为风，在地为木，在体为筋，在脏为肝，《天元纪论》曰[6]："阴阳不测谓之神。神在天为风，在地为木；在天为热，在地为火；在天为湿，在地为土；在天为燥，在地为金；在天为寒，在地为水。故在天为气，在地成形，形气相感，而化生万物矣。"此阴阳不测之变化。是以在天则为风，为热，为湿，为燥，为寒；在地则为木，为火，为土，为金，为水；在体则为筋，为脉，为肉，为皮毛，为骨；在脏则为肝，为心，为脾，为肾，为肺；在声则为呼，为笑，为歌，为哭，为呻；在变动则为握，为忧，为哕，为咳，为栗；在窍则

---

[1] 周天：观察者眼睛所看到的天球上的大圆周。我国古代把周天分为365.25度，太阳每天移动一度；现在周天分为360度。《礼记·月令》孔颖达疏："凡二十八宿及诸星皆循天左行，一日一夜一周天。"

[2] 寅卯属木：此为地支分属五行。寅卯属木，巳午属火，申酉属金，亥子属水，辰未戌丑属土。

[3] 五味：即甘、酸、辛、苦、咸。这里指饮食物的五味。酸生肝，苦生心，甘生脾，辛生肺，咸生肾，是阴之所生，本在五味。这里的阴，指五脏，以脏为阴故也。

[4] 五神：即神、魂、魄、意、志。

[5] 五志：即喜、怒、忧、思、恐。

[6]《天元纪论》：即《素问·天元纪大论》。

为目，为舌，为口，为鼻，为耳；在色则为苍、黄、赤、白、黑；在味则为酸、苦、甘、辛、咸；在音则为宫、商、角、徵、羽；在志则为喜、怒、忧、思、恐。此皆阴阳应象之神化也。**在色为苍**，薄青色，东方木色也。**在音为角**，角为木音，和而长也〔1〕。**在声为呼**，呼，叫呼也。**在志为怒**，故发声为呼。**在变动为握**，变动，脏气变动于经俞也；握者，拘急之象，筋之证也。**在窍为目**，目者肝之官也。**在味为酸**，木之味也。**在志为怒**。肝者，将军之官，故其志在怒。**怒伤肝**，用志太过，则反伤其体矣。**悲胜怒**；悲为肺志，以情胜情也。**风伤筋**，能生我者亦能害我也。**燥胜风**；燥属西方之金气，四时五行之气，有相生而有相克也。**酸伤筋**，能养我者，亦能伤我也。**辛胜酸**。辛为金味，金胜木也。**南方生热**，南方主夏令，故生热。**热生火**，夫火生热，今以在天之热而生火，正阴阳不测之变化。**火生苦**，炎上作苦，火主苦味也。**苦生心**，苦，心之味也。味为阴，脏亦为阴，故味生脏。**心生血**，血乃中焦之汁，奉心神而化赤，故血者，神气也。**血生脾**，由本脏之所生，而生及相生之脏。**心主舌**。心气通于舌，则舌能知五味矣。**其在天为热，在地为火，在体为脉，在脏为心**，风、寒、暑、湿、燥、火，天之阴阳也；木、火、土、金、水、火，地之阴阳也。在天成象，在地成形，人贮参天两地者也〔2〕。先言体而后言脏者，人秉天地之生气，自外而内也。**在色为赤**，南方之火色也。**在音为徵**，徵为火音，和而美也。**在声为笑**，心志喜，故发声为笑。**在变动为忧**，心独无俞，故变动在志，心气并于肺则忧。**在窍为舌**，舌者，心之官也。**在味为苦**，火之味也。**在志为喜**。心中和乐为喜。**喜伤心**，过于喜，则心志自伤。**恐胜喜**；恐为肾志，水胜火也。**热伤气**，热则气泄。**寒胜热**；有亢害则有承制，阴阳五行之自然也。**苦伤气**，苦乃火味，故亦伤气也。**咸胜苦**。咸为水味，故胜苦。**中央生湿**，中央主土，而灌溉四旁，故生湿也。**湿生土**，以气而生形也。**土生甘，甘生脾**，地食人以五味，甘先入脾。**脾生肉**，脾之精气主生肌肉。**肉生肺**，五行之相生者，以所生之气而相生也。**脾主口**。脾气通于口，脾

---

〔1〕角为木音，和而长也：此两句与下文"徵为火音，和而美也""宫为土音，大而和也""西方之音，轻而动也""声有阴阳也"均是形容五音五行之清浊。《类经附翼·律原》："宫音，五音之首，其声极长、极下、极浊；徵音，宫所生，其声次短、次高、次清；商音，征所生，其声次长、次下、次浊；羽音，商所生，其声极短、极高、极清；角音，羽所生，其声在长短、高下、清浊之间。"

〔2〕人贮参天两地者也：应为"人则参天与地者也"，见《黄帝内经素问集注》原注。

和则口能知谷味矣。其在天为湿，在地为土，在体为肉，在脏为脾，人之形身脏腑，由五行五气而生；五气五行又归于神化。在色为黄，中央土色。在音为宫，宫为土音，大而和也。在声为歌，脾志思，思而得之，则发声为歌。在变动为哕[1]，胃之上，肺之下，脾之分也。气逆于肺胃之间，则为哕。在窍为口，脾者，主为卫，使之迎粮。在味为甘，土之味也。在志为思。脾主运用，故所志在思。思伤脾，用志太过。怒胜思；怒为肝志，故能胜思。湿伤肉，脾主肌肉而恶湿。风胜湿；风乃木气，故能胜湿。甘伤肉，味伤形也。酸胜甘。酸乃木味，故能胜甘。西方生燥，西方主秋，金之令，故其气主燥。燥生金，因气而生形。金生辛，因形而成味。辛生肺，因味而生脏。肺生皮毛，因脏而生形。皮毛生肾，金生水也。肺主鼻。肺气通于鼻，肺和则鼻能知香臭矣。其在天为燥，在地为金，在体为皮毛，在脏为肺。形气相感而化生万物，人为万物之灵，感天地之形气而化生也。在色为白，肺金之色也。在音为商，西方之音，轻而劲也。在声为哭，肺志在悲，故发声为哭。在变动为咳，脏气变动则及于喉而为咳。在窍为鼻，鼻者，肺之窍也。在味为辛，金之味也。在志为忧。精气并于肺则忧。忧伤肺，过则损也。喜胜忧；喜则气散。热伤皮毛，秋令燥热，反伤皮毛。寒胜热；严肃之令复，则炎烁之气消。辛伤皮毛，辛散气，故伤皮毛。苦胜辛。火味胜金也。北方生寒，北方生水，故生寒。寒生水，形生气而气生形也。水生咸，水味咸。咸生肾，味之咸者，主生养育。肾生骨髓，肾之精气所生长也。髓生肝，肾之精髓，复生肝木。肾主耳。肾气通于耳，肾和则耳能闻五音矣。其在天为寒，在地为水，在体为骨，在脏为肾，盖天地人之成象成形者，皆本子阴阳不测之变化。在色为黑，色有阴阳也。在音为羽，声有阴阳也。在声为呻，呻者，伸也，肾气在下，故声欲太息而伸出之。在变动为栗，栗，战栗貌。寒水之气变也。在窍为耳，肾开窍于耳。在味为咸，在志为恐。肾存志，而为作强之官，故虑事而时怀惕厉也[2]。恐伤肾，《灵枢经》曰[3]："恐惧而不解则伤精。"明感肾也。思胜恐；思虑深则处事精详，故胜恐。寒伤血，寒甚则血凝。燥胜寒；燥主秋热之令，故能胜寒。咸伤血，过咸走血。甘胜咸。甘为土味，土胜水也。

---

〔1〕哕：呃逆。

〔2〕惕厉：危惧，戒惧。厉，危也。

〔3〕《灵枢经》：此指《灵枢·本神》篇。

【按语】本节运用五行学说，论述自然界万物变化和人体之间的相互关系，并进一步阐述了人身脏腑与五体、五志等相互之间的关系，这些都属于五行学说在医学上运用的基本内容。

《宣明五气篇》曰[1]：心藏神，两精相搏谓之神。是神乃阴精所生，而藏于心脏。肺藏魄，并精而出谓之魄，魄乃阴精所生，肺为阴脏，故主藏魄。肝藏魄，随神往来谓之魂，肝为阳脏，故主藏魂。脾藏意，所以任物谓之心，心之所忆谓之意。心主血脉，血生脾，故心所之之意，而藏于脾也。肾藏志，心之所之谓之志，神生于精，志生于心，亦心肾交济之义[2]。是为五脏所藏。为五脏所藏之神。心恶热，心为火脏。肺恶寒，肺属清金。肝恶风，肝主风木。脾恶湿，脾为阴土。肾恶燥，肾为水脏。是谓五恶。五脏恶本气之胜，肺恶肾之寒，肾恶肺之燥，此亦阴阳变换之道，而肺肾子母之气，互为本末也。心为汗，心主血汗。肺为涕，出于肺窍之鼻而为涕。汗为泪，出于肝窍之目而为泪。脾为涎，出于脾窍之口而为涎。肾为唾，肾络上贯入肺系，系舌本，舌下廉泉[3]、玉英[4]，上液之道也，肾者所以灌精濡空窍者也。是谓五液。肾为水脏，受五脏之精而存之，肾之液而复生他脏之液，是以五液皆咸。

【按语】本节根据五行学说理论，把五脏所藏、五脏所恶、五脏化液等，进行分类归纳，作为临证诊断和治疗的指导原则。

《本神》篇曰[5]：天之在我者德也，地之在我者气也，德流气薄而生者也。

[1]《宣明五气篇》：为《素问》第二十三篇的篇名。是篇以五行理论论述五脏功能活动的相互关系和变化规律，故名。
[2]心肾交济：犹心肾相交，水火既济的意思。
[3]廉泉：气穴名，在颔下结喉上中央舌本下，仰而取之，按《素问·刺疟篇》："舌下两脉者，廉泉也。"《素问·气府论》："足少阴舌下……各一。"《灵枢·根结》："少阴根于涌泉，结于廉泉。"《灵枢·卫气》："足少阴之本在内踝下上三寸中，标在背腧与舌下两脉也。"按此，廉泉当是指舌根下之左右泉脉。
[4]玉英：气穴名，即玉堂穴。一说在唇内之龈交。《灵枢·根结》："厥阴根于太敦，结于玉英。"按此，当指后者。
[5]《本神》篇：为《灵枢》第八篇的篇名。是篇论述五脏所藏神及病变，故名。

故生之来谓之精，两精相搏谓之神。随神往来谓之魂，并精而出入者谓之魄，所以任物者谓之心，心之所忆谓之意[1]，意之所存谓之志，因志而存变谓之思，因思而远慕谓之虑，因虑而处物谓之智。此言人之德气受天地之德气所生，以生精、气、魂、魄、志、意、智、虑。故智者，能全此神，智以顺天地之性，而得养生之道焉。德者所得乎天，虚灵不昧，具众理应万事者也。目之视，耳之听，鼻之臭，口之味，手之舞，足之蹈，在地所生之形气也。乾知大始，坤作成物[2]，德流气薄而生者也[3]。

心怵惕思虑则伤神，神伤则恐惧自失，破䐃脱肉，毛悴色夭，死于冬。心思虑伤神者，脾志并于心也。脾主土而主肌肉，肺主气而主皮毛。肉之膏肥曰䐃，色者气之华也，䐃肉者，地所生之形也；毛色者，天所生之气。破䐃脱肉，毛悴色夭[4]，天地所生之命绝矣。死于冬者，五行之气死于四时之胜克也。脾忧愁而不解则伤意，意伤则悗乱[5]，四支不举，毛悴色夭，死于春。忧愁肺之情也，今以属脾者，子母相通也。忧则气滞而不运，故悗闷也。四肢禀受于胃而不得至经，必因于脾乃得禀也。故脾伤则四肢不举。肝悲哀动中则伤魂，魂伤则狂忘不精，不精则不正，当人阴缩而挛筋，两胁骨不举，毛悴色夭，死于秋。悲哀亦肺之情也，而伤肝者，金伐木也。肝存魂，魂伤则或为狂乱，或为健忘；不精则不能处事精详矣。胆附于肝，为中正之官，决断出焉。脏气伤则府志亦不正，亦无决断矣。肝主筋而脉络阴器，故阴缩筋急。两胁者，肝之分，肝败者则骨不举，情志伤而及于形。肺喜乐无极则伤魄，魄伤则狂，狂者意不存人，皮革焦，毛悴色夭，死于夏。喜乐心之情也，并于肺则克金矣。肺存魄，魄伤则不镇静而狂，意不存人者，旁若无人也。肺主皮毛，故皮革焦也。肾盛怒而不止则伤志，志伤则喜忘其前言，腰脊不可俯仰屈伸，毛悴色夭，死于季夏。怒者肝之情也，如盛怒不止，则伤肾脏之志，志伤则喜忘其前言。夫神志相合，喜忘者神志皆

---

[1] 心之："之"，《灵枢》原文为"有"字。

[2] 乾知大始，坤作成物：《易》："大哉乾元，万物资始；至哉坤元，万物资生。"以喻天地阴阳的变化，是自然界万物的根源和本始。

[3] 德流气薄而生者也：薄，交的意思。言天德下流，地气上交，阴阳相错，升降相因，始有生化之机，所谓"天有肇生之德，地有成形之气"，即此之义。

[4] 毛悴色夭：即皮毛憔悴，色泽枯暗。

[5] 悗乱：悗，同"闷"。悗乱，即胸膈苦闷而烦乱的意思。

伤也。腰者肾之府，脊者肾之路，肾伤则不可以俯仰屈伸。夫脾志并于心，肺志并于脾，肝志并于肾，乃子气并于母也。肺志并于肝，心志并于肺，受所不胜之相乘也。《平脉篇》曰[1]，"水行乘火，金行乘木，名曰纵""水行乘金，火行乘木，名曰逆"。盖母乘子者顺，子乘母者逆也，相生者顺，相克者逆，逆则伤矣。恐惧不解则伤精，精伤则骨酸痿厥，精时自下。是故五脏主藏精者也，不可伤，伤则失守而阴虚，阴虚则无气，无气则死矣。恐伤肾，故恐惧不解，则伤肾脏之精。肾主骨，故精伤则骨酸痿厥，时时自下者，脏气伤而不能存也。火之精为神，水之精为志。上节论伤肾脏之志，此论伤肾脏之精也。

【按语】本节对人的精神意识活动的产生、分类、命名、功能及病变时的反映做了较为概括的论述。《内经》把人的精神意识活动总属于心，又分属五脏，指出五脏功能正常，可反映在精神意识上。而情志过于激动，亦可导致五脏发病，而产生相应的症状。

《决气》篇曰[2]：两神相搏，合而成形，常先身生，是谓精。两神者，一本于天一之精，一本于水谷之精。两神相搏[3]，合而成此形也。所生之先谓之精，故常先身生，谓夫成形而先生此精也。上焦开发，宣五谷味，熏肤充身泽毛，若雾落之溉，是谓气。上焦之气，宣发五谷之精微，充肤热肉润泽皮毛，若雾露之灌溉，是谓气也。腠理发泄，汗出溱溱[4]，是谓津。腠理者，肌肉之文理也。谷入气满，淖泽注于骨[5]。骨属屈伸，洩泽补益脑髓[6]，皮肤润泽，是谓液。中焦受气，取汁变化而赤，是谓血。壅遏营气，令无所避，是谓脉。本经曰[7]："水谷入于口[8]，

---

〔1〕《平脉篇》：当为《伤寒论注平脉法篇》。
〔2〕《决气》篇：为《灵枢》第三十篇的篇名。是篇论述精、气、津、液、血、脉为一气所化，故名。
〔3〕两神相搏：马元台谓："男女构精，万物化生。盖当男女相构之时，两神相合，而成所生男女之形。"此解与陈氏注解有异，附此参考。
〔4〕溱（zhēn 真）溱：形容出汗多的样子。
〔5〕淖（nào 闹）泽：指水谷精微中滑腻浓厚的部分。淖，指浓稠的精微物质。
〔6〕洩：同"泄"，指渗出。
〔7〕本经：此指《灵枢·五癃津液别》篇。
〔8〕水谷入于口：原文为"水谷皆入于口"。

其味有五，各注其海，津液各走其道，故三焦出气，以温肌肉，充皮肤，为其津；其流而不行者为液。"中焦受水谷之精气，济泌别汁，奉心神变化而赤，是为血。壅，培助也；遏，遮也；避，违避也。言经脉壅蔽营气行于脉中，昼夜环转，无所违逆，是谓脉也。

【按语】本节论述了精、气、津、液、血、脉等六气的生成及其生理功能。也是中医脏腑学说的组成部分之一。

《刺禁论》曰[1]：肝生于左，肺藏于右，肝主东方乙木，肺主西方辛金。圣人南面而立，前曰广明[2]，后曰太冲[3]，左东而右西。是以肝左而肺右也。曰生曰存者，谓脏体存于内，脏气之从左右而出于外也。心部于表，肾治于里，部，分也。心为阳脏而主火，火性炎散，故心气分部于表。肾为阴脏而主水，水性寒凝，故肾气主治于里。张兆璜曰[4]："心部于表，故出于七节之旁，肾治于里，故止注于俞也。"脾之为使，胃之为市，脾主为胃行其津液以灌四旁，故为水谷之海，无物不容，故为之市。膈肓之上，中有父母，膈，膈膜也。内之膈肉，前连于胸之鸠尾，旁连于腹胁，后连于脊之十一椎。肓者，即募原之属[5]，其原出于脐下，名曰脖胦。夫阴阳者，变化之父母；水火者，阴阳之兆征。中有父母者，谓心为阳脏，而居膈之上；肾为阴脏而居肓之上，膈肓之上，其间有阴阳，水火之神脏焉。七节之旁，中有小心。七节之旁，膈俞之间也。小，微也，细也。中有小心者[6]，谓心气之出于其间，极微极细，不可逆刺，以伤其心也。盖背为阳，心为阳中之太阳，是以脏腑之气，皆从膈而出，唯心气之上出于俞也。

【按语】本节概括论述五脏的功能及其要害之处，这些是针刺治疗时所必须谨慎的部位。

---

[1]《刺禁论》：为《素问》第五十二篇的篇名。是篇论述针刺时的禁忌，故名。

[2]广明：指属阳的部位。

[3]太冲：指属阴的部位。

[4]张兆璜：清张志聪之子。见《黄帝内经素问集注》。

[5]募原：张志聪谓："募原者，肠胃外之膏膜。"泛指膈间及肠胃之外脂膜的部分。

[6]小心：陈氏解为七节之旁为膈俞，乃心气之所出。马莳则谓："心为君主，为大心；而包络为臣，为小心。"以包络为小心。吴昆等又谓七节之旁指两肾，小心为命门。附此互参。

《经脉别论》曰[1]：食气入胃，散精于肝，淫精于筋；肝者，土之胜，制则生化，故散精于肝。肝者，筋之应，故淫气于筋。《经》曰[2]："谷入于胃，脉道乃通，血气乃行。"是荣卫气血皆水谷之所资生，而水谷入胃，各有淫散输转之道，故必先知经脉生始之原，而后知病脉也。食气入胃，浊气归心，淫精于脉，《经》曰[3]："受谷者浊。"胃之食气，故曰浊气，胃络上通于心，故入胃之食气归于心，子令母实也。心气通于脉，故淫精于脉。脉气流经，经气归于肺，肺朝百脉，输精于皮毛。脉气者，水谷之精气而行于经脉中也。经，大经也。言入胃之谷气，先淫气于脉，百脉之经气，总归于大经，经气归于肺，是以百脉之气，皆朝会于肺也。肺合皮毛，故复输精于皮毛也。毛脉合精，行气于府，《经》云[4]："血独盛则淡渗皮肤生毫毛。"夫皮肤主气，经脉主血，毛脉合精者，血气相合也。六府为阳，故先受气。府精神明，留于四脏，府精神明者，六府之津液相成，而神乃自生也。谷气入胃，淫精于脉，乃传之肺，肺气散精，行气于府[5]，府精留于四脏，以养五脏之气，故曰谷入于胃，乃传之肺，五脏六府皆以受气。气归于权衡，权衡以平，气口成寸，以决死生。脉之浮沉，出之阴阳和平，故曰权衡以平。气口，手太阴之两脉口；成寸者，分尺为寸也。言五脏六府，受气于谷，淫精于脉，变见于气口，以决其死生。

饮入于胃，游溢精气，上输于脾，脾气散精，上归于肺，通调水道，下输膀胱；水精四布，五经并行，入胃之饮，精气上输于脾，脾气散精，上归于肺。盖脾主为胃行其津液者也。肺应天而主气，故能通水道而下输膀胱，所谓天气降而为雨也。水精四布者，气化则水行，故四布于皮毛；五经并行者，通贯于五脏之经。《平脉》篇曰："谷入于胃，脉道乃行；水入于经，而血乃成[6]。"故先论食，而后论其饮焉。合于四时五脏阴阳，揆度以为常也。五脏，五行之气也；揆度，度数也。总结上文而言经脉之道，

〔1〕《经脉别论》：为《素问》第二十一篇的篇名。是篇论述经脉病变和饮食运化输布，与常论不同，故名。

〔2〕《经》：此指《灵枢·经脉》篇。

〔3〕《经》：此指《灵枢·阴阳清浊》篇。

〔4〕《经》：此指《灵枢·五音五味》篇。

〔5〕府：此指大的经脉。《素问·脉要精微论》："夫脉者，血之府也。"

〔6〕而血乃成：据原文当为"其血乃成"之误。

合于四时、五行之次序，阴阳出入之度数，以为经脉之经营。

【**按语**】本节论述了谷食和水液入胃所化生的精气通过经脉输布的过程。阐明了切按寸口脉能诊断疾病的方法和原理。所谓"气口成寸，以决死生"。

《本脏》曰[1]：人之血气精神者，所以奉生而周于性命者也。经脉者，所以行血气而营阴阳、濡筋骨、利关节者也。卫气者，所以温分肉、充皮肤、肥腠理、司开合者也。志意者，所以御精神、收魂魄、适寒温、和喜怒者也。是故血和则经脉流行，营复阴阳，筋骨劲强，关节清利矣。卫气和则分肉解利，皮肤润柔，腠理致密矣。志意和则精神专直，魂魄不散，悔怒不起，五脏不受邪矣。寒温和则六府化谷，风痹不作，经脉通利，肢节得安矣。此人之常平也。五脏者，所以藏精、神、血、气、魂、魄者也。六府者，所以化水谷而行津液者也。荣卫血气，脏腑之所生也。脉肉筋骨，脏腑之外合也。精神魂魄，五脏之所藏也。水谷津液，六府之所化也。是以血气神志和调，则五脏不受邪而形体得安矣。

【**按语**】本节概括论述了人的经脉、卫气、志意以及五脏、六腑等总的功能作用。指出只要人的血气精神能够调和，则六腑化谷，五脏不受邪而形体得安。

《五脏别论》曰[2]：脑、髓、骨、脉、胆、女子胞，此六者，地气之所生也，皆藏于阴而象于地，故藏而不泻，名曰奇恒之府。地主闭藏而上升，天主化施而下降，言人之脏府形骸，应象天地阴阳之气，此六者与传化之府不同，故名奇恒之府[3]。夫胃、大肠、小肠、三焦、膀胱，此五者，天气之所生也，其气象

---

〔1〕《本脏》：为《灵枢》第四十七篇的篇名。是篇论述五脏小大、高下、坚脆、端正、偏倾等病变，故名。

〔2〕《五脏别论》：为《素问》第十一篇的篇名。是篇论述五脏六腑与奇恒之府的功用。因与"藏象""五脏生成"不同，故名"别论"。

〔3〕奇恒之府：高士宗曰："奇，异也。恒，常也。言异于常府也。"

天，故泻而不藏，此受五脏浊气，名曰传化之府，此不能久留输泻者也。夫脏为阴，地为阴。地之浊气升于天，天受之而复降于下，故名曰传化之府，天之化施也[1]。魄门亦为五脏使，水谷不得久藏。魄门，肛门也，上合于肺，故名魄门。五脏之浊，从此而出，故亦为五脏之下使，肠胃之腐秽，从此而泻出，故曰水谷不得久藏。所谓五脏者，藏精气而不泻也，故满而不能实。精气为满，谷气为实，但藏精气，故满而不能实。六府者，传化物而不藏，故实而不能满也。水谷充实于内，而不得久留，故实而不能满。所以然者，水谷入口，则胃实而肠虚；食入，则肠实而胃虚，故曰实而不满，满而不实也。此总结上文两节之义。

【按语】本节论述奇恒之腑与五脏六腑总的功能及其区别。提出了五脏主"藏精气而不泻"，六腑主"传化物而不藏"的论点。这是中医脏腑学说的基本理论之一。

《胀论》曰[2]：夫胸腹者，脏腑之郭也[3]。膻中者，心主之宫城也。胃者，太仓也。咽喉小肠者，传送也。胃之五窍者，闾里门户也[4]。廉泉、玉英者，津液之道也。故五脏六腑者，各有畔界[5]。胃主受纳水谷，为太仓而居中焦。在上为咽喉，主传风而送水谷[6]；在下口为小肠，主传送糟粕津液。胃之五窍[7]，犹闾里之门户也。

【按语】本节论述人体之胸腹、膻中、胃，以及廉泉、玉英等的功能。

〔1〕化施：化，变化。施，施布。
〔2〕《胀论》：为《灵枢》第三十五篇的篇名。是篇论述胀病，故名。
〔3〕郭：外城或物体的外壳。
〔4〕闾里：乡里。
〔5〕畔（pàn 判）界：畔，界。界，地域的界限，如国界，田界。
〔6〕主传风：传风，义难解。按此段引自张隐庵《黄帝内经灵枢集注》，原文为"主传气而送水谷"，应以原文为是。
〔7〕五窍：《类经》：如"咽门、贲门、幽门、阑门、魄门，皆胃气之所行也，故总属胃之五窍。"

《五色》篇曰〔1〕：明堂者，鼻也。阙者，眉间也。庭者，颜也。蕃者，颊侧也。蔽者，耳门也。其间欲方大，去之十岁，皆见于外，如是者，寿必中百岁。此辨明五脏之气，见色于明堂，见脉于气口，察其色，辨其脉，以知病之间甚〔2〕，人之寿夭也。《五阅》章曰〔3〕："五官已辨，阙庭必张，乃立明堂。明堂广大，蕃蔽见外，方壁高基〔4〕，引垂居外〔5〕，五色乃治，平博广大，寿中百岁。"盖言面部之形色，应天地之形气，欲其清明而广厚也。夫五脏生于地之五行，地之五行上呈天之五色及三阴三阳之六气，故色见于明堂，脉出于气口，乃五脏之气，见于色而应于脉也。

《刺节真邪》篇曰〔6〕：腰脊者，身之大关节也。肢胫者，人之管以趋翔也。茎垂者，身中之机，阴精之候，津液之道也。腰脊者，从大椎至尾骶，乃身之大关节也。手足肢胫之骨节，人之管以趋翔。盖淖泽于肢胫，则筋利而胫能趋步，肢能如翼之翔也。茎垂者，肾之前阴，乃宗筋之会，肾者胃之关〔7〕，主受存津液。夫肾脏所存津液，从宗脉而上濡于空窍，故曰茎垂者，身中之机，阴精之候，津液之道也。

《海论》曰〔8〕：人有髓海，有血海，有气海，有水谷之海，凡此四者，以应四海也。胃者水谷之海，其输上应在气冲〔9〕，气在腹者，止之背俞。下至三里；

〔1〕《五色》篇：为《灵枢》第四十九篇的篇名。是篇论述望五色以知病，故名。

〔2〕间甚：间，远也。引申之，疾病稍愈曰病间。甚，极也。在此处，"间甚"谓疾病严重。

〔3〕《五阅》章：当为《五阅五使》。为《灵枢》的篇名。

〔4〕方壁高基：张隐庵谓："四方之墙壁坚固，而地基高厚也。"

〔5〕引垂居外：张隐庵谓："边陲在外，为中土之保障也。"

〔6〕《刺节真邪》篇：为《灵枢》第七十五篇的篇名。张志聪曰："此章论真气游行出入于肢节皮肤经脉之间，皆当调之和平。"有由真气为邪气所阻，刺节以调之，故名。

〔7〕肾者胃之关：陈氏此节注解，乃录自《黄帝内经灵枢集注》本条下张隐庵注。考原文为"肾者胃之机关"，漏一"机"字。

〔8〕《海论》：为《灵枢》第三十三篇的篇名。此篇论述人身之"四海"，故名。

〔9〕其输上应在气冲：考《内经》原文为"其输上在气冲"。气冲，即气冲穴，属阳明胃经，在任脉曲骨穴旁开二寸。

是水谷之海，上通于天气，而下通于经水也。冲脉者，为十二经之海〔1〕，其输上在于大杼〔2〕，下出于上下廉〔3〕。是冲脉之外通于天气，而内通于经水也。膻中者〔4〕，为气之海，其输上在柱骨之上〔5〕，下前在于人迎。气海在膺胸之内〔6〕，宗气之所聚也。宗气流于海，其下者注于气街，其上者走于息道，故气在胸者，止之膺与背俞，故其输上在背之天柱，前在膺胸之人迎，是气海之上通于天，而下通于经水也。脑为髓之海，其输上在于其盖〔7〕，下在风府。气在头者，止之于脑。故其输上在于其盖，下在督脉之风府，是髓海之上通于天，而下通于经水也。

【按语】以上三节分别论述了人体面部部位的名称，人体腰脊、肢胫、茎垂的生理功能。重点论述了人体的四海，指出胃、冲脉、膻中、脑是水谷、血、气、髓的汇聚之处，并论述了四海的流注部位和经穴。这些都是脏腑学说的基本内容。

《针解》篇曰〔8〕：人皮应天，一者，天也；天者，阳也。五脏之应天者肺，肺者，五脏六腑之盖也。皮者，肺之合也，人之阳也。故人皮以应天。人肉应地，二者，地也；人之所以应土者，肉也。故人肉应地。人脉应人，三者，人也；人之所以成生者，血脉也。故人脉应人。按此三者，与《针经》之理论同〔9〕。盖天地人三者，不易之道也。人筋应时，四时之气，皆归始春，筋乃春阳，甲木之所生，故人筋应时。人声应音，人之发声，以备五音。人阴阳合气应律，合气者，六脏六腑，阴阳相合而为六也。以六气之相合，而应

---

〔1〕十二经之海：张景岳谓："此即血海也。冲脉起于胞中，其前行者，并少阴之经侠脐上行，至胸中而散；其后行者，上循背里，为经络之海。"

〔2〕大杼：经穴名，属足太阳膀胱经，在第一胸椎下旁开三寸。

〔3〕下出于上下廉：考《内经》原文为"下出于巨虚之上下廉"。系指足阳明胃经之上巨虚穴（膝下六寸）和下巨虚穴（膝下九寸）。

〔4〕膻中：此指胸中而言。

〔5〕柱骨之上：指督脉经之哑门穴与大椎穴。柱骨亦称天柱骨，项骨。

〔6〕膺（yīng 英）：即胸。

〔7〕盖：张志聪："盖，谓督脉之百会穴。"

〔8〕《针解》篇：为《素问》第五十四篇的篇名。是篇解释用针的道理，故名。

〔9〕《针经》：此处系指《灵枢·九针论》篇。

于六律也[1]。人齿面目应星，七者，星也，人面有七窍，以应七星。《灵枢经》曰[2]："天有列星，人有牙齿。"人出入气应风，人气之行于周身，犹风之偏于六合[3]。人九窍三百六十五络应野。九野者，九州之分野也。人之三百六十五络，犹地之百川流注，通会于九州之间。

《阴阳应象论》曰：天气通于肺，肺脏属乎乾金，位乃至高而主周身之气，故与天气相通。地气通于嗌，嗌乃胃府之门，主受湿浊之气以入胃，故与地气相通。风气通于肝，风生木，木生肝，外内之气相通也。雷气通于心，雷火之发声也，心为火脏，气相感召，故与心相通。谷气通于脾，脾为土脏，而主司转运谷气，山谷之通气也，故与脾气相通。雨气通于肾。肾为水脏，雨气，寒水之气也。六经为川，六经，手足三阴三阳之经脉也，外内环转如川流之不息。肠胃为海，肠胃受盛水谷，如海之无所不容。又胃水谷之海，而外合海水，肠为受盛之官也。九窍为水注之气。清气出上窍，水浊出下窍。

【按语】上两节论述人的形体、五脏与自然界的关系。

《大惑论》曰[4]：五脏六腑之精气，皆上注于目而为之精。精之窠为眼，精，精明也；窠，存也；眼者，瞳子、黑白之总名也。骨之精为瞳子，肾之精也。筋之精为黑眼，肝之精也。血之精为络，心之精也。其窠气之精为白眼，肺之精也。肌肉之精为约束[5]，脾之精也。裹撷筋骨血气之精[6]，而与脉并为系，心主包络之精也。上属于脑，后出于项中。是诸脉皆上系于目，会于脑，出于项，此脉系从下而上，从前而后也。目者，心使也；心者，神之舍也。夫心者，五脏之专精也。

---

[1] 六律：律，音律。六律合六吕，为十二律。律以黄钟、太簇、姑洗、蕤宾、夷则、无射为阳，是为六律；林钟、南吕、应钟、大吕、夹钟、仲吕为阴，是为六吕。

[2] 《灵枢经》：此处系指《灵枢·邪客》篇。

[3] 六合：指天地四方。亦泛称天下。

[4] 《大惑论》：为《灵枢》第八十篇的篇名。"惑"，视觉迷乱。"大"，言其甚也。是篇论述视觉迷乱的病理，故名。

[5] 骨、筋、血、气、肌肉：是肾、肝、心、肺、脾的代名词。

[6] 裹撷：包裹网罗之意。裹，包缠。撷，用衣襟兜东西。

目者，其窍也，华色者，心之荣也。故神精乱而不转[1]，卒然见非常处，精神魂魄，散不相得，故曰惑也[2]。

【按语】本节论述了眼与脑、五脏之间的生理联系。并指出目为心使，须依靠五脏六腑精气的滋养，才能维持正常活动。

《五脏生成》篇曰[3]：诸脉者，皆属于目，五脏六腑之精，十二经脉皆上注于目，属于脑，后出于项，故曰诸脉皆属于目。诸髓者，皆属于脑，脑为精髓之海也。诸筋者，皆属于节，节，骨节也。筋主于骨，连络于骨节之间。诸血者，皆属于心。血者，神气也。中焦之汁，五脏之精，奉精神化赤而为血，故诸血皆属于心。诸气者，皆属于肺，五谷入于胃，淫精于脉，肺居上焦，朝百脉而输精于皮毛，故主周身之气也。此四肢八溪之朝夕也。四肢，五脏经俞之所出也。八溪[4]，即四肢股肱之肉，五脏元真之所通会也。此言五脏之经血总属于心，五脏之气总属于肺。经气循行于四肢八溪，注于目，会于脑，濡筋骨，利关节，朝夕循行外内出入如环无端者也。故善察色者，当知五脏之气；善诊脉者，当知五脉为始也。故人卧，血归于肝，夫血乃水谷之精，流溢于中，布散于外。专精者，行于经隧，是行于经隧者，经脉之荣血也。流溢于中者，流溢于冲任也。冲任起于胞中，上循背裹，为经络之海，其浮而外者，循腹右上行，布散于外，渗皮肤生毫毛，寝则随卫行于肤表，卧则随卫内入而归于肝，是冲任主发源，而肝主受纳，是以伤寒热入血室，而刺肝之期门。肝受血而能视，肝开窍于目，故肝受此血而能视。足受血而能步，掌受血而能握，指受血而能摄。血者，所以濡筋骨、利关节者也。此言冲任之血，亦循行于四支，渗于指掌，而无处不到也。卧出而风吹之，血凝于肤者为痹，《金匮要略》曰[5]："'血

---

[1] 神精乱而不转：即神分精乱，阴阳诸经之精气就不能会聚的意思。"转"与"传"同义。

[2] 惑：视觉迷乱、失常的意思。

[3] 《五脏生成》篇：为《素问》第十篇的篇名。是篇论述五脏与形体、组织、五味的关系及对它们的影响，因关系到五脏之相生成，故名。王冰谓："此篇直记五脏生成之事，而无问答之辞，故不云论。"

[4] 八溪：即两肘、两腋、两胯、两腘，共八处。

[5] 《金匮要略》：此处系指《金匮要略·血痹虚劳病脉证并治第六》。

痹病，从何得之？'师曰：'汗出卧不时动摇，如被微风遂得之。'"汗出者，言卫风之虚于外也。卧则卫气归于阴，出则行于外，如被风吹，则血凝于皮肤而为痹矣。痹者，痹闭而不遂也。此言卫气之留于阴也，久不能为血之外卫故也。**凝于脉者为泣**，脉者，见于皮肤之络脉也。冲任之血，溢于皮肤，渗于络脉，故凝于皮肤则为痹，凝于络脉则泣涩而不能流行矣。**凝于足者为厥**，厥者，逆冷也。阴阳之气，不相顺接则为厥。下为阴，血为阴，如血凝于下，则上下阴阳不相顺接而为厥矣。此言血随卫行而阴阳之不相和者也。**此三者，血行而不得，反其空故为痹厥也**。空，骨空也，骨空者，节之交三百六十五穴会络脉之渗灌诸节者也。血行于皮肤，不得反循于穴会，故为痹厥也。**人有大谷十二分，小溪三百五十四名，少十二俞，此皆卫气之所留止，邪气之所客也**。溪谷者，分肉之交会处也。《气穴论》曰[1]："肉之大会为谷，肉之小会为溪。分肉之间，溪谷之会，以行营卫，以会大气[2]。"溪谷三百六十五穴会，以应一岁。人有大谷十二分者[3]，肉之大分处也。小溪三百五十四名者，肉之小分处也。分者，肉分而有纹理也。名，穴名也。盖肉分之间而交会，交会之处而有穴名也。溪谷之数，以应一岁者，岁止三百六十四，内朔虚六日[4]，止三百五十四日，以应小溪之数也。少十二俞者，言大谷十二分，而有十二俞穴也。气盈五日九百四十分[5]，朔虚五日九百四十分，共计十二日，以应十二俞也，以岁之三百五十四日[6]，合气盈朔虚之十二日，共三百六十五日有奇，以成一岁。故曰期三百有六旬有六日，以闰月定四时而成岁也。卫气者，行于脉外，温分肉，充皮肤，肥腠理，司

---

[1]《气穴论》：为《素问》的篇名。

[2]大气：即宗气。《灵枢·五味》："大气积于胸中。"

[3]大谷十二分：张景岳："大谷者，言关节之最大者也。在手者，肩、肘、腕；在足者，髁、膝、股，各有三节，是为十二分。分，处也。"

[4]朔虚：朔，月球和太阳的黄经相等的时候，在朔日月球运行到地球和太阳之间，和太阳同时出没，这一天定为夏历每月初一日。到第二次朔的发生时间，平均为29.5日。以一月三十日计算，一年十二个月，短了六天，故谓朔虚六日。

[5]气盈：气，六气。一岁之中，六气主时，每气各主时60日零87.5刻。六气共365日零25刻。一岁为360日，则气盈5日有余。

[6]三百五十四日：考王冰注："小络所会，谓小溪也。然以三百六十五小络言之者，除十二俞外，则当三百五十三名，经言三百五十四者，传写行书，误以三为四也。"马莳、吴昆、张景岳俱从王注。独张志聪、高士宗仍旧文。陈氏从之。

开阖也。此腠理分肉之间，皆卫气之所留止，卧出而风吹之，则血凝而为痹厥矣。

心之合脉也，其荣色也，心主血脉，故合于脉。其主肾也。五脏合五行，各有相生相制，制则生化。心主火而受制于肾水，是肾乃心脏生化之主，故其主肾也。肺之合皮也，其荣毛也，其主心也。肺主气，气主表故合于皮，《伤寒论》曰[1]："寸口脉缓而迟，缓则阳气长，其声商，毛发长。"毛附于皮。气长则毛荣。肝之合筋也，其荣爪也，其主肺也。髓生肝，肝生筋，故所合在筋；爪乃筋之余，故其荣在爪。脾之合肉也，其荣唇也，其主肝也。脾主中央土，乃仓廪之官，主运化水谷之精，以生养肌肉，故合肉；脾开窍于口，故荣在唇。肾之合骨也，其荣发也，其主脾也。肾存精而主髓，故所合在骨，发乃精血之余，故其荣在发。

【按语】上两节主要论述人体器官组织间的相互关系，如脉与目、髓与脑、筋与节、血与心以及五脏的"合"与"荣"，即五脏与形体方面的功能联系。着重论述了血的调节、流行及其功能。指出肝有调节血流的作用。这些理论都是脏腑学说的基本内容。

《忧恚无言》论曰[2]：咽喉者，水谷之道也。喉咙者，气之所以上下者也。会厌者，音声之户也。口唇者，音声之扇也。舌者，音声之机也。悬雍垂者，音声之关也。颃颡者，分气之所泄也。横骨者，肺气所使，主发舌者也。胃之上脘为咽喉，主进水谷，在喉咙之后。肺之上管为喉咙，主气之呼吸出入，在咽喉之前。会厌者，在咽喉之上，乃咽喉交会之处，凡人饮食，则会厌掩其喉咙，而后可入于咽，此喉咙之上管，故为音声之户，谓声气之从此而外出也。脾开窍于口唇，口开合而后语句清明，故为音声之扇。心开窍于舌，足少阴之脉，上挟舌本，舌动而后能发言[3]，故为音声之关。肝脉循喉咙，入颃颡，颃颡者，腭之上窍，口鼻之气及涕唾从此相通，故为分气之所泄，谓

〔1〕《伤寒论》：此处系指《伤寒论注平脉法篇》。
〔2〕《忧恚无言》论：为《灵枢》第六十九篇的篇名。是篇论述人卒然忧恚而言无音的病机，故名。
〔3〕舌动而后能发言：考本段注解系录自张隐庵《黄帝内经灵枢集注》。在"舌动而后能发言"之后，尚遗漏"悬雍者，喉间之上腭，有如悬雍之下垂者，声从此而出"等字。

气之从此而分出于口鼻者也。横骨者，在舌本内，心存神而开窍于舌，骨节之交，神气之所游行出入，故为神气之所使，主发舌者也。盖言横骨若弩舌之发机，神气之所使也。故人之鼻洞涕出不收者，颃颡不开，分气失也。颃颡乃腭之上窍，口鼻之气及涕唾之从此而相通者也。是故厌小而薄，则发气疾，其开阖利，其出气易；其厌大而厚，则开阖难，其气出迟，故重言也。厌，会厌也。会厌者，为开为阖，五声气之出入。是以薄小则发声疾，厚大则发声难。重言者，口吃而期期也。人卒然无音者，寒气客于厌，则厌不能发，发不能下，至其开阖不致，故无音。寒气者，足少阴寒水之气也。盖少阴之脉上系于舌，络于横骨，终于会厌。其正气不行，而后音声乃发。如寒气客于厌，则厌不能发，谓不能开也。发不能下，谓不能阖也。是以至其开阖不致而无音声矣。

【按语】本节论述人的发音器官的名称及其功能，如咽喉、会厌、口唇、舌、悬雍垂、横骨、颃颡等，并论述其在病理变化时所出现的症状。

《邪客》论曰[1]：天圆地方，人头圆足方以应之。天有日月，人有两目。地有九州，人有九窍。天有风雨，人有喜怒。天有雷霆[2]，人有音声。天有四时，人有四肢。天有五音，人有五脏。天有六律，人有六腑。天有冬夏，人有寒热。天有十日，人有手十指。辰有十二，人有足十指，茎、垂以应之；女子不足二节，以抱人形。天有阴阳，人有夫妻。岁有三百六十五日，人有三百六十五节。地有高山，人有肩膝。地有深谷，人有腋腘。地有十二经水，人有十二经脉。地有泉脉，人有卫气。地有草蓂[3]，人有毫毛。天有昼夜，人有卧起。天有列星，人有牙齿。地有小山，人有小节。地有山石，人有肩骨。地有林木，人有膜筋。地有聚邑，人有䐃肉。岁有十二月，人有十二节。地有四时不生草木[4]，人有无子。此人与天地相应者也。此论人之形身，四体、

---

〔1〕《邪客》论：为《内经·灵枢》第七十一篇的篇名。是篇论述邪气客人导致目不眠、不卧的病理，故名。

〔2〕天有雷霆：按《内经》原文为"天有雷电"。

〔3〕蓂（míng 明）：蓂荚，古代传说中的一种瑞草。

〔4〕地有四时不生草木：考《灵枢经》原文无"木"字。

脏腑、阴阳，应天地之日月、星辰、山川、草木，人与天地参也。

《邪气脏腑病形》论曰[1]：首面与身形也，属骨连筋同血，合于气耳。天寒则裂地凌冰，其卒寒或手足懈惰，然而其面不衣何也？曰：十二经脉，三百六十五络，其血气皆上于面而走空窍，其精阳气上走于目而为睛，其别气走于耳而为听，其宗气上出于鼻而为臭，其浊气出于胃，走唇舌而为味。其气之津液皆上熏于面，面皮又厚其肉坚[2]，故天热甚寒不能胜之也[3]。此论脏腑经络之气血，渗于脉外而上注于空窍也。属骨连筋者，谓首面与形身之筋骨血气相同也，夫太阴为阴中之至阴，在地主土，在人属于四肢，天寒则裂地凌冰，其卒寒，或手足懈惰，此脾土之应地也，其血气皆上于面，天热甚，寒不能胜之，谓阴阳寒暑之气，皆从下而上，身半以上之应天也。《难经》曰[4]："头者，诸阳之会也。诸阴脉皆至颈项中而还，独诸阳脉皆上至头耳，故令面耐寒也。"

【按语】本节论述人的视觉、听觉、嗅觉、味觉等皆由血气上走空窍而发生的生理功能活动。同时还提出头为诸阳之会的论点。

《阴阳应象大论》曰："天不足西北[5]，而人右耳目不如左明也。地不满东南[6]，而人左手足不如右强也。""东方阳也。阳者其精并于上，并于上，则上明而下虚，故使耳目聪明，而手足不便也。西方阴也，阴者其精并于下，并于下，则下盛而上虚，故其耳目不聪明，而手足便也。故俱感于邪，其在上则右甚，在下则左甚，此天地阴阳所不能全也。"天不足西北者，阳中之阴不足也；地不满东南者，阴中之阳不足也。此篇当作三节看。上节言天地阴阳之所

---

[1]《邪气脏腑病形》论：为《灵枢》第四篇的篇名。是篇论述邪气中于脏腑所发生的种种病形，故名。

[2] 面皮又厚：考《灵枢经》原文为"而皮又厚"。"面"字为"而"字之误。

[3] 故天热甚寒不能胜之也：考《灵枢经》原文为"故天气甚寒不能胜之也"。"热"字为"气"字之误。

[4]《难经》曰：此处系指《难经四十二难》。

[5] 天不足西北：按《内经》原文，"天不足西北"句下尚有"故西北方阴也"一句。

[6] 地不满东南：按《内经》原文，"地不满东南"句下尚有"故东南方阳也"一句。

不能全，惟其阴阳精气运行，故能生长收存，化生万物，其在人亦当配天地，以养头足也。中节言天有精，而精气上下交并，是阴精又生于天也。末节言形身上下之左右，照应上文，言天地左右之上下也。

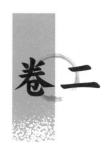

卷二

经　络

　　《经脉》篇曰[1]：人始生，先成精，先天水火之精，而先生两肾。精成而脑髓生。脑为精髓之海，肾精上注于脑而脑髓生矣。骨为干，骨生于水脏，如木之干也。脉为营，营者，犹营舍之所以存血气也。筋为刚，筋之强劲也。肉为墙，肉生于土，犹城墙之外卫也。皮肤坚而毛发长。发为血余，血气充盛故长也。谷入于胃，脉道以通，血气乃行。营卫血气，生于后天水谷之精也。此篇论脏腑、十二经脉之生始出入。营血营行脉中，六气合于脉外[2]，始于手太阴肺，终于足厥阴肝，周而复始，循度环转之无端也[3]。经脉者，所以决死生[4]，处百病，调虚实，不可不通。

　　肺手太阴之脉，起于中焦，胃脘。下络大肠，还循胃口，上膈属肺，膈者，胸内之膈肉，前连鸠尾[5]，后连脊之十一椎。从肺系横出腋下，胸旁胁下谓之腋。下循臑内，膊内肱处谓之臑。行少阴心主之前，下肘中循臂内上骨下廉，臑尽处为肘，肘以下为臂。廉，侧也。入寸口，上鱼循鱼际，寸口，两寸尺之动脉处；鱼际，掌中大指下高起之白肉，有如鱼腹，因以为名。出大指之端；其支者，从腕后直出次指内廉出其端。是动则病肺胀满膨膨而喘咳，缺盆中痛，甚则交两手而瞀，

――――――――――――――

〔1〕《经脉》篇：为《灵枢》第十篇的篇名。是篇论述十二经脉循行及病变，故名。
〔2〕六气合于脉外：张隐庵谓："血脉内生于藏府，外合六气。"
〔3〕循度：意即顺着经脉的次序、长度和一定时间，气血环转全身经脉，周而复始，如环无端。计量长短的标准日度。循，即顺着。
〔4〕所以决死生：按《内经》原文，当为"所以能决死生"。
〔5〕鸠尾：经穴名，属任脉，在前正中线剑突下，脐上七寸。

缺盆在结喉两旁之高骨，形圆而踝如缺盆。瞀[1]，目垂貌。**此为臂厥。甚则交两手而瞀，**此为臂气厥逆之所致也。是主肺所生病者，咳，上气喘渴，烦心胸满，臑臂内前廉痛厥，掌中热。气盛有余，则肩背痛，风寒汗出中风，小便数而欠。气虚则肩背痛寒，少气不足以息，溺色变，为此诸病，盛则泻之，虚则补之，热则疾之，寒则留之[2]，陷下则灸之，不盛不虚，以经取之。盛者，寸口大三倍于人迎；虚者则寸口反小于人迎也。曰肺、曰脉者，乃有形之脏腑经脉。曰太阴者，无形之六气也。血脉内生于脏腑，外合于六气。以脉气分而论之，病在六气者，见于人迎气口，病在气而不在脉也；病在脏腑者，病在内而外见于脏腑所主之尺寸也。合而论之，脏腑经脉，内合五行，外合六气，五六相得，而各有合也，故曰肺手太阴之脉，概脏腑阴阳之气而言也。此篇论营血，营行脉中，始于手太阴肺，终于足厥阴肝，腹走手而手走头，头走足，而足走腹，环转无端，终而复始。六脏之脉属脏络腑，六腑之脉属腑络脏，脏腑相连，阴阳相贯。先为是动，后及所生。是动者，病在三阴三阳之气，而动见于人迎气口，病在气而不在经，故曰盛则泻之，虚则补之，不盛不虚，以经取之。谓阴阳之气偏盛，浅刺绝皮，益深绝皮，以泻阴阳之盛，致谷气以补阴阳之虚，此取皮腠之气分而不及于经也。如阴阳之气不盛不虚，而经脉不和者，则当取之于经也。所生者，谓十二经脉乃脏腑之所生，脏腑之病，外见于经证也。夫是动者，病因于外；所生者，病因于内。凡病有因于外者，有因于内者，有因于外而及于内者，有因于内而及于外者，有外内之兼病者，本篇统论脏腑经气，故曰肺手太阴之脉，曰是动，曰所生。治病者当随其所见之证，以别外内之因，又不必先为是动，后及所生而病证之毕具也。

附肺经诸穴歌[3]

手太阴，十一穴，**中府** 云门次府列[4]，**侠白** 下**尺泽**，**孔最** 见**列缺**，经

---

〔1〕瞀（mào 冒）：目眩，眼花。瞀瞀，为垂目下视貌。亦形容眼睛昏花。

〔2〕热则疾之，寒则留之：此系针刺疗法，指热证、阳证应疾刺以泻之，寒证、阴证则应慢刺留针以温之、补之。

〔3〕肺经诸穴歌：十二经诸穴歌，系根据马莳《灵枢注证发微》补辑的。马莳谓："愚谓欲明经脉，须熟穴名，但徐氏歌俱自井荥而始，殊非本篇各经起止正义。滑氏歌合于起止，似无意味，读者难之。今各阴经照滑氏，阳经照徐氏，则合于起止，且长短句法，亦照徐氏，学者颇便，惟先熟穴名，而经脉自了然矣。"

〔4〕次府：按原文系"天府"之误。

渠 太渊下鱼际，抵指少商如韭叶。

大肠手阳明之脉，起于大指次指之端，手大指之次指名食指也。循指上廉[1]，出合谷两骨之间，合谷，穴名，俗呼虎口。上入两筋之间，循臂上廉，入肘外廉，上臑外前廉[2]，上肩，出髃骨之前廉，肩端两骨间为髃骨。髃，音求。上出于柱骨之会上，肩，臂上处为天柱骨。下入缺盆，络肺，下膈属大肠。其支者，从缺盆上颈，贯颊入下齿中，还出挟口，交人中，左之右，右之左，上挟鼻孔。是动则病齿痛颈肿，气伤痛，形伤肿，因气以及形也。是主津液所生病者，目黄口干，鼽衄[3]，喉痹[4]，大肠传导水谷变化精微，故主所生津液病则津液竭而火热盛，故为目黄口干、鼽衄、喉痹诸证。肩前臑痛，大指次指痛不用。大肠经脉所过之部分。气有余则当脉所过者热肿，虚则寒栗不复[5]。为此诸病，盛则泻之，虚则补之，热则疾之，寒则留之，陷下则灸之，不盛不虚，以经取之。盛者人迎大三倍于寸口，虚者人迎反小于寸口也。

附大肠诸穴歌

手阳明，廿穴名，循商阳 二间 三间而行，历合谷 阳溪之俞，过偏历温溜之滨，下廉 上廉 三里而近，曲池 肘髎 五里之程，臂臑 肩髃，上于巨骨，天鼎纡乎扶突[6]，禾髎唇连，迎香鼻迫。

胃足阳明之脉，起于鼻之交頞中，旁约太阳之脉[7]，下循鼻外，上入齿中，还出挟口环唇，下交承浆，却循颐后下廉，出大迎，循颊车，上耳前，过客主人，循发际，至额颅。鼻之两旁为頞，腮下为颔，颔下为颐，颐上为发际，发

---

〔1〕廉：即"侧"或"面"的意思。上廉即上侧，内廉即内侧。余可类推。

〔2〕臑（nào 闹）：现代称为肱部。在肩部以下、肘部以上的部分。

〔3〕鼽（qiú 求）衄：鼻塞。衄，出血。

〔4〕喉痹：痹，闭塞不通。喉痹为咽喉局部气血瘀滞痹阻的病理变化，表现症状为吞咽不爽，甚至吞咽难下。

〔5〕寒栗：即寒冷战栗的意思。栗，战栗。

〔6〕纡（yū 迂）：屈折，曲折。

〔7〕旁约：一作"旁纳"。

际前为额颅。其支者，从大迎前下人迎，循咽喉入缺盆，下膈属胃络脾；其直者，从缺盆下乳内廉，下挟脐，入气街中；其支者，起于胃口[1]，下循腹里，下至气街中而合，以下髀关[2]，抵伏兔[3]，下膝膑中[4]，下循胫外廉，下足跗[5]，入中指内间；其支者，下廉三寸而别，下入中指外间；其支者，别跗上，入大指间，出其端。是动则病洒洒振寒[6]，善呻数欠颜黑，病至则恶人与火，闻木声则惕然而惊，心欲动，独闭户塞牖而处，甚则欲上高而歌，弃衣而走，阳明之脉气厥逆于经，而为此诸症。贲响腹胀[7]，是为骭厥[8]。

本经曰[9]："谷入于胃，脉道以通，血气乃行。"《平脉篇》曰："水入于经，而血乃成。"胃为水谷之海，主生此荣血，故云是主血所生病也。是主血所生病者，狂疟温淫汗出，鼽衄、口㖞唇胗[10]，颈肿喉痹，大腹水肿，膝膑肿痛，循膺、乳、气街、股、伏兔、骭外廉，足跗上皆痛，中指不用。以上是阳明之经脉为病也。气盛则身以前皆热，其有余于胃，则消谷善饥，溺色黄。气不足则身以前皆寒，胃中寒则胀满。为此诸病，盛则泻之，虚则补之，热则疾之，寒则留之，陷下则灸之，不盛不虚，以经取之。盛者人迎大三倍于寸口，虚者人迎反小于寸口也。股内为髀，髀前膝上起肉处为伏兔，伏兔后为髀关，挟膝筋中为膑，胫骨为骭，足面为跗。

附胃经诸穴歌

足阳明，四十五，是承泣四白而数，巨髎有地仓之积，大迎乘颊车之伙，下关头维及人迎，水突气舍与缺盆，气户兮库房屋翳，膺窗兮乳中乳根，

---

[1]胃口：此处指胃之下口，即幽门处。

[2]髀关：在大腿上方前端交纹处。

[3]伏兔：大腿前方肌肉隆起处。

[4]膑：即膝盖骨。

[5]跗：即足背。

[6]洒洒振寒：形容寒冷的感觉，如冷水洒在身上阵阵寒战。

[7]贲响：肠中气体走动而有声响。

[8]骭（gàn 干）厥：骭厥为经气自胫上逆的病变。骭，即足胫。

[9]本经：此处系指《灵枢·经脉》篇。

[10]口㖞唇胗（zhěn 疹）：口㖞，为口㖞斜。唇胗，此指口唇生疮。

不容承满，梁门关门，太乙滑肉，天枢外陵，大巨从水道归来，气冲入髀关之境，伏兔至阴市梁邱，犊鼻自三里而行，上巨虚分条口，下巨虚兮丰隆，解溪冲阳入陷谷，下内庭厉兑而终。

脾足太阴之脉，起于大指之端，循指内侧白肉际[1]，过核骨后，上内踝前廉，上踹后[2]，循胫骨后，交出厥阴之前，上膝股内前廉，入腹属脾络胃，上膈，挟咽，连舌本，散舌下；核骨，一作覈骨[3]，俗云孤拐骨，足筋后两旁起骨为踝骨。腓腹为踹[4]，髀肉为股，脐上为腹。咽以咽物，居喉之前，至胃长一尺六寸，为胃之系。舌本，舌根也。其支者，复从胃，别上膈，注心中。是动则病舌本强，食则呕，胃脘痛，腹胀善噫，得后与气则快然如衰，身体皆重。是主脾所生病者，舌本痛，体不能动摇，食不下，烦心，心下急痛，溏、瘕泄[5]，水闭[6]，黄疸[7]，不能卧，强立股膝内肿厥，足大指不用。为此诸病，盛则泻之，虚则补之，热则疾之，寒则留之，陷下则灸之，不盛不虚，以经取之。盛者寸口大三倍于人迎，虚者寸口反小于人迎也。

脾经诸穴歌

足太阴，脾中州，二十一穴隐白游；赴大都兮瞻太白，访公孙兮至商邱；越三阴之交，而漏谷地机可接；步阴陵之众，而血海箕门是求；入冲门兮府舍轩豁，解腹结兮大横优游；腹哀食窦兮，接天溪而同流；胸乡周荣兮，缀大包而如钩。

---

〔1〕白肉：指足掌的阴面。

〔2〕踹：俗称小腿肚，即腓肠肌。

〔3〕覈骨：即核骨。覈，"核"的异体字。

〔4〕腓（féi 肥）：胫肉，即小腿肚子。

〔5〕溏、瘕（xiá 霞）泄：溏，半流动的，如溏便。瘕，通"瑕"，污点。瘕泄，《难经·五十七难》："大瘕泄者，里急后重，数至圊而不能便，茎中痛。"即后世所说的痢疾。溏泄，指泻下一般清稀垢秽的粪便。

〔6〕水闭：水湿内停，小便不利或不通。

〔7〕黄疸：病名。以身黄、目黄、小便黄为主证。病因多是由于脾胃湿邪内蕴，肠胃失调，胆液外溢引起。

心手少阴之脉，起于心中，出属心系，下膈络小肠；心系有二：一则上与肺相通，而入肺大叶间；一则由肺叶而下，曲折向后，并脊里细络相连贯。脊髓与肾相通，正当七节之间，盖五脏系皆通于心，而心通五脏系也，手少阴经于心循任脉之外属心系，下隔，当脐上二寸之分络小肠。其支者，从心系上挟咽，系目系[1]；其直者，复从心系却上肺，下出腋下，下循臑内后廉，行手太阴心主之后，下肘内，循臂内后廉，抵掌后锐骨之端[2]，入掌内后廉，循小指之内出其端。是动则病嗌干心痛[3]，渴而欲饮，是为臂厥[4]。是主心所生病者，目黄胁痛，臑臂内后廉痛厥，掌中热痛。为此诸病，盛则泻之，虚则补之，热则疾之，寒则留之，陷下则灸之，不盛不虚，以经取之。盛者寸口大再倍于人迎，虚者寸口反小于人迎也。

心经诸穴歌

手少阴，九穴成，极泉清灵少海行，自灵道通里而达，过阴郄神门而迎，抵于少府少冲可寻。

小肠手太阳之脉，起于小指之端，循手外侧上腕，出踝下[5]，直上循臂骨下廉，出肘内侧两筋之间，上循臑外后廉，出肩解[6]，绕肩胛，交肩上，入缺盆络心，循咽下膈，抵胃属小肠；臂骨尽处为腕，腕下兑骨为踝，脊两旁为膂，膂上两角为肩解，肩解下成片骨为肩胛。目外眦为锐眦，目下为頔，目内角为内眦。其支者，从缺盆循颈上颊，至目锐眦，却入耳中；其支者，别颊上頔抵鼻，至目内眦，斜络于颧。是动则病嗌痛颔肿，不可以顾[7]，肩似拔，臑似折。是主液所生病者，耳聋，目黄，颊肿，颈、颔、肩、臑、肘、臂外后廉痛。为此诸病，

〔1〕目系：眼球内连于脑的脉络。《灵枢·大惑论》："裹撷筋骨血气之精而与脉并为系，上属于脑，后出于项中。"
〔2〕锐骨：掌后小指侧的高骨。
〔3〕嗌干：即咽干。嗌，指食道的上口，即咽。
〔4〕臂厥：为臂部经气厥逆的病变。
〔5〕踝：指手腕后小指侧的高骨。踝下为踝中之误。
〔6〕肩解：肩后骨缝。
〔7〕不可以顾：指头不能回顾。

盛则泻之，虚则补之，热则疾之，寒则留之，陷下则灸之，不盛不虚，以经取之。盛者人迎大再倍于寸口，虚者人迎反小于寸口也。

小肠诸穴歌

小肠穴，十九中，路从少泽，步前谷后溪之隆；道遵腕骨，观阳谷养老之崇；得支正于小海，遂肩贞以相从；值臑俞兮遇天宗，乘秉风兮曲垣中，肩外俞兮肩中俞，启天窗兮见天容；匪由颧髎，遏造听宫。

膀胱足太阳之脉，起于目内眦，上额交巅；其支者，从巅至耳上角；其直者，从巅入络脑，还出别下项，循肩膊内[1]，挟脊抵腰中，入循膂，络肾属膀胱；其支者，从腰中下挟脊贯臀，入腘中；其支者，从膊内左右，别下贯胛，挟脊内，过髀枢[2]，循髀外从后廉下合腘中，以下贯踹内，出外踝之后，循京骨，至小指外侧。目大角为内眦，发际前为额，头顶上为巅，脑后为项，肩后之下为肩膊，椎骨为脊，尻上横骨为腰，挟脊为膂，挟腰髋骨两旁为机，机后为臀，臀，尻也。腓肠上，膝后曲处为腘，膂内为胛，即挟脊肉也。股外为髀，捷骨之下为髀枢，腓肠为踹。是动则病冲头痛，目似脱，项如拔，脊痛腰似折，髀不可以曲，腘如结，踹如裂，是为踝厥。是主筋所生病者，痔、疟、狂癫疾，头囟项痛，目黄，泪出，鼽衄，项、背、腰、尻、腘、踹、脚皆痛，小指不用。为此诸病，盛则泻之，虚则补之，热则疾之，寒则留之，陷下则灸之，不盛不虚，以经取之。盛者人迎大再倍于寸口，虚者人迎反小于寸口也。

膀胱诸穴歌

足太阳，三十六[3]。睛明攒竹，诣曲差五处之乡，承光通天，见络却玉枕之行；天柱高兮大杼低，风门开兮肺俞当。厥阴心膈之俞。肝胆脾胃之脏，三焦肾兮大肠小肠，膀胱俞兮中膂白环。自从大杼至此，去脊中寸半之旁，又有上、次、中、下四髎，在腰四空以相将。会阳居尻尾之侧，始了背中二

---

〔1〕肩膊：肩胛骨。

〔2〕髀枢：股骨上端的关节部。

〔3〕三十六：按此应为"六十三"之误。

行，仍上肩胛而下，附分二椎之旁，三椎魄户，四椎膏肓。神堂譩譆兮膈关，魂门兮阳纲，意舍兮胃仓，肓门志室，秩边胞肓，承扶浮郄与委阳，殷门委中而合阳，承筋承山到飞扬，辅阳昆仑至仆参，申脉金门，探京骨之场，束骨通谷，抵至阴之旁。

肾足少阴之脉，起于小指之下，邪趋足心[1]，出于然谷之下[2]，循内踝之后，别入跟中，以上踹内，出腘外廉[3]，上股内后廉，贯脊属肾络膀胱；其直者，从肾上贯肝膈，入肺中，循喉咙，挟舌本，其支者，出络心[4]，注胸中。是动则病饥不欲食，面如漆柴[5]，咳唾则有血，喝喝而喘[6]，坐而欲起，目䀮䀮如无所见[7]，心如悬若饥状[8]，气不足则善恐，心惕惕如人将捕之，是为骨厥。是主肾所生病者，口热[9]，舌干咽肿上气，嗌干及痛，烦心心痛，黄疸肠澼，脊股内后廉痛，痿厥嗜卧，足下热而痛。为此诸病，盛则泻之，虚则补之，热则疾之，寒则留之，陷下则灸之，不盛不虚，以经取之。灸则强食生肉，缓带披发，大杖重履而步。盛者寸口大再倍于人迎，虚者寸口反小于人迎也。

附肾经诸穴歌

足少阴兮二十七，涌泉流于然谷，太溪太冲兮水泉绿，照海复溜兮交信渎；从筑宾兮上阴谷，撩横骨兮大赫麓；气穴四满兮中注，肓俞上通于商曲，守石关兮阴都宁，闭通谷兮幽门肃，步廊神封而灵墟存，神脏彧中而俞府足。

---

〔1〕邪趋：《内经》原文为"邪走"。邪，同"斜"。

〔2〕然谷：经穴名。在足内踝前大骨下陷中。

〔3〕出腘外廉：《内经》原文为"出腘内廉"。

〔4〕出络心：按《内经》原文为"从肺出络心"。

〔5〕漆柴：色黑者为漆，枯者为柴。此形容病人面容憔悴，色黑而无光泽。

〔6〕喝喝而喘：为气喘发出的嘶哑之声。

〔7〕目䀮（huāng 荒）䀮：指病人目视不清。

〔8〕心如悬：喻病人心中空虚感。

〔9〕口热：锦章书局本将"口热"二字后之"舌干，咽肿上气，嗌干及痛，烦心心痛，黄疸肠澼"十八字遗漏。今从《内经》补入。

心主手厥阴心包络之脉，起于胸中，出属心包络，下膈，历络三焦；其支者，循胸中出胁[1]，下腋三寸，上抵腋下，循内[2]，行太阴少阴之间，入肘中，下臂行两筋[3]，入掌中，循中指出其端；其支者，别掌中，循小指次指出其端。胁上际为腋。小指次指乃小指之次指，无名指也。是动则病心中热[4]，臂肘挛急，腋肿，甚则胸胁支满，胸中澹澹大动[5]，面赤目黄，喜笑不休。心主血而包络代君行令，故主脉所生病也[6]。是主脉所生病者，烦心心痛，掌中热。为此诸病，盛则泻之，虚则补之，热则疾之，寒则留之，陷下则灸之，不盛不虚，以经取之。盛者寸口大一倍于人迎，虚者寸口反小于人迎也。

附心包络诸穴歌

手厥阴心包之脉，计有九穴而终。自天池天泉为始，逐曲泽郄门而通；间使行于内关，大陵近乎劳宫；既由掌握，抵于中冲。

三焦手少阳之脉，起于小指次指之端，上出两指之间，循手表腕[7]，出臂外两骨之间，上贯肘，循臑外上肩，而交出足少阳之后，入缺盆，布膻中，散络心包，下膈，循属三焦；臂骨尽处为腕，臑尽处为肘，膊下对腋处为臑，目下为頄。其支者，从膻中上出缺盆，上项，系耳后直上，出耳上角，以屈下颊至頄；其支者，从耳后入耳中，出走耳前，过客主人前，交颊，至目锐眦。是动则病耳聋浑浑焞焞[8]，嗌肿喉痹。是主气所生病者，少阳乃一阳初生之气，

---

〔1〕循胸中：《灵枢》原文为"循胸"，而无"中"字。
〔2〕循内：《灵枢》原文为"循臑内"，今从《内经》补入。
〔3〕下臂行两筋：《灵枢》原文为"下臂行两筋之间"。
〔4〕是动则病心中热：《灵枢》原文为"是动则病手心热"。
〔5〕胸中澹澹大动：《灵枢》原文为"心中澹澹大动"。
〔6〕心主血而包络代君行令，故主脉所生病也：按《灵枢》无此一段原文。应为陈注，今从《内经》补入更正。
〔7〕表腕：指手背（外侧）的腕部。
〔8〕浑浑焞（tūn 吞）焞：形容听觉障碍，闻声模糊不清的症状。浑浑，浑浊、纷乱貌。焞焞，星光暗弱貌。

故云主气所生病也。汗出，目锐眦痛，颊肿[1]，耳前[2]、肩、臑、肘、臂外皆痛，小指次指不用。为此诸病，盛则泻之，虚则补之，热则疾之，寒则留之，陷下则灸之，不盛不虚，以经取之。盛者人迎大一倍于寸口，虚者人迎反小于寸口也。

附三焦诸穴歌

手少阳三焦之脉，二十三穴之间，<u>关冲</u> <u>液门</u> <u>中渚</u>，<u>阳池</u> <u>外关</u>通连；<u>支沟</u> <u>会宗</u> <u>三阳络</u>，<u>四渎</u> <u>天井</u> <u>清冷渊</u>，<u>消铄</u> <u>臑会</u>，<u>肩髎</u>相联，<u>天髎</u>处 <u>天牖</u>之下，<u>翳风</u>让<u>瘈脉</u>居先，<u>颅囟</u>定而<u>角孙</u>近耳，<u>丝竹空</u>而<u>和髎</u>接焉；<u>耳门</u>已毕，经穴已全。

胆足少阳之脉，起于目锐眦，上抵头角，下耳后，循颈行手少阳之前，至肩上，却交出手少阳之后，入缺盆；其支者，从耳后入耳中，出走耳前，至目锐眦后；其支者，别锐眦，下大迎，合于手少阳，抵于䪼，下加颊车，下颈合缺盆以下胸中，贯膈络肝属胆，循胁里，出气街[3]，绕毛际[4]，横入髀厌中[5]；以下循髀阳，出膝外廉，下外辅骨之前，直下抵绝骨之端，下出外踝之前，循足跗上，入小指之间[6]；其支者，别跗上，入大指之间，循大指岐骨内出其端，还贯爪甲，出三毛。腋下为胁，胁又名胠。曲骨之外为毛际，毛际两旁动脉为气冲，捷骨之下为髀厌，即髀枢也；胁骨之下为季胁，季胁名章门，属肝经穴也。骭骨为辅骨，外踝以上为绝骨。足面为跗，足大指本节后为岐骨；大指爪甲后为三毛。是动则病口苦，善太息，心胁痛不能转侧，甚则面微有尘，体无膏泽，足外反热，是为阳厥[7]。是主骨所生病者，少阳属肾，故主骨。头痛颔痛，目锐眦

---

〔1〕颊肿：《灵枢》原文为"颊痛"。

〔2〕耳前：《灵枢》原文为"耳后"。

〔3〕气街：《灵枢》原文为"气冲"。

〔4〕毛际：耻骨部的阴毛际。

〔5〕横入髀厌中：《灵枢》原文"横入髀厌中"之下，尚有"其直者，从缺盆下腋，循胸，过季胁，下合髀厌中"十八个字。

〔6〕入小指之间：《灵枢》原文为"入小指次指之间"。

〔7〕阳厥：指少阳之气上逆的病证。

痛，缺盆中肿痛，腋下肿，马刀侠瘿[1]，汗出振寒，疟，胸、胁、肋、髀、膝外至胫、绝骨、外踝前及诸节皆痛，小指次指不用。为此诸病，盛则泻之，虚则补之，热则疾之，寒则留之，陷下则灸之，不盛不虚，以经取之。盛者人迎大一倍于寸口，虚者人迎反小于寸口也。

附胆经诸穴歌

足少阳兮四十三，瞳子髎近听会间，客主人在颔厌集，悬颅悬厘曲鬓前，率谷 天冲见浮白，窍阴 完骨本神连，阳白临泣目窗近，正荣 承灵脑空焉，风池 肩井兮渊液，辄筋 日月 京门联，带脉 五枢胁下[2]，维道 居髎相沿，环跳 风市抵中渎，阳关之下阳陵泉，阳交 外邱 光明穴，阳辅 悬钟穴可瞻，丘墟 临泣 地五会，侠溪 窍阴胆经全。

肝足厥阴之脉，起于大指丛毛之际，上循足跗上廉，去内踝一寸，上踝八寸，交出太阴之后，上腘内廉，循阴股入毛中，过阴器，抵小腹，挟胃属肝络胆，上贯膈，布胁肋，循喉咙之后，上入颃颡，连目系，上出额，与督脉会于巅；三毛后横纹为丛毛，髀内为股，脐下为小腹，目内深处为系；颃颡，腭上窍也。其支者，从目系下颊里，环唇内；其支者，复以肝别贯膈，上注肺。是动则病腰痛不可以俯仰，丈夫㿉疝，妇人少腹肿，甚则嗌干，面尘脱色。是主肝所生病者，胸满，呕逆，飧泄，狐疝，遗溺、闭癃。为此诸病，盛则泻之，虚则补之，热则疾之，寒则留之，陷下则灸之，不盛不虚，以经取之。盛者寸口大一倍于人迎，虚者反小于人迎也。

附肝经诸穴歌

足厥阴，一十三穴终，起大敦于行间，循太冲于中封，蠡沟 中都之会，膝关 曲泉之宫，袭阴包于五里，阴廉乃发，寻羊矢于章门[3]，期门可攻。

---

[1] 马刀侠瘿：即瘰疬病。腋下肿硬，累累相连，瘰核长者为"马刀"；生于颈旁，如贯珠的名"侠瘿"。两处病变相关联，为颈腋部淋巴结结核。
[2] 带脉五枢胁下：《灵枢》原文为"带脉五枢而下"。
[3] 羊矢：张景岳："羊矢在阴旁股内约文缝中，皮肉间有核如羊矢。"

【按语】以上十二节均见于《灵枢·经脉》篇。经文论述了人体经络十二正经的循行路线，属络脏腑，流注次序，起止部位，以及十二正经在病理变化时所呈现的经络和脏腑症状。这些记载是中医经络学说的主要内容，一直为现代学者所遵循。

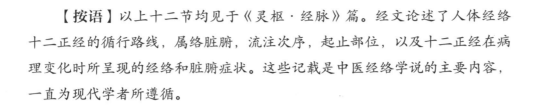

附督脉诸穴歌经脉之循于身以前以后者，
凭任督二脉以分上下左右

督脉在背之中行，二十七穴始长强，舞腰俞兮歌阳关，入命门兮悬枢当；脊中束筋造至阳，灵台神道身柱维，陶道大椎至哑门，风府脑户强间分，后项百会兮前颅，囟会上星兮神庭，素髎至水沟，至于鼻下，兑端交龈交于内唇。

《骨空论》曰[1]：督脉者起于少腹，小腹居大腹之前，乃脐下为少腹也。小腹两旁名为少腹。小腹者，少阴水腑膀胱水府之属也；少腹者，厥阴肝腑、胞中血海之所居也。以下骨中央，毛际下横骨内之中央也。女子入系廷孔，溺户也。其孔溺孔之端也。阴内之产门也。其络循阴器合纂间[2]，前后阴相交之处。别绕臀，尻也。至少阴，与巨阳中络者合少阴，上股内后廉，贯脊属肾，与太阳起于目内眦，上额交巅，上入络脑，还出别下项，循肩髆内，侠脊抵腰中，下循膂络肾；此言督脉之循于背者，乃从上而下也。夫背为阳，督脉总督一身之阳，故其脉之循于背者，复从上而下，若天气之下降也。其男子循茎下至纂，与女子等，其少腹直上者，贯齐中央[3]，上贯心入喉，上颐环唇，上系两目之下中央。此生病，从少腹上冲心而痛，不得前后，为冲疝[4]；其女子不孕，癃、痔、遗溺、嗌干。督脉生病治督

---

〔1〕《骨空论》：为《素问》第二十篇的篇名。张志聪："骨空者，节之交会处……即脉之穴会。"是篇论述针灸治疗的穴会，故名。

〔2〕纂（zuàn 钻）间：前后阴之间，即会阴部。

〔3〕齐：通"脐"。

〔4〕冲疝：指督脉受病，气从少腹上冲心而痛，不得前后（指大小便秘结）的症状。

脉，治在骨上，甚者在齐下营[1]。其上气有音者治其喉[2]，中央在缺盆中者，其病上冲喉者治其渐[3]，渐者上侠颐也。督脉之源，起于少腹内，分为两岐：一循阴茎下至篡而与女子等；一从少腹直上贯脐，入喉上颐，环唇入龂交上齿缝中[4]，上系于两目之下中央，会太阳于睛明穴。本论云[5]："督脉为病，脊强反折。"

任脉者，起于中极之下，以上毛际循腹里，上关元，至咽喉，上颐循面入目。

任脉为病，男子内结七疝，女子带下瘕聚。七疝者[6]：一冲疝，二狐疝，三癥疝，四厥疝，五瘕疝，六癀疝，七癃癃疝也。瘕者，假血液而时下汁沫。聚者，气逆滞而为积聚也。

附任脉诸穴歌

任脉二十四，穴行腹与胸，会阴始分曲骨从，中极 关元 石门通，气海阴交会，神关 水分逢，下脘 建里分中脘 上脘，巨阙 鸠尾分中庭 膻中；玉堂上紫宫华盖，璇玑上天突之宫，饮彼廉泉，承浆味融。

冲脉者起于气街，并少阴之经脉，侠脐上行，至胸中而散。冲为病，逆气里急[7]。冲脉之血气，散于脉外之气分，故病直逆气里急。

《五音五味》篇曰：冲脉、任脉，皆起于胞中，上循背里，为经络之海；其浮而外者，循腹右上行，会于咽喉，别而终唇口，血气盛则充肤热肉，血

---

〔1〕齐下营：张景岳："齐下营，谓齐下一寸阴交穴也。"张志聪："营，谓腹间之肉穴也。"

〔2〕喉：是指喉间的"天突"穴。

〔3〕渐：通"崭"，作"高"字解。王冰："中谓缺盆两间之中，天突穴，阳明之脉，渐上颐而环唇，故以侠颐名为渐也，是谓大迎。"

〔4〕龂：同"龈"。

〔5〕本论：指《素问·骨空论》。

〔6〕七疝：七种疝气的合称。各家注释不同。《诸病源候论》指厥疝、癥疝、寒疝、气疝、盘疝、腑疝、狼疝为七疝。《儒门事亲》指寒疝、水疝、筋疝、血疝、气疝、狐疝、癃疝为七疝。《医宗必读》指冲疝、狐疝、癃疝、厥疝、瘕疝、癀疝、癃癃疝为七疝。陈氏从《医宗必读》解。

〔7〕里急：指腹里拘急疼痛。

独盛则澹渗皮肤，生毫毛。

跷脉者，少阴之别，起于然骨之后，上内踝之上，直上循阴股入阴，上循胸里，入缺盆，上出人迎之前，入頄，属目内眦，合于太阳、阳跷而上行，气并相还则为濡目，气不荣则目不合[1]。此节论流溢之精气，从阴跷脉而布散于脉外；脉外之血气，从阳跷脉而通贯于脉中，气并相还，内外交通者也。《大惑论》曰："病有不卧者，卫气不得入于阴，常留于阳，留于阳则阳气满，阳气满则阳跷盛，不得入于阴则阴气虚，故不瞑矣。"病有不得视者，"卫气留于阴，不得行于阳，留于阴则阴气盛，阴气盛则阴跷满，不得入于阳则阳气虚，故目闭也。"

【按语】以上五节论述督脉、任脉、冲脉，以及跷脉的循行路线，还论述了其在病理变化时所表现的症状。后世又将维脉、带脉合称为奇经八脉。与十二正经并为经络学说的主要内容。

《荣卫生会》篇曰[2]：人焉受气？阴阳焉会？何气为荣？何气为卫？荣安从生？卫于焉会？老壮不同气，阴阳异位，愿闻其会。曰：人受气于谷，谷入于胃，以传于肺，五脏六腑，皆以受气，其清者为营，浊者为卫[3]，营在脉中，卫在脉外，营周不休，五十而复大会[4]。大会于手太阴。阴阳相贯，如环无端。以荣气之行于脉中，循度环转，以应漏下者也。卫气行于阴二十五度，行于阳二十五度，分为昼夜，故气至阳而起，至阴而止[5]。故曰：日

---

〔1〕跷脉者……气不荣则目不合：本节为《灵枢·脉度》篇原文。

〔2〕《荣卫生会》篇：为《灵枢》第十八篇的篇名。该篇论述营气、卫气的生成与会合，故名。"荣"应作"营"。

〔3〕清者为营，浊者为卫：唐容川："清浊以刚柔言，阴气柔和为清，阳气刚悍为浊。"这里的清和浊，是指性能。

〔4〕五十而复大会：言营卫在一昼夜中各在人身运行五十周次而会合。

〔5〕气至阳而起，至阴而止：指卫气的运行白天行于阳二十五周，从头上起始，顺次散行于手足阳经；合夜，行于阴经，依次运行于肾、心、肺、肝，而终于脾，复由脾注肾，循环不息，故曰"至阳而起，至阴而止"。

中而阳陇为重阳，夜半而阴陇为重阴[1]。故太阴主内，太阳主外[2]，各行二十五度，分为昼夜。夜半为阴陇，夜半后而为阴衰，平旦阴尽而阳受气矣。日中而阳陇，日西而阳衰，日入阳尽而阴受气矣。夜半而大会，万民皆卧，命曰合阴[3]，平旦阴尽而阳受气，如是无已，与天地同纪。

荣出中焦，卫气出上焦[4]。中焦受气取汁，化赤而为血，以奉生身，莫贵于此，故独行于经隧，命曰荣气，此血之气，名荣气。故曰荣出中焦，与精气之少有别也。《五味》篇曰[5]："辛入于胃，其气走于上焦，上焦者，受气而荣诸阳者也。"卫者，阳明水谷之悍气，从上焦而出，卫于表阳，故曰，卫气出于上焦。

上焦出于胃上口[6]，上焦所归之部署也。并咽以上，贯膈而布胸中，走腋循太阴之分而行，云门、中府二穴分行。还至阳明上至舌，由天鼎、扶突二穴而上。下足阳明常与荣俱行于阳二十五度[7]，行于阴亦二十五度，一周也。故五十度而复大会于手太阴矣。

中焦亦并胃中，在胃中脘之分，中焦所归之部署也。出上焦之后[8]，此所受气者，泌糟粕，蒸精液，化其精微，上注于肺脉，乃化而为血，以奉生身，莫贵于此，故独得行于经隧，命曰荣气。

下焦者，别回肠[9]，注于膀胱而渗入焉。故水谷者，常并居于胃中，

---

[1] 日中而阳陇为重阳，夜半而阴陇为重阴：陇，同"隆"，极盛的意思。日中（即中午）阳气最盛，叫重阳。夜半阴气最盛，叫重阴。

[2] 太阴主内，太阳主外：太阴，为手太阴肺经，内为营气，营行脉中，始于手太阴而复合于手太阴。太阳，为足太阳膀胱经，外指卫气，卫行脉外，始于足太阳而复合于足太阳。

[3] 夜半而大会，万民皆卧，命曰合阴：即营卫二气，于夜半而会合于内脏，称为合阴。

[4] 卫气出上焦：一说"卫气出于下焦"。

[5] 《五味》篇：按此系为《灵枢·五味论》篇。

[6] 上焦出于胃上口：上焦，为宗气所聚之处。上焦之气的布散开始时出于胃之上口。

[7] 常与荣俱行于阳二十五度：指宗气推动营气行于脉中而运行全身，白天运行二十五周，夜间也环行二十五周，五十周又大会于手太阴肺经。

[8] 出上焦之后：言中焦是在中脘部位，在上焦的下面。

[9] 回肠：在小肠下段，上接空肠，下连大肠，区别不甚明显。

成糟粕而俱下于大肠，而成下焦，渗而俱下，济泌别汁，循下焦而渗入膀胱焉。下焦之部署在胃之下口。上焦如雾，中焦如沤，下焦如渎，此之谓也。

【按语】本节论述营卫之气的生成、功用、运行与会合，同时对三焦的分布、功能做了概括的论述。这些也是脏腑经络学说的主要内容之一。

脾之大络名曰大包，出渊液下三寸，大包乃脾经之穴名，在足少阳胆经渊液之下三寸。布胸胁。实则身尽痛，虚则百节尽皆纵，此脉若罗络之血者，皆取之脾之大络脉也[1]。夫脾之有大络者，脾主为胃行其津液，灌溉于五脏四旁，从大络而布于周身，是以病则一身尽痛，百节皆纵，而血络之若罗纹纵横而络于周身，足太阴之大络者，上并经而行，散血气于本经之部分，是以足太阴脾脏之有二络也。

《平人气象论》曰[2]：胃之大络，名曰虚里[3]，贯膈络肺，出于左乳下，其动应衣[4]，脉宗气也。此言五脏之脉，资生于胃，而胃气之通于五脏者，乃宗气也。宗气者，胃府水谷之所生，积于胸中，上输喉咙，以司呼吸，行于十二经隧之中，为脏腑经脉之宗，故曰宗气。胃之大络，贯膈络肺，出于左乳下，而动应衣者，乃胃府宗气之所出，此脉以候宗气者也。盛喘数绝者[5]，则病在中；结而横[6]，有积矣；绝不至曰死。乳之下，其动应衣，宗气泄也。前句之"其动应衣"，跟着"脉宗气"而言，言乳下之应衣而动者，以宗气所出之脉也；后句之"其动应衣"，跟着"宗气泄也"而言，言动而应衣，以宗气外泄，盖动之甚者也。

【按语】上两节论述脾之大络，胃之大络，即大包和虚里的部位，及其病理变化所表现的症状。

---

〔1〕脾之大络名曰大包……皆取之脾之大络脉也：整段为《灵枢·经脉》篇原文。
〔2〕《平人气象论》：为《素问》第十八篇的篇名。是篇论述正常人的脉搏，进而论述病脉、死脉，故名。
〔3〕虚里：位于左乳下，心尖搏动处。
〔4〕其动应衣：《甲乙经》作"其动应手"。
〔5〕盛喘数绝：谓搏动较甚，如喘气一样的急数而时有一止。
〔6〕结而横：即结脉之盛而有力。结，指结脉。横，为脉之盛气充满，谓脉盛有力，挺然指下。

《阴阳离合论》曰[1]：圣人南面而立，前曰广明，后曰太冲，南面者，人君听治之位，故曰圣人。然人皆面南而背北，左东而右西，以圣人而推及万民也。南面为阳，故曰广明；背北为阴，而曰太冲，乃阴血之原，位处下焦，上循背里，是以三阴以太冲为主也。太冲之地，名曰少阴，太冲所起之地，为足少阴之处。少阴之上，名曰太阳，少阴与太阳合，阳出于阴，故在阴之上。太阳根起于至阴，结于命门[2]，名曰阴中之阳；至阴，穴名，在足大指外侧，太阳经脉之根起于此也。结，交结也。身中而上，名曰广明，身半以上，天气主之；身半以下，地气主之。阳出于阴，从下而上，故中身而上，名曰广明。先以前面为阳，此复以中身而上为阳。广明之下，名曰太阴，太阴主中土，为阴中之至阴，故位居广明之下。太阴之前，名曰阳明，太阴与阳明合，并主中土，故位居太阴之前。阳明根起于厉兑，名曰阴中之阳；厉兑，穴名，在足大指、次指之端，乃足阳明经脉之所起。厥阴之表，名曰少阳，太阳之气在上，故曰少阴之上。两阳合明曰阳明，在二阳之间，而居中土，故曰太阴之前，厥阴处阴之极，阴极于里则生表出之阳，故曰厥阴之表，盖以前为阳，上为阳，表为阳也。曰上、曰前、曰表者，言三阳之气也。曰至阴、曰厉兑、曰窍阴者，言三阳之经脉也。手足十二经脉，主三阴三阳之气，在经脉则分为三阴三阳，在气相搏，命曰一阴一阳耳。少阳根起于窍阴，名曰阴中之少阳。窍阴，穴名，在足小指、次指之端。少阳主初生之气，故名阴中之少阳。三阳之气，皆出于阴，故曰阴中之阳。而止论足之三经也。是故三阳之离合也，太阳为开，阳明为阖，少阳为枢。阴阳之气，分而为三阴三阳，故有开、阖、枢也。太阳者，巨阳也。为盛阳之气，故主开；阳明合于二阳之间，故主阖；少阳乃初出之气，故主枢也。三经者，不得相失也，抟而勿浮[3]，命曰一阳。开阖者，如户之扉；枢者，扉之转枢也。舍枢不能开阖，舍开阖不能转枢，是以三经者，不得相失也。开主外出，阖主内入，枢主外内之间，若搏于中而勿浮，则合而为一阳也。

---

〔1〕《阴阳离合论》：为《素问》第六篇的篇名。是篇论述三阴三阳经脉的离与合，故名。

〔2〕结于命门：结在上为结。命门，《灵枢·根结》篇："命门者，目也。"命门，指睛明穴。

〔3〕抟（tuán 团）而勿浮：即结合而不散的意思。陈注"抟"作"搏"解。

外者为阳，内者为阴，阳气出而主外，阴气升而主内。然则中为阴，其冲在下，名曰太阴，阴阳二气，皆出于下，阴气出而在内，是以中为阴，其所出之太冲在下，而冲之上，名曰太阴。冲脉为十二经脉之原，故三阴三阳，皆以太冲为主。太阴根起于隐白，名曰阴中之阴；隐白，穴名，在足大指端。太阴为阴中之至阴。太阴之后，名曰少阴，中为阴，故曰后、曰前，言阴气出于下，而并处于里之中也。少阴根起于涌泉，名曰阴中之少阴；涌泉，穴名。在足心下，踡指宛中。少阴乃一阴初生之气，故为阴中之少阴。少阴之前，名曰厥阴，少阴主水，厥阴主水生之木〔1〕，故在少阴之前也。厥阴根起于大敦，阴之绝阳，名曰阴之绝阴。大敦，穴名。在足大指三毛中，足厥阴肝经所出之井穴〔2〕。阴在下，故论足之三阴也，十一月，一阳初生，厥阴主十月，为阳之尽，故曰阴之绝阳；两阴交尽，名曰厥阴，故为阴之绝阴。是故三阴之离合也，太阳为开，厥阴为阖，少阴为枢。太阴者，三阴也，为阴之盛，故主开；厥阴为两阴交尽，故主阖；少阴为一阴之初生，故主枢。三经者，不得相失也，搏而勿沉，命曰一阴。阴气从下而出，在内之中，搏聚而勿沉，命为一阴也。阳气主浮，故曰勿浮；阴气主沉，故曰勿沉。盖三阳之气，开阖于形身之外内，三阴之气开阖于内之前后，故曰阳在外，阴之使也；阴在内，阳之守也。

阴阳霥霥〔3〕，积传为一周〔4〕，气里形表而为相成也。霥霥，气之往来也。阴气积于内，阳气传于外，日出而阳气始生，日中而阳气隆，日晡而阳气衰，日入而阳气内归于阴，一昼夜而为之一周。阴气开阖于里，阳气出入于形表，而为阴阳离合之相成也。

【按语】本节论述了经脉三阴三阳的离合所行部位及起迄点，指出了三阴三阳经各司开、阖、枢的作用。

---

〔1〕少阴主水，厥阴主水生之木：少阴指肾主水，厥阴指肝，水能生木，故云。

〔2〕井穴：《灵枢·九针十二原》："经脉十二，络脉十五，凡二十七气，以上下，所出为井，所溜为荥，所注为腧，所行为经，所入为合。"井穴，为经脉之所出穴。

〔3〕霥（zhōng 中）霥：是往来流行不息的意思。

〔4〕积传：王冰："积，谓积脉之动也；传，谓阴阳之气流传也。夫脉气往来，动而不止，积其所动，气血循环，水下二刻而一周于身，故曰积传为一周也。"

《至真要大论》曰[1]：阳明，两阳合明也；《阴阳系日月论》曰[2]："寅者，正月之生阳也，主左足之少阳；未者六月，主右足之少阳；卯者二月，主左足之太阳；午者五月，主右足之太阳；辰者三月，主左足之阳明；巳者四月，主右足之阳明，此两阳合于前，故曰阳明。"夫阳明主阳盛之气，故多气而多血。厥阴，两阴交尽也。前论曰[3]：申者七月之生阴也，主右足之少阴；丑者十二月，主左足之少阴；酉者八月，主右足之太阴；子者十一月，主左足之太阴；戌者九月，主右足之厥阴；亥者十月，主左足之厥阴。此两阴交尽，故曰厥阴。夫厥阴主于阴尽，而一阳始蒙气之微者也，故为阴中之少阳而少气。幽明何如？曰：两阴交尽，故曰幽；两阳合明，故曰明。幽明之配，寒暑之异也。幽明者，阴阳也。两阴交尽，阴之极也，故曰幽；两阳合明，阳之极也，故曰明。阴极则阳生，阳极则阴生；寒往则暑来，暑往则寒来，故幽明之配，寒暑之异也。

《阴阳类论》曰[4]：三阳为父[5]，太阳之为乾也，三阳为卫[6]，阳明之气，主卫于外也。一阳为化；少阳为出入游部之纪纲。三阴为母，太阴之为离也。二阴为雌，少阴之为里也。一阴为独使[7]。厥阴为外内阴阳之独使。

【按语】上两节论述三阴三阳的命意和功用。如少阳为一阳，阳之生，太阳为阳之盛，阳明为两阳合明。少阴为阴之生，太阴为阴之盛，厥阴为两阴交尽。三阳三阴，以阴阳气的多寡而命意，在经脉上的功用，如三阳为父，二阳为卫，一阳为化；与本论所载三阳为经，二阳为维，一阳为游部，以及三阴为母，二阴为雌，一阴为独使等，都是根据经脉的作用而立论的。

---

[1]《至真要大论》：为《素问》第七十四篇的篇名。是篇论述理论之至尚、至真、至要，故名。

[2]《阴阳系日月论》：为《灵枢》第四十一篇的篇名。

[3]前论：指《灵枢·阴阳系日月》篇。

[4]《阴阳类论》：为《素问》第七十九篇的篇名。是篇谓三阴三阳之各有类聚，故名。

[5]三阳为父：三阳即太阳，太阳为三阳之"经"，故称为父，有高等的意思。

[6]三阳为卫：应为"二阳为卫"之误。

[7]独使：有交通阴阳之义。

《营气》篇曰[1]：营气之道，内谷为宝。谷入于胃，乃传于肺，流溢于中，布散于外，精专者行于经隧，常营无已，终而复始，是谓天地之纪。此篇论营血荣行于经隧之中，始于手太阴肺，终于足厥阴肝，常营无已，终而复始。营血者，中焦受气取汁，化赤而为血，以奉生身，莫贵于此，故独行于经隧，命曰营气。盖谓血之气为营气也。流溢于中，布散于外者，谓中焦所生之津液，有流溢于中而为精，奉心神化赤而为血，从冲脉、任脉布散于皮肤、肌肉之外，充肤、热肉、生毫毛；其精之专赤者，行于经隧之中，常营无已，终而复始，是谓天地之纪。盖布散于皮肤之外者，应天地之运行于肤表；营于经脉之内者，应地之十二经水也。故气从太阴出，注手阳明[2]，上行注足阳明[3]，下行至跗上，注大指间，与太阴合[4]，盖营气从手太阴腧脉出注于手大指之少商，其支者注于次指之端，交手阳明，上行于鼻，交颏中而注于足阳明胃脉，下行至足跗上之冲阳，注足大指间，与足太阴脉合于隐白穴。上行抵髀。从髀注心中，循手少阴出腋，下臂，注小指合手太阳[5]，循手少阴之脉，出腋下之极泉，循臂注小指之少冲，合手太阳于小指外侧之少泽。上行乘腋出颊内，注目内眦，上巅下项，合足太阳[6]，交于足太阳之睛明穴。循脊下尻，下行注小指之端，注足小指之至阴穴。循足心，乃涌泉穴。注足少阴，上行注肾，从肾注心外，散于胸中。循心主之脉，交于心主包络之脉。出腋，下臂，出两筋之间，入掌中，出中指之端，出中指端之中冲穴。还注小指、次指之端，乃关冲穴。合手少阳，上行至膻中，散于三焦，从三焦注胆，出胁注足少阳，下行至跗上，复从跗至大指间，乃大敦穴。合足厥阴，上行至肝，从肝上注肺，上循喉咙，入颃颡之窍，究于畜门。颃颡，鼻之内窍；畜门，鼻之外窍；究，终也。其支别者，上额循巅下项中，循脊入骶，是督脉也。络阴器，上过毛中，入脐中，上循腹里，入缺盆，下注肺中，复出太阴。此营气之所行也，逆顺之常也。逆顺者，谓经脉内外之血气交相逆顺而行也。

---

[1]《营气》篇：为《灵枢》第十六篇的篇名。是篇论述营气的循行流注，故名。

[2]注手阳明：指从食指端的商阳穴注入手阳明大肠经。

[3]注足阳明：从鼻孔旁的迎香穴，注入足阳明胃经。

[4]注大指间，与太阴合：指足大趾内侧端的隐白穴，走足太阴脾经。

[5]注小指合手太阳：手少阴经注手小指外侧端的少泽穴，走手太阳小肠经。

[6]合足太阳：至睛明穴，经额上行，走足太阳膀胱经。

【按语】 本节论述营气在人体十二经脉中运行的流注次序。

脉行之逆顺奈何[1]？曰：手之三阴，从脏走手；手之三阳，从手走头；足之三阳，从头走足；足之三阴，从足走腹。此言手足阴阳之脉，上下外内逆顺而行，应地之经水也。

少阴之脉独下行何也？曰：夫冲脉者，五脏六腑之海也，五脏六腑皆禀焉。其上者，出于颃颡，渗诸阳，灌诸精；其下者，注少阴之大络，出于气街，循阴股内廉，入腘中，伏行骭骨内，下至内踝之后属而别；其下者，并于少阴之经，渗三阴；其前者，伏行出跗属，下循跗入大指间，渗诸络而温肌肉。故别络结则跗上不动，不动则厥，厥则寒矣。此言血气行于脉外，以应天之道也。夫司天在上，在泉在下，水天之气[2]，上下相通，应人之血气，充肤，热肉，澹渗皮毛，而肌肉充满；若怵然少气者，则水道不行而形气消索矣。夫冲脉者，五脏六腑之海也。五脏六腑之气皆禀于冲脉而行，其上者，出于颃颡，渗诸阳贯诸阴；其下者，注少阴之大络，下出气街，此五脏六腑之血气皆从冲脉而渗灌于脉外皮肤之间，应水随气而运行于天表也。夫少阴主先天之水火[3]，水火者，精气也。冲脉，少阴之经，渗三阴循跗入大指间，渗诸络而温肌肉，是少阴之精气，又从冲脉而运行，出入于经脉皮肤之外内者也。故别络结，则少阴之气不能行于跗上，而跗上不动矣。不动者，乃少阴之气厥于内，故厥则寒矣。此气血结于脉内而不能通于脉外也。

【按语】 本节概括手足三阴三阳经脉走向的规律。同时着重论述冲脉的循行对生理活动的重要性，以及与足少阴肾经的关联。

《邪客》篇曰：手少阴之脉独无腧，何也？曰：少阴，心脉也。心者，五脏六腑之大主也，精神之所舍也，其脏坚固，邪弗能客也[4]。客之则心伤，

---

[1] 脉行之逆顺奈何：本节原文选自《灵枢·逆顺肥瘦》篇。

[2] 水天之气：水指"在泉"，天指"司天"，水天之气，指司天和在泉之气。

[3] 夫少阴主先天之水火：少阴，肾也。肾藏精，命门为真火，故云，少阴主先天之水火。

[4] 邪弗能客也：原文为"邪弗能容也，容之则心伤"。"客"为"容"字之误。

心伤则神去，神去则死矣。故诸邪之在于心者，皆在于心之包络，包络者，心主之脉也，故独无腧焉。此申明宗气贯心脉而行呼吸之因。盖血脉者，心所主也，包络代行其血气者。君主无为而神明内存，包络之相，代君行其令也。精神内存，其脏坚固，故邪弗能伤，心伤则死矣。少阴，心脉也；包络者，心主之脉也；独无腧者，包络代腧其血气也。

少阴独无腧者，不病乎？曰：其外经病而脏不病，故独取其经于掌后锐骨之端。其余脉出入屈折，其行之疾徐，皆如手少阴心主之脉行也。此节谓精神内存，不为各经传输其血气，而少阴之经脉亦从外而循于内也。故外感于邪，独取其掌后锐骨之神门穴，盖病在外经而脏不病也。其余手足之十二经出入屈折之疾徐，皆如手少阴心主之脉行，盖言十二经脉相同，非少阴之独无腧也。

【按语】本节论述手少阴经无腧之义。张介宾《类经》按："《本输》篇所载五脏五腧，六腑六腧，独手少阴经无腧，故此篇特以为问，正欲明心为大主，无容邪伤之义。然既曰无腧，而此节复言取其经于掌后锐骨之端，及如心主脉行本腧等义。可见心脏无病，则治脏无腧；少阴经有病，则治经有腧。故《甲乙经》备载少阴之腧，云少冲为井，少府为荥，神门为腧，灵道为经，少海为合，于十二经之腧始全，其义盖本此。"附此作为参考。

《四时刺逆从论》曰[1]：春气在经脉，夏气在孙络[2]，长夏气在肌肉，秋气在皮肤，冬气在骨髓中。此言脉气之随四时生长收存，外出于皮肤，内通于五脏，环转之无端也。

【按语】本节论人身经脉之气与四时之气相应。

---

[1]《四时刺逆从论》：为《素问》第六十四篇的篇名。是篇论述针刺要随四时气候变迁而异，逆之则生病变，故名。

[2]孙络：经脉分出来的呈网状的大小分支称为络脉，其中最大的络脉共十五条，叫十五络；较小的络脉，散布全身各处，数量很多的叫络脉；其更小而有极多分支的，叫孙络。《灵枢·脉度》谓："经脉为里，支而横者为络，络之别者为孙。"即此意也。

《血气形志》篇曰[1]：夫人之常数，太阳常多血少气，少阳常少血多气，阳明常多气多血，少阴常少血多气，厥阴常多血少气，太阴常多气少血，此天之常数。夫气为阳，血为阴；腑为阳，脏为阴。脏腑阴阳雌雄相合，而血气之多少，阳有余则阴不足，阴有余则阳不足，此天地盈虚之常数也。惟阳明则气血皆多，盖血气皆生于阳明也。

【按语】本节论述六经气血多少，以作为治疗出气、出血宜忌的参考。考《灵枢·五音五味》载："少阴常多血少气，厥阴常多气少血。"《九针》载："太阴常多血少气。"与本论不同。马莳认为《灵枢》多误，当以此节为正。

《卫气行》论曰[2]：阳主昼，阴主夜。故卫气之行，一日一夜五十周于身，昼日行于阳二十五周，夜行于阴二十五周，周于五藏。是故平旦阴尽，阳气出于目，目张则气上行于头，循项下足太阳，循背下至小指之端。其散者，别于目锐眦，下手太阳，下至手小指之间外侧。其散者，别于目锐眦，下足少阳，注小指次指之间。以上循手少阳之分，侧下至小指之间。别者以上至耳前，合于颔脉，注足阳明，以下行至跗上，入五指之间。其散者，从耳下下手阳明，入大指之间，入掌中。其至于足也，入足心，出内踝下，行阴分，复合于目，故为一周。阳尽于阴，阴受气矣。其始入于阴，常从足少阴注于肾，肾注于心，心注于肺，肺注于肝，肝注于脾，脾复注于肾为周。人气行于阴脏一周[3]，亦如阳行之二十五周而复合于目。

【按语】本节论述卫气日行于阳二十五度、夜行于阴二十五度的具体运行部位与次序。

[1]《血气形志》篇：为《素问》第二十四篇的篇名。是篇论述六经气血多少与形志疾病，故名。

[2]《卫气行》：为《灵枢》第七十六篇的篇名。是篇论述卫气的运行规律，故名。

[3] 人气行于阴脏一周："人气行于阴脏一周"下漏"与十分脏之八"六字，今予补正。

《九针十二原》曰[1]：五脏五腧，五脏者，肝、心、脾、肺、肾也。五腧者，井、荥、输、经、合也。五五二十五腧；六腑六腧，六府者，胆、胃、大肠、小肠、三焦、膀胱也。六六三十六腧。经脉十二，六脏六腑之经脉也，六脏，肝、心、脾、肺、肾加心包络也。络脉十五，脏腑之十二大络及督脉之长强、任脉之尾翳、脾之大包也。凡二十七气，以上下，二十七脉之血气，出入于上下手足之间。所出为井，所溜为荥，所注为输，所行为经，所入为合，二十七气所行，皆在五腧也。节之交，三百六十五会。知其要者，一言而终；不知其要，流散无穷。所言节者，神气之所游行出入也，非皮肉筋骨也。

【按语】本节论述脏腑经脉之血气生始出入的部位，并说明井、荥、输、经、合的涵义。

《离合真邪论》曰[2]：天有宿度，地有经水，人有经脉。宿谓二十八宿，度谓周天之度数；经水谓清水、渭水、海水、湖水、汝水、渑水、淮水、漯水、江水、汪水、济水、漳水以合人之十二经脉。天之二十八宿，房至毕为阳，昴至心为阴；地之十二经水，漳以南为阳，海以北为阴以相应。天地温和，则经水安静；天寒地冻，则经水凝泣；天暑地热，则经水沸溢；卒风暴起，则经水波涌而陇起；此言人之经脉应地之经水。经水之动静，随天地之寒温。所谓地之九州，人之九脏[3]，皆通乎天气。陇，隆同，涌起貌。夫邪之入于脉也，寒则血凝泣，暑则气淖泽，虚邪因而入客，亦如经水之得风也，经之动脉，其至也亦如经水之陇起[4]。其行于脉中，则循循然[5]，

[1]《九针十二原》：为《灵枢》第一篇的篇名。是篇论述九种针的针形与适应证，以及五脏六腑之十二原，故名。

[2]《离合真邪论》：为《素问》第二十七篇的篇名。是篇论述真气与邪气的离合，故名。

[3]人之九脏：《素问·六节藏象论》曰："故形藏四，神藏五，合为九藏以应之也。"形藏，为藏有形之物，是胃、大肠、小肠、膀胱；神藏，为藏五脏之神，是心藏神，肝藏魂，肺藏魄，脾藏意，肾藏志，以人之九脏应地之九州。

[4]其至也亦如经水之陇起：《素问》原文为"其至也亦时陇起"。

[5]则循循然：《素问》原文无"则"字。

循循，次序貌。言邪在于经，虽有时陇起，而次序循行无有常。**其至寸口中手也，时大时小，大则邪至，小则平**，此以寸口之脉而候邪之起伏也。夫邪之入于脉也，如经水之得风，亦时陇起，故有时而脉大，有时而脉小，大则邪至而陇起，小则邪平而不起也。**其行无常处，在阴与阳，不可为度**。寸口者，左右之两脉口，概寸尺而言也。如邪在阳分，则两寸大而两尺平；邪在阴分，则两尺大而两寸平。然止可分其在阴与阳，而不可为度数，盖言以寸口分其阴阳，以九候而分其度数也。**从而察之，三部九候，卒然逢之，早遏其路**。即从其邪之在阴在阳而察之，则三部九候之中，卒然逢之矣。早遏其路者，知阴之所在，而守其门户焉。

【**按语**】本节重申人与天地相应的理论，人身经脉中气血之周流全身，亦如地之经水受自然界气候变化的影响，从而推论病邪对经脉气血的影响，及其反映于寸口的脉象，以测知疾病及其预后。这是中医测脉知病的基本论点之一。

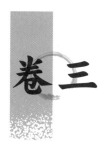

十二经图形[1]

此图与萧氏五气图说不同，彼于五气之中，独重命门元气，重在先天之本也；此于三气之中，独重在宗气，以水谷自中焦传化于脾，上归于肺，积于胸中，乃为宗气，重在后天之本也。二说虽似不同，其实有一贯之道焉。

肺形四垂，附着于脊之第三椎中，有二十四空，行列分布，以行诸脏之气，为脏之长，为心之盖。

是经常多气少血，其合皮也，其荣毛也，开窍于鼻。《难经》曰[2]：肺重三觔

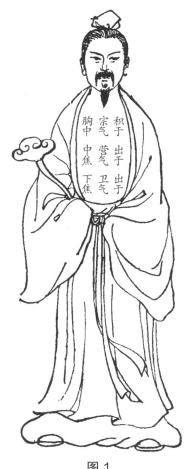

胸中　中焦　下焦　宗气　营气　卫气　积于　出于　出于

---

〔1〕十二经图形：即十二经脉腧穴的图形。
　　查阅各版本，该图形谬误甚多。或穴名
　　传抄错误，或位置、线条错乱。今据原
　　图参考针灸孔穴图加以校正。其中穴名、
　　位置、线条等错误，直接在图中纠正，
　　不作注释。
〔2〕《难经》：此处指《难经·四十二难》。
　　丁锦《古本难经阐注》作"五十九难"。

图1

三两^[1]，六叶两耳。

凡八叶，主存魄。

华元化曰^[2]：肺者，生气之源，乃五脏之华盖。

肺气白莹，谓为华盖，以覆诸脏，虚如蜂窠，下无透窍，吸之则满，呼之则虚，一呼一吸，消息自然，司清浊之运化，为人身之橐籥^[3]。

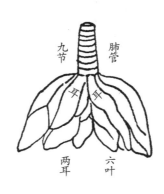

图 2

● 手太阴肺经

分寸歌^[4]

太阴肺兮出中府，云门之下一寸许，云门璇玑旁六寸，巨骨之下二骨数，天府腋下三寸求，侠白肘上五寸主，尺泽肘中约横纹，孔最腕上七寸取，列缺腕侧一寸半，经渠寸口陷中主，太渊掌后横纹头，鱼际节后散脉举，少商大指端内侧，相去爪甲韭叶许。云门，巨骨下、侠气户旁二寸陷中，去中行任脉六寸。

---

〔1〕觔（jīn 斤）：市斤。旧制一市斤为十六两。
〔2〕华元化曰：语见《中藏经》。
〔3〕橐（tuó 陀）籥（yuè 跃）：此段语见《医宗必读》。橐，鼓风吹火器。籥，古代通风鼓火器上的管子。魏源本义："外橐内籥，机而动之，致风之器也。"橐籥，犹风箱。在这里喻肺之呼吸作用。
〔4〕分寸歌：照马氏补辑。

气户，巨骨下，俞府两旁各二寸陷中，去中行任脉四寸，去膺窗四寸八分。俞府，巨骨下、璇玑旁一寸陷中。璇玑，天突下一寸。天突，结喉下四寸宛宛中。

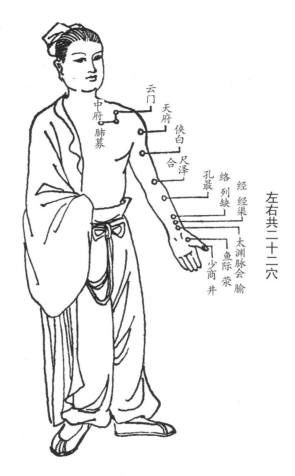

图3

脾形如刀镰，与胃同膜而附其上之左，俞当十一椎下，闻声则动，动则磨胃，而主运化。其合肉也，其荣唇也，开窍于口，是经常多气少血。

《难经》曰：脾重二斤三两，广扁三寸，长五寸，有散膏半斤。主裹血，温五脏，存意与智[1]。

---

〔1〕存意与智：《难经·四十二难》原文为"主藏意"。

滑氏曰[1]：掩乎太仓。

华元化曰：脾主消磨五谷，养于四旁。

《遗篇·刺法论》曰：脾为谏议之官，知周出焉。

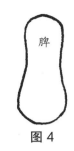

脾

图4

● 足太阴脾经

分寸歌

大指内侧起隐白，节后陷中求大都，太白内侧核骨下，节后一寸公孙呼。

商邱内踝陷中遭，踝上三寸三阴交，踝上六寸漏谷是，踝上五寸地机朝，膝

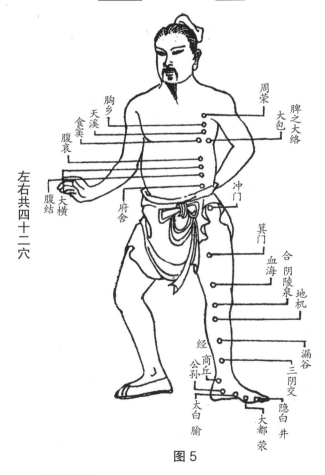

图5

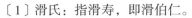

〔1〕滑氏：指滑寿，即滑伯仁。

下内侧**阴陵泉**，**血海膝膑上内廉**，**箕门穴**在鱼腹取，动脉应手越筋间，**冲门期下尺五分**[1]。期门，肝经穴，巨阙旁四寸五分。巨阙，任脉穴，脐上六寸五分。**府舍期下九寸判**，**腹结期下六寸八**，**大横期下五寸半**，**腹哀期下方二寸**，**期门肝经穴道现**，**巨阙之旁四寸五，却连脾穴休胡乱；自此以上食窦穴**，**天溪胸乡周荣贯**，相去寸六无多寡；又上寸六中府换，肺经。**大包腋下有六寸**，**渊液腋下三寸绊**。

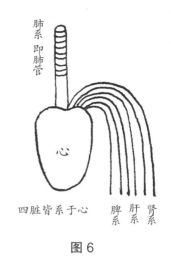

肺系 即肺管

心

四脏皆系于心　脾　肝　肾
　　　　　　　　系　系　系

图 6

心居肺管之下，膈膜之上，附脊之第五椎，是经常少血多气。其合脉也，其荣色也，开窍于耳，又曰舌。

《难经》曰：心重十二两，中有七孔、三毛，盛精汁三合，主存神。

心象尖圆，形如莲蕊，其中有窍，多寡不同。心导引天真之气，下无透窍，上通乎舌，只有四系，以通四藏头。外有赤黄裹脂，是为心包络。心下有膈膜，与脊胁周回相着，遮蔽浊气，使不得上薰心肺，所谓膻中也。

● **手少阴心经**

分寸歌

少阴心起**极泉**中，腋下筋间脉入胸，臂内腋下筋间动脉入胸。**青灵肘上三寸取**，**少海肘后五分容**。肘内廉节后大骨外，去肘端五分屈节头得。**灵道掌后一寸半**，**通里腕后一寸同**，**阴郄腕后方半寸**，**神门掌后兑骨隆**，**少府节后劳宫直**，小指内侧取**少冲**。

肾居十四椎各开一寸半，重一斤二两，主存志，其脏独二枚，左属相火，右属真水[2]，于卦为坎，坎中满其间为命门真火。

---

〔1〕期下：指期门穴之下。
〔2〕左属相火，右属真水：应为"右属相火，左属真水"。

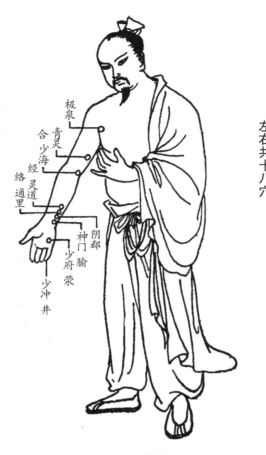

极泉
青灵
合 少海
经 灵道
络 通里
阴郗
神门 腧
少府 荥
少冲 井

左右共十八穴

图7

《难经》曰[1]：左为肾，右为命门。命门者，男子以藏精，女子以系胞。

● 足少阴肾经

分寸歌

足掌心中是涌泉，然骨踝下一寸前，内踝前一寸。太溪踝后跟骨上，大钟

---

〔1〕《难经》曰：此处系指《难经·三十六难》。原文为"肾两者，非皆肾也。
其左者为肾，右者为命门。命门者，诸神精之所舍、原气之所系也。故男子
以藏精，女子以系胞"。

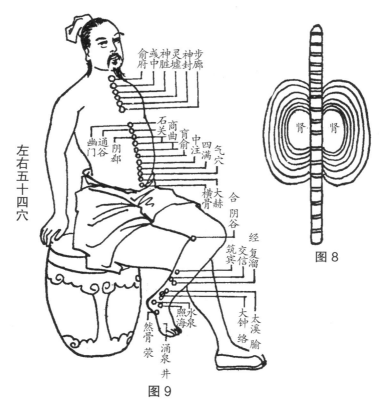

左右五十四穴

图8

图9

跟后踵中边，足跟后踵中，大骨上两筋间也。<u>水泉</u>溪下一寸觅，<u>照海</u>踝下四寸安，
<u>复溜</u>踝上前二寸，<u>交信</u>踝上二寸联，二穴只隔筋前后，太阳之后少阳前。前
旁骨是复溜，后旁骨是交信，二穴只隔一条筋。<u>筑宾</u>内踝上端分，<u>阴谷</u>膝下曲膝间，
<u>横骨</u> <u>大赫</u>并气穴，<u>四满</u> <u>中注</u>亦相连；各开中行只寸半，上下相去一寸便，
上膈<u>肓俞</u>亦一寸，<u>肓俞</u>脐旁寸半边。<u>肓俞</u> <u>商曲</u> <u>石关</u>来，<u>阴都</u> <u>通谷</u> <u>幽门</u>开，
各开中行五分侠，六穴上下一寸裁，<u>步廊</u> <u>神封</u> <u>灵墟</u>存，<u>神脏</u> <u>或中</u> <u>俞府</u>尊，
各开中行计二寸，上下寸六六穴分；<u>俞府</u>璇玑旁二寸，取之得法自然真。

● **心包络**

　　心包一脏，《难经》言其无形。滑伯仁曰：心包，一名手心主，以脏象校之，
在心下横膜之上，竖膜之下，其与横膜相粘，而黄脂裹者，心也，脂漫之外
有细筋膜如丝与心相连者，心包也。此说为是。凡言无形者非。

又按《灵兰秘典论》有十二官，独少心包一官，而多"膻中者，臣使之官，喜乐出焉"一节，今考心包腑居膈上，经始胸中，正值膻中之所，位居相火代君行令，实臣使也，此一官者其即此经之谓欤！

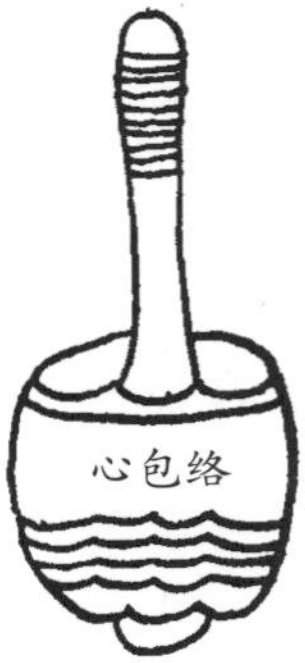

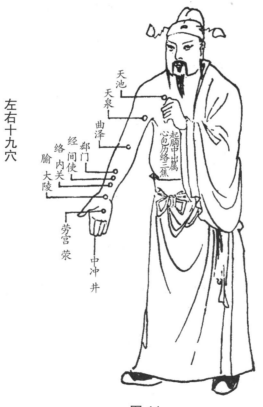

心包络

图10

● 手厥阴心包络经

分寸歌

心包起自天池间，乳后一寸腋下三，腋下三寸，乳后一寸。天泉曲腋下二寸，曲泽屈肘陷中央，郄门去腕方五寸，掌后去腕五寸。间使腕后三寸量，内关去腕只二寸，大陵掌后两筋间，劳宫屈中名指取，屈中指、无名指，两者之间取之。中指之末中冲良。

左右十九穴

天池
天泉
曲泽
郄门
经 间使
络 内关
腧 大陵
劳宫 荥
中冲 井

起胸中出属
心包历络三焦

图11

肝居膈下，上着脊之九椎下。是经多血少气。其合筋也，其荣爪也，主存魂，开窍于目，其系上络心肺，下亦无窍。

《难经》曰：肝重四斤四两[1]，左三叶，右四叶，凡七叶。

滑氏曰：肝之为脏，其治在左，其脏在右胁，右肾之前并胃着脊之第九椎。

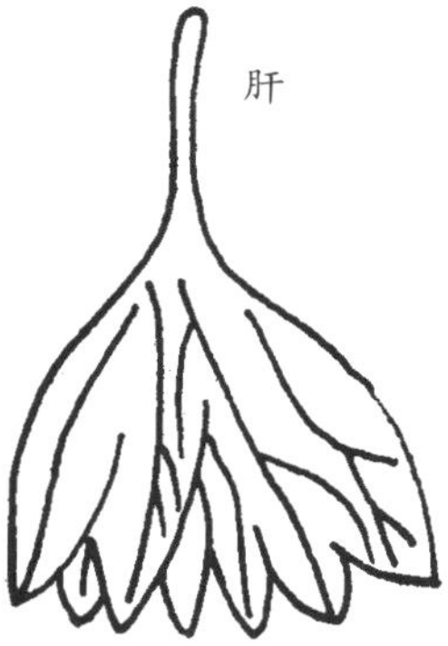
肝

图 12

● 足厥阴肝经

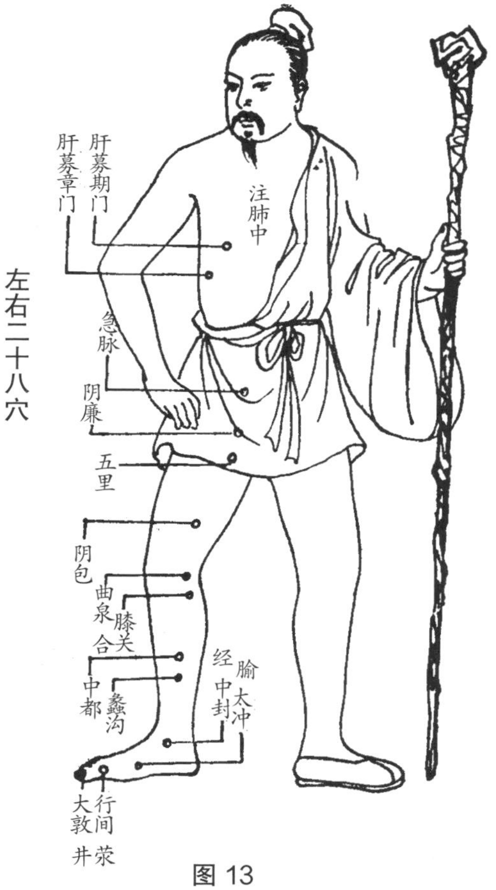
左右二十八穴
肝募期门
肝募章门
注肺中
急脉
阴廉
五里
阴包
曲泉
合
膝关
中都
蠡沟
经
中封
腧
太冲
大敦
行间
井荥

图 13

〔1〕肝重四斤四两：按《难经·四十二难》原文为“肝重二觔四两”。

分寸歌

足大指端名**大敦**，内侧为隐白，外侧为大敦。**行间**大指缝中存；太冲本节后二寸，跟前一寸号**中封**。足内踝骨一寸筋里宛宛中。**蠡沟**踝上五寸是，内踝骨前上五寸。**中都**踝后七寸中，内踝上七寸骱骨中。**膝关**犊鼻下二寸，**曲泉**曲膝尽横纹，**阴包**膝上方四寸；股内廉两筋间，跷足取之，看膝内侧必有槽中。**气冲**三寸下五里，气冲下三寸阴股中，动脉应手。**阴廉**冲下有二寸[1]，羊矢冲下一寸许[2]，气冲却是胃经穴，鼠鼷之上一寸主[3]，鼠鼷横骨端尽处，相去中行四寸止，**章门**下脘旁九寸，肘尖尽处侧卧取；**期门**又在**巨阙**旁，四寸五分无差矣。

小肠后附于脊，前附于脐上。左回叠积十六曲，大二寸半，径八分分之少半，长三丈二尺，受谷二斗四升，水六升三合合之大半。

小肠上口在脐上二寸近脊，水谷由此入；腹下一寸外附于脐，为水分穴，当小肠下口，至是而后泌别清浊，水液渗入膀胱，滓秽流入大肠。

是经多血少气。

《难经》曰：小肠重二斤十四两。

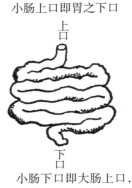

小肠上口即胃之下口

小肠下口即大肠上口，名曰阑门。

图14

● 手太阳小肠经

分寸歌

小指端外为**少泽**，**前谷**外侧节前觅；节后捏拳取**后溪**，**腕骨**腕前骨陷侧，兑骨下陷**阳谷**讨，腕上一寸名**养老**，**支正**腕后量五寸，**小海**肘端五分好；**肩贞**胛下两骨解，曲胛下两骨解间，肩髃后陷中。**臑俞**大骨下陷保，大骨下胛上廉，举臂取之。**天宗秉风**后骨中，**秉风**髎外举有空；天髎，外肩上小髃后，举臂有空。

---

〔1〕冲下：指气冲穴之下。

〔2〕羊矢：张景岳："羊矢在阴旁股内约文缝中，皮肉间有核如羊矢。"

〔3〕鼠鼷：即鼠蹊，指腹股沟部。

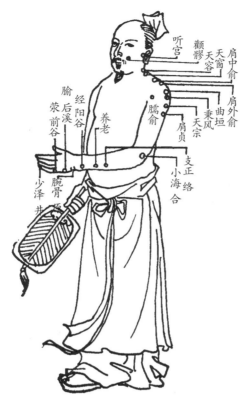

图 15

曲垣肩中曲胛陷，外俞后一寸从，即外肩俞肩胛上廉，去脊三寸陷中。肩中二寸天杼旁，天窗扶突后胛详：颈大筋间前，曲颊下，扶突后动脉应手陷中。天容耳下曲颊后，颧髎面頄锐端量，听宫耳端大如菽，耳中珠子，大如赤小豆。此为小肠手太阳。

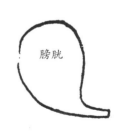

下联前阴，溺之所出。

图 16

　　膀胱当十九椎，居肾之下，大肠之前，有下口，无上口。当脐上一寸水分穴处，为小肠下口，乃膀胱上际，水液由此别回肠，随气泌渗而入。其出其入，皆由气化。入气不化，则水归大肠，而为泄泻；出气不化，则闭塞下窍，而为癃肿。后世诸书有言其上口无下口，有言上下俱有口者，皆非。

是经多血少气

《难经》曰：膀胱重九两二铢[1]，纵广九寸，盛溺九升九合，口广二寸半。

● 足太阳膀胱经

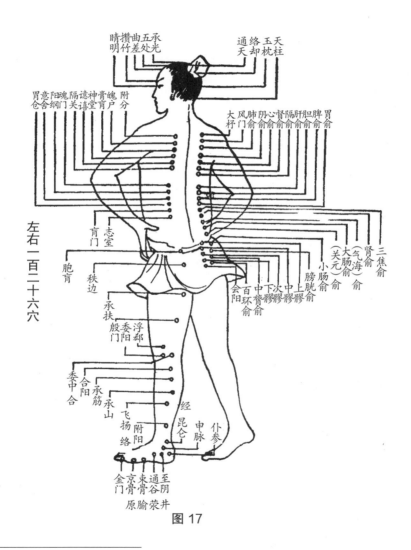

图 17

---

〔1〕铢（zhū 朱）：我国古代衡制中的重量单位。说法不一。《汉书·律历志上》：
"二十四铢为两，十六两为斤。"唐以后，两以下改钱、分、厘，一钱等于
二铢四纍。古制十纍为一铢。

分寸歌

足太阳兮膀胱经，目内眦角始睛明；眉头陷中攒竹取，曲差发际上五分；五处发上一寸是，承光发上二寸半；通天络却玉枕穴，相去寸五调匀看；玉枕夹脑一寸三，入发二寸枕骨现；天柱陷后发际中，大筋外廉陷中献；自此夹脊开寸五，第一大杼二风门；三椎肺俞厥阴俞[1]，心俞五椎之下论；膈七肝九十胆俞[2]，十一脾俞十二胃；十三三焦十四肾，大肠十六之下椎；小肠十八膀十九，中膂内俞二十椎；白环廿一椎下当，以上诸穴可排之；更有上次中下髎，一二三四腰空好；会阳阴尾尻骨旁，背部二行诸穴了，又从脊上开三寸，第二椎下为附分；三椎魄户四膏肓，第五椎下神堂尊；第六譩譆隔关七，第九魂门阳纲十；十一意舍之穴存，十二胃仓穴已分；十三肓门端正在，十四志室不须论；十九胞肓承秩边[3]，背部三行诸穴匀；又从臀下阴文取，承扶居于陷中主；浮郄扶下方六分[4]，委阳扶下寸六数；殷门扶下六寸长，关中外廉两筋乡[5]；委中膝骨约纹里，此下三寸寻合阳；承筋脚跟上七寸，穴在腨肠之中央；承山腨下分肉间，外踝七寸上飞扬；辅阳外踝上三寸，昆仑后跟陷中央；仆参亦在踝骨下，申脉踝下五分张；金门申脉下一寸，京骨外侧骨际量；束骨本节后陷中，通谷节前陷中强；至阴却在小指侧，太阳之穴始周详。

---

[1] 三椎肺俞厥阴俞：《黄帝内经灵枢集注》"分寸歌"为"三椎肺俞厥阴四"，应以此为是。

[2] 膈七肝九十胆俞：即膈俞在第七椎，肝俞在第九椎，胆俞在第十椎旁。以下同。

[3] 十九胞肓承秩边：《黄帝内经灵枢集注》"分寸歌"为"十九胞肓廿秩边"，当以此为是。

[4] 扶下：指承扶穴之下。下同。

[5] 关中：《黄帝内经灵枢集注》"分寸歌"为"腘中"。

● 手少阳三焦经

● 手少阳三焦府

分寸歌

无名之外端关冲，液门小次指陷中；<u>中渚</u>腋下去一寸，<u>阳池</u>腕上之陷中；<u>外关</u>腕后方二寸，腕后三寸<u>支沟</u>容；臂外三寸两骨间。腕后三寸内<u>会宗</u>，空中有穴用心攻；腕后四寸<u>三阳络</u>，<u>四渎</u>肘前五寸着；<u>天井</u>肘外大骨后，骨罅中

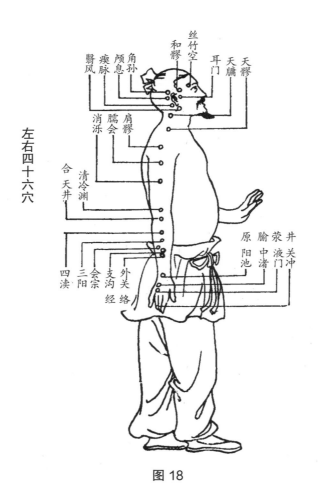

左右四十六穴

图 18

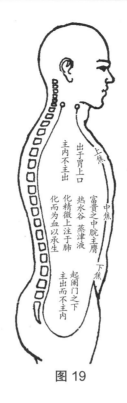

图 19

间一寸摸[1]；肘后二寸清冷渊，消泺对腋臂外落；臑会肩前三寸量，肩前廉、去肩头三寸宛宛中。肩髎臑上陷中央；天髎缺盆陷处上，天牖天容之处旁；天牖，颈大筋外、缺盆上、天容后、天柱前、完骨下发际上。翳风耳后尖角陷，耳后尖角陷中，按之引耳中。瘈脉耳后青脉现，耳本后鸡足青络脉。颅囟亦在青络脉，角孙耳廓中间上，耳门耳前起肉中，耳前起肉，当耳缺陷中。禾髎耳前动脉张；欲知丝竹空何在？眉后陷中仔细量。

《难经》曰：胆在肝之短叶间，重三两三铢，长三寸[2]，盛精汁三合。

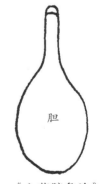

《六节脏象论》曰：凡十一脏，皆取决于胆也[3]。

图 20

〔1〕罅（xià 下）：缝隙。骨罅，即骨之缝隙。
〔2〕长三寸：《难经·四十二难》原文，无"长三寸"三字。
〔3〕皆取决于胆也：《素问·六节脏象论》原文无"皆"字。

是经多血少气。

华元化曰：胆者，中清之府，号曰将军。

主存而不泻。

●足少阳胆经

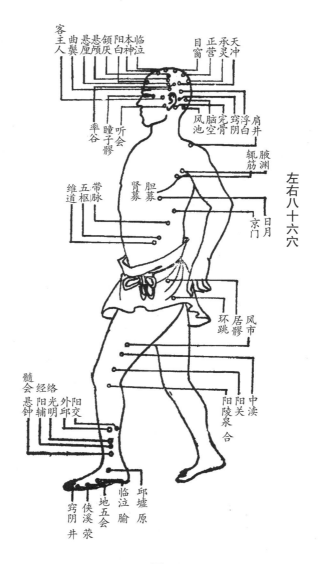

图 21

分寸歌

足少阳兮四十三，头上廿穴分三折，起自瞳子至风池，积数陈之次序说。瞳子髎近眦五分，耳前陷中听会穴；客主人名上关同，耳前起骨开口空；颔厌悬颅之二穴，脑空悬厘曲角中；脑空即颞颥，颔厌、悬颅二穴在曲颊之下，脑空之上。悬厘之穴异于兹，脑空下廉曲角上；曲鬓耳上发际隅，耳上发际曲隅陷中。率谷耳上寸半安，天冲耳后入发二，耳后入发际二寸。浮白入发一寸间；窍阴即是枕骨穴，完骨之上有空连；在完骨上、枕骨下，动摇有空。完骨耳后入发际，量得四分须用记；本神神庭旁二寸，入发一寸耳上系；阳白眉上方一寸，发上五分临泣是；目上直入发际五分陷中。发上一寸当阳穴，发上一寸目窗至[1]；正营发上二寸半，承灵发上四寸谛；脑空发上五寸半，风池耳后发陷寄，在耳后颞颥后、脑空下、发际陷中。至此计二十六穴，方作三折，向外而行。始自瞳子髎至完骨，是一折；又自完骨外折口，上至阳白，会睛明上，是一折；又自睛明上行，循临泣，风池是一折。缘其穴曲折多，难以分别，故此作至二十，次第言之。歌曰：一瞳子髎二听会，三主人兮颔厌四，五悬颅兮六悬厘，第七数兮曲鬓随，八率谷兮九天冲，十浮白分之穴从，十一窍阴来相继，十二完骨一折终；又自十三本神始，十四阳白二折随；十五临泣目下穴，十六目窗之穴宜，十七正荣十八灵，十九脑户廿风池。依次细心量取之，胆经头上穴吾知。肩井肩上陷中求，大骨之前一寸半，肩上陷中，缺盆上，大骨前一寸半，以三指按取，当中指陷中。渊液腋下方三寸，辄筋期下五分判；期门却是肝经穴，相去巨阙四寸半；日月期门下五分，京门监骨下腰绊。监骨下腰下季胁，本夹脊，肾之募。带脉章门下寸八，五枢章下寸八贯[2]，五枢去带脉三寸，季胁下四寸八分。维道章下五寸三；居髎章下八寸三，章门缘是肝经穴，下脘之旁九寸舍，环跳髀枢宛宛中；髀枢中，侧卧屈上足，伸下足，以右手摸穴，左摇撼取之。屈上伸下取穴同；风市垂手中指尽，膝上五寸中渎逢；阳关阳陵上三寸，阳陵膝下一寸从；阳交外踝上七寸，外邱踝上六寸容；踝上五寸光明穴，踝上四寸阳辅通；踝上三寸悬钟在，坵墟踝前之陷中；此去侠溪四寸五，却是胆经原

---

[1] 发上一寸：应为"发上寸半"是目窗穴。

[2] 章下：即章门穴之下。下同。

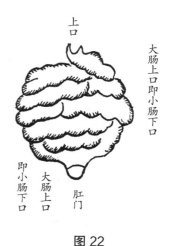

穴功；临泣侠溪后寸半，五会去溪一寸穷；侠溪在指岐骨内，窍阴四五二指中。

大肠者，回肠、广肠、直肠俱连其中也。

回肠当腑〔1〕，左回十六曲，大四寸，径一寸二之小半，长二丈一尺，受谷一斗，水七升半。

广肠傅脊，以受回肠，乃出滓秽之路。大八寸，径二寸二之大半，长二尺八寸，受谷九升三合八分合之一。

《难经》曰："大肠重二斤十二两〔2〕"，"肛门重十二两"。按回肠者，以其回叠也。广肠者，即回肠之更大也。直肠者，又广肠之末节也，下连肛门，是为谷道。后阴一名魄门，皆大肠也。

图22

●手阳明大肠经

分寸歌

商阳食指内侧边，二间来寻本节前；三间节后陷中取，合谷虎口岐骨开；阳溪上侧腕中是，偏历腕后三寸安；温溜腕后去五寸，池前五寸下廉看〔3〕；池前三寸上廉中，池前二寸三里逢；曲池屈骨纹头尽，肘髎大骨外廉近；大筋中央寻五里，肘上三寸行向里；臂臑肘上七寸量，肩髃肩端举臂取；巨骨肩尖端上行，天鼎喉旁四寸真，扶突天突旁五寸，禾髎水沟旁五分；迎香禾髎上一寸，大肠经穴是分明。

胃者，水谷气血之海也。

大一尺五寸，径五寸，长二尺六寸，横屈受水谷应该三斗五升，其中之谷，

〔1〕回肠当腑：按《难经·四十二难》应为"回肠当脐"之误。
〔2〕二：应为"三"之误。《难经·四十二难》原文为"大肠重三觔十二两"。
〔3〕池前：为曲池之前。下同。

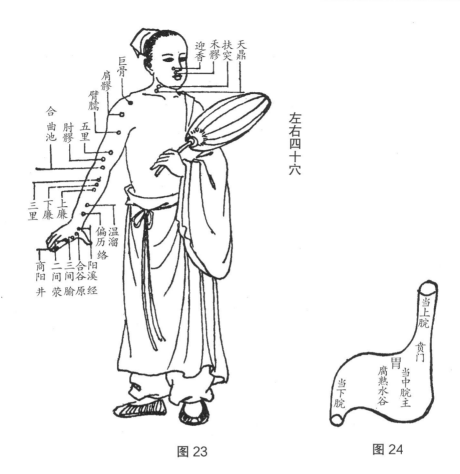

图23

图24

左右四十六

迎香 禾髎 扶突 天鼎
巨骨 肩髎 臂臑 五里 肘髎 合曲池 三里 下廉 上廉 温溜 偏历 络 阳溪 合谷 三间 二间 商阳 井 荣 腧 原 经

当上脘 贲门 胃 当中脘主 腐熟水谷 当下脘

常留二斗，水一斗五升而满。

是经多气多血。

《难经》曰：胃重二斤十四两。

●足阳明胃经

分寸歌

胃之经兮足阳明，<u>承泣</u>目下七分寻；四白目下方一寸，<u>巨髎</u>鼻孔旁八分；<u>地仓</u>夹吻四分迎，<u>人迎</u>额下寸三分；<u>颊车</u>耳下八分穴，<u>下关</u>耳前动脉行；<u>头维</u>神庭旁四五，神庭，督脉穴，在中行发际上五分，头维去神庭四寸五分。<u>人迎</u>喉旁

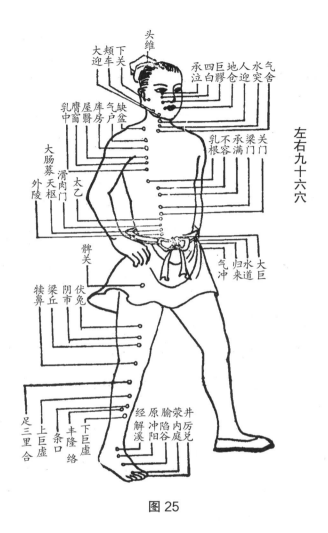

图 25

左右九十六穴

寸五真；<u>水突</u>筋前迎下在，<u>气舍</u>突下穴相乘；气舍在水突下。<u>缺盆</u>额下横骨内，各去中行寸半明；<u>气户</u>璇玑旁四寸，至乳六寸又四分；<u>库房 屋翳 膺窗</u>近，<u>乳中</u>正在乳头心；次有<u>乳根</u>出乳下，各一寸六不相侵；自气户至乳根六穴，上下相去各一寸六分，去中行任脉各四寸。却去中行须四寸，以前穴道与君陈。<u>不容</u>巨阙旁三寸，巨阙，任脉穴，在脐上六寸五分。却近<u>幽门</u>寸五新；幽门，肾经穴，巨阙旁一寸五分，在胃经、任脉二脉之中。其下<u>承满</u>与<u>梁门</u>，<u>关门 太乙 滑肉门</u>；上下

〇八二

一寸无多少，共去中行三寸寻；天枢脐旁二寸间，枢下一寸外陵安[1]；枢下二寸大巨穴，枢下四寸水道全；枢下六寸归来好，共去中行二寸边；气冲鼠鼷上一寸，鼠鼷，横骨尽处。又去中行四寸专。髀关膝上有尺二，伏兔膝上六寸是；阴市膝上方三寸，梁邱膝上二寸记；膝膑陷中犊鼻存，膝下三寸三里至，膝下六寸上廉穴，膝下七寸条口位，膝下八寸下廉看，膝下九寸丰隆系；却是踝上八寸量，比那下廉外边缀；解溪去庭六寸半，庭，内庭也。冲阳庭后五寸换，陷谷庭后二寸间，内庭次指外间现；足大指、次指外间陷中。厉兑大指次指端，去爪如韭胃井判。

●督脉二十八穴

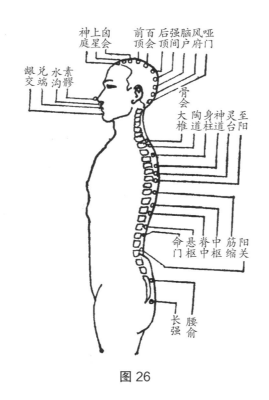

图26

---

〔1〕枢下：即"天枢"穴之下。下同。

分寸歌

督脉龈交唇内乡，兑端正在唇端央；水沟鼻下沟中索，素髎宜向鼻端详；头形北高而南下[1]，先以前后发际量；分为一尺有二寸，发上五分神庭当；发上一寸上星位，发上二寸囟会良；前顶发上三寸半，百会发上五寸央。在项中央旋毛中，两耳尖上可容爪甲。性理北溪陈氏曰："略近些北，犹天之极星居北也。"会后寸半即后顶，会后三寸强间明；会后脑户四寸半，后发八寸风府行；项后发际入一寸，大筋内宛宛中，疾言其肉立起，言休立止，即百会后五寸半也。发上五分哑门在，后发际上五分，项中央宛宛中[2]，仰头取之，入系舌本。神庭至此十穴真，自此项骨下脊骶，分为二十有四椎：大椎上有项骨在，约有三椎莫算之，尾有长强亦不算，中间廿一可排椎；大椎大骨为第一，二椎节后陶道知；第三椎间身柱在，第五神道不须疑，第六灵台至阳七，第九身内筋缩思；十一脊中之穴在，十二悬枢之穴奇，十四命门肾俞并，十六阳关自可知；二十一椎即腰俞，脊尾骨端长强随。

《素问》曰：督脉实则脊强反折。《难经》云[3]：督脉为病，脊强而厥。王海藏云[4]：宜用羌活、独活、防风、荆芥、细辛、藁本、黄连、大黄、附子、乌头、苍耳之类。

●任脉二十四穴

分寸歌

任脉会阴两阴间，曲骨毛际陷中安；中极脐下四寸取，关元脐下三寸连；脐下二寸石门穴，脐下寸半气海全；脐下一寸阴交穴，脐之中央号神阙。脐上一寸为水分，脐上二寸下脘列，脐上三寸名建里，中脘脐上四寸许；脐上

---

[1]头形北高而南下：《黄帝内经灵枢集注》"分寸歌"，当以"头形北高面南下"为是。

[2]项中央：按《黄帝内经灵枢集注》张志聪注，应以"顶中央"为是。

[3]《难经》：此处系指《难经·二十九难》。原文为"督之为病，脊强而厥"。

[4]王海藏：即王好古，字进之，号海藏，元人。

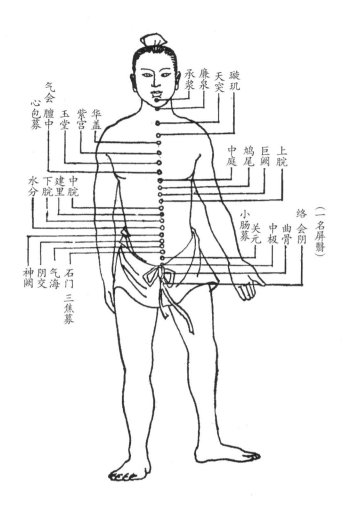

图 27

五寸上脘在，巨阙脐上六寸五。鸠尾蔽骨下五分，中庭膻中寸六取，膻中
却在两乳间；膻中寸六玉堂主，膻上紫宫三寸二，膻上华盖四八举；四寸八分。
膻上璇玑五寸八，玑上一寸天突起；天突喉下约四寸，廉泉颔下骨尖已，承
浆颐前唇棱下，任脉中央行腹里。行腹中央。

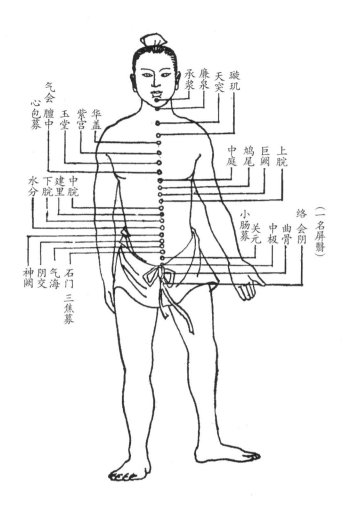
图中标注：
气会 心包募 膻中 玉堂 紫宫 华盖 承浆 廉泉 天突 璇玑
水分 下脘 建里 中脘 中庭 鸠尾 巨阙 上脘
神阙 阴交 气海 石门 三焦募 小肠募 关元 中极 曲骨 络 会阴（一名屏翳）

●八会图

会，聚会也。腑，六腑也。胃气化以养六腑，故府会于太仓也。服凉药尚能食而热，可灸此穴。

气，诸经之气也。三焦，上、中、下三焦也。膻中穴在两乳间。

脉，诸经之脉也。太渊穴在掌后横纹后陷中，近寸口也。经云[1]："寸口者，脉之大会。"平人一息脉四至，可灸此穴。

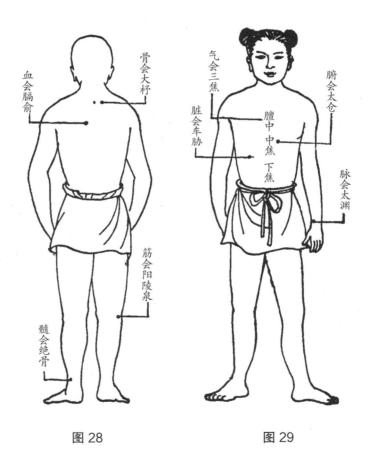

图 28   图 29

---

〔1〕经：此处指《难经·第一难》。

脏，五脏也。季胁，章门也，乃足厥阴肝经之穴，带脉发于此也。章，乃脾之募，在季胁之端，脾受谷味，播敷各脏，故脏会于季胁也。不能食而热，可灸章门穴。

骨，一身之骨也。大杼一名大椎穴[1]，在项后第一椎两旁各一寸五分，诸骨自此往下支生，故骨会于大杼也。前板齿干燥，可灸此穴。

《明堂》云：大杼禁灸，若非板齿干燥之症，毋得灸也。

筋，一身之筋也。阳陵泉，足少阳之穴也，在膝下一寸外廉陷中，众筋结聚之所也。又肝主筋，少阳乃肝之腑，故众筋会于阳陵泉也。烦满囊缩，可灸此穴。

血，一身之血也。膈俞穴，在背第七椎骨下两旁各一寸五分，诸经之血皆从膈膜而上下，又从心主血，肝存血，心位膈也，肝位膈下，交通于膈膜，故血会于膈俞也。身斑斑如锦纹，血热，可灸此穴。

髓，诸骨之髓也。绝骨亦少阳穴，在足外踝上三寸，以踝上小骨绝处为是。少阳主骨，万物绝则受气，骨绝于此，而少阳主之，故髓会于绝骨也。脑后为髓海，头热如火，足寒如水，可灸此穴。

●人面耐寒图

《难经》曰[2]：人面独耐寒者[3]，何也？答曰[4]：人头者，诸阳之会也。诸阴皆至颈胸中而还[5]，独诸脉皆上至头耳[6]，故令面耐寒也。

---

〔1〕大杼一名大椎穴：考大杼穴在第一胸椎下旁开寸半。大椎在第七颈椎下，前者属膀胱经俞穴，后者为督脉俞穴。将二穴混为一穴是错误的。

〔2〕《难经》：此处系指《难经·第四十七难》。丁锦《古本难经阐注》作"第四十二难"。

〔3〕人面独耐寒者：考《难经》原文为"人面独能耐寒者"。

〔4〕答曰：考《难经》原文为"然"。无"答曰"二字。

〔5〕诸阴：考《难经》原文为"诸阴脉"。缺一"脉"字。

〔6〕独诸脉：考《难经》原文为"独诸阳脉"。缺一"阳"字。

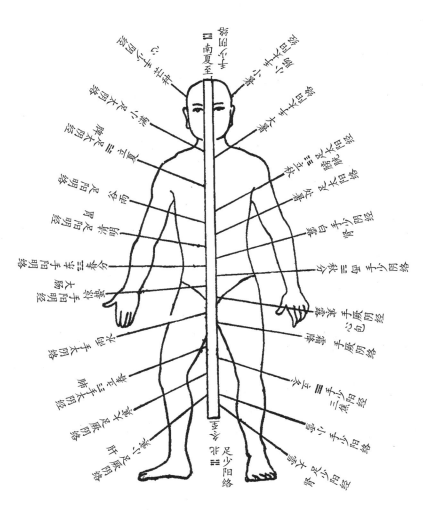

图 30

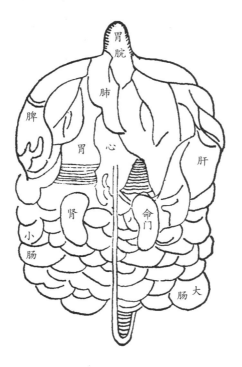

图 31

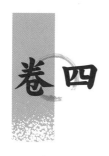

卷四

运 气

《天元纪大论》曰[1]：夫五运阴阳者，天地之道也，万物之纲纪，变化之父母，生杀之本始，神明之府也，可不通乎！天之十干[2]，运化地之五行，上呈三阴三阳之六气[3]，故曰：五运阴阳者，天地之道也。王冰曰：道，谓化生之道也。纲纪，谓生、长、化、收、存之纲纪也。父母，谓万物形之先也。本始，谓生杀皆因而有之也。夫有形禀气，而不为五运阴阳之所摄者，未之有也。所以造化不极，为万物生化之元始者，何哉？以其是神明之府故也。然合散不测，生化无穷，非神明运为，无能尔也。**故物生谓之化，物极谓之变，阴阳不测谓之神，神用无方谓之圣。**《六微旨论》曰："物之生，从于化；物之极，由乎变，变化之相薄，成败之所由也。"《五常政论》曰："气始而生化，气散而有形，气布而蕃育，气终而象变。"阴阳者，天地之道也。阴中有阳，阳中有阴，莫可穷测，用施于四时，变化乎万物，无可矩量者也。孔子曰："知变化之道者，其知神之所为乎。"**夫变化之为用也，**用，功用也。言阴阳不测之变化，在天地之间，生成万物，功用最大也。**在天为元**[4]，元，幽远也。天道幽远，变化无穷。**在人为道，**道，里路也。

---

[1]《天元纪大论》：为《素问》第六十六篇的篇名。是篇谓运气为宇宙间万物之元始，故名。

[2] 天之十干：简称天干，其数为十，即甲、乙、丙、丁、戊、己、庚、辛、壬、癸。

[3] 三阴三阳之六气：三阴三阳和六气的配合为厥阴风木，少阴君火，太阴湿土，少阳相火，阳明燥金，太阳寒水。

[4] 在天为元：《内经》原文为"在天为玄"。玄，深奥不易理解。此处改"玄"为"元"，乃为避讳。

凡日用事物之间，莫不有天地自然之理。**在地为化**；化，生化也。化育万物皆由地之生成。**化生五味**，五味，五行之所生也。万物之有情有性者，莫不具五行之气味。《五运行论》曰："化生气。"**道生智**，能循乎天理之自然，则是非邪正，自然分别，而用无不周也。**元生神**。元，远、幽深，故生神也。**神在天为风，在地为木；在天为热，在地为火；在天为湿，在地为土；在天为燥，在地为金；在天为寒，在地为水。故在天为气，在地成形，形气相感，而化生万物矣**[1]。所谓风、寒、热、燥、湿，天之阴阳也；木、火、土、金、水，地之阴阳也。故在天为气，在地成形，形气相感，而万物化生。**然天地者，万物之上下也**，天覆地载，万物化生于其间。**左右者，阴阳之道路也**，所谓阴阳之气，左右旋转而不息。**水火者，阴阳之徵兆也**，徵，验也；兆，见也。天一生水，地二生火，火为阳，水为阴。言阴阳不可见，而水火为阴阳之徵验。**金木者，生成之终始也**。木主春令，其气生长而生万物；金主秋令，其气收敛而成万物，故为生成之终始。**气有多少，形有盛衰，上下相召，而损益彰矣**。在天为气，而气有多少；在地成形，而形有盛衰。上下相感，而太过、不及之气昭然彰著矣。**愿闻五运之主时也，何如？**时，四时也，谓木运主春，火运主夏，土运主长夏，金运主秋，水运主冬。**曰：五气运行，各终期日，非独主时也**。言五运之气各终期年之三百六十五日，终而复始，非独主于时也。**曰：请闻其所谓也。曰：臣积考《太始天元册》文曰：太虚寥廓，肇基化元**，天元删乃太古之文[2]，所以纪天真元气运行之运也。太虚，谓空元之境，大气之所充，神明之宫府也。寥廓，空大无际之谓。肇，始；基，立也。化原，造化之本原也。**万物资始，五运终天**，五运，木、火、土、金、水运也。终天者，日月行一度，五运各主一岁，终周天之三百六十五度四分度之一也。万物而始生五行，终天运而无已。《易》曰[3]："大哉乾元，万物资始。"**布气真灵，总统坤元**[4]，真灵者，人与万物也。总统坤元者，地居天之中，天包乎地之外也。《易》曰[5]："至哉坤元，万物资生。"**九**

---

[1] 而化生万物矣：《素问》原文为"而化生万物矣"。

[2] 天元删：应为"天元册"之误。《太始天元册》，古书名。张景岳谓："太始天元册，文盖太古之文，所以记天元者也。"

[3] 《易》：这里指《易·乾》。

[4] 坤元：指地之德，为生长万物之根源。

[5] 《易》：这里指《易·坤》。

星悬朗，七曜周旋，九星者，天蓬、天芮、天衡，天辅、天禽，天心、天柱、天英，九星悬朗于天，下应九州之分野。七曜者，日、月、五星、虞书谓之七政。周谓周天之度；旋谓左循天度而行。曰阴曰阳，曰柔曰刚。《易》曰："立天之道，曰阴与阳；立地之道，曰柔与刚。"幽显既位，寒暑弛张，阳主昼，阴主夜，幽显既位，阴阳定位也；寒暑弛张，寒暑往来也。《易》曰："日月运行，一寒一暑。"生生化化，品物咸章，《易》曰："云行雨施，品物流行[1]。"又曰："天地絪缊[2]，万物化醇[3]。"此所以生生不息，化化无穷而品物咸章矣[4]。臣斯十世，此之谓也。十世言自祖传习至今于兹十世矣。所谓积考《太史天元册文》者[5]，此之谓也。曰：善！何谓气有多少？形有盛衰，曰阴阳之气，各有多少，故曰三阴三阳也。形有盛衰，谓五行之治，各有太过不及也。太阳、少阳、少阴运行先天，而主有余；阳明、太阴、厥阴运行后天，而主不足，此三阴三阳之气有多少也。形谓五行之形也，五形之治，各有太过、不及者，谓五运之主岁，如诸壬年之木运太过，则诸丁年之木运不及矣；诸甲年之土运太过，诸己年之土运不及矣；诸庚年之金运太过，诸乙年之金运不及矣；诸丙年之水运太过，诸辛年之水运不及矣。故其始也，有余而往，不及随之；不足而往，有余从之。知迎知随，气可与期。始者，谓天干始于甲，地支始于子[6]。如甲年之土运太过，则乙年之金运不及随之；子年之少阴有余，则丑年之太阴不足随之，所谓有余而往，不足随之也。如乙年之金运不及，则丙年之水运有余从之；丑年之太阴不足，则寅年之少阳有余从之，所谓不足而往，有余从之也。迎者，往也；随者，来也。知其岁运之往来，则太过与不及之气，可与之相期而定矣。应天为天符[7]，承岁为岁值[8]，三合为治[9]。此承上文而言，六十岁之中，又

〔1〕品物：即万物。品，言其众多。
〔2〕絪缊：同"氤氲"。万物由相互作用而变化生长之意。
〔3〕醇：纯粹。万物化醇，犹万物化生之意。
〔4〕章：彰明。
〔5〕《太史天元册文》：应为《太始天元册文》。史，"始"之误。
〔6〕地支始于子：地支十二，即子、丑、寅、卯、辰、巳、午、未、申、酉、戌、亥。天干第一字为甲，地支第一字为子，故曰，天干始于甲，地支始于子。
〔7〕天符：主运与司天之六气相符的，为天符。
〔8〕岁值：指主运与年支相同的。
〔9〕三合：指主运、司天、年支三者相同的。

有天符、岁会、三合主岁，此为平气之年，无太过、不及者也。所谓天符者，土运之岁，上见太阴；火运之岁，上见少阳、少阴；金运之岁，上见阳阴；木运之岁，上见厥阴；水运之岁，上见太阳，乃五运之气与司天之气相合，故为天符。值会也，谓木运临卯，火运临午，土运临四季[1]，金运临酉，水运临子，乃地支之主岁与五运之主岁，五行之气正值会合，故曰岁合。三合者，谓司天之气、五运之气、主岁之气三者相合，又名太乙天符，此皆平气之年，无太过与不及者也。

【按语】本节论述五运六气的一般规律，天干纪运，地支纪气，指出运气的运动是宇宙间万物变化的元始，是四时气候变化的原由，也是万物生长衰老灭亡的规律。并从运气的太过、不及、平气的变化，论述运气对宇宙万物的影响。同时对运气学说中的术语如"天符""岁值""三合"等做了解释。

《五运行大论》曰[2]：夫变化之用，天垂象，地成形，七曜纬虚[3]，五行丽地[4]。地者，所以载生成之形类也[5]；虚者，所以列应天之精气也。形精之动，犹根本之与枝叶也，仰观其象，虽远可知也。此言地居天之中，天包乎地之外。是以在上之天气右旋，在下地之气左转也。变化之用者，谓天地阴阳之运动也。在天无形而垂象，在地有形而成形。七曜，日、月、五星也。纬虚者，经纬于太虚之间，亦绕地而环转也。五行，五方五气之所生而成形者。丽，章著也。地者，所以载生成之物类也。精者，天乙所生之精水也。应天之精气者，在天为气，在下为水，水应天而天连水也。形为地之体，静而不动者也。形精之动者，谓地下在泉之气旋转，犹根本不动而枝叶动也。然根气又与枝叶相通者也。仰观其天象，见日月之绕地右旋，道虽深远，亦可得而知矣。曰：地之为下，否乎？曰：地为人之下，太虚之中者也。曰：冯乎[6]？大气举之也。

[1] 土运临四季：四季指辰为三月，未为六月，戌为九月，丑为十二月。主运为土运，而年支辰、未、戌、丑亦为土，主运与年支相同，为岁值年政。

[2]《五运行大论》：为《素问》第六十七篇的篇名。是篇论述五行之气的变化运行，故名。

[3] 纬虚：虚，指太虚，即宇宙。纬，是日月五星循行于太空的意思。

[4] 丽：附着之意。五行为有形物质，皆附着于地而得全其形。

[5] 形类：指凡有形的物类。

[6] 冯（píng 平）：通"凭"。

地为之下者，谓天居上而地居下也。太虚者，虚元之气也。言地居太虚之中，大气举之，无所冯依也。**燥以干之，暑以蒸之，风以动之，湿以润之，寒以坚之，火以温之。故风寒在下，燥热在上，湿气在中，火游行其间，寒暑六入**[1]，**故令虚而生化也。**此言六气之游行于天地上下之间也。风、寒、暑、湿、燥、火，在天无形之气也；干、蒸、动、润、坚、温，在地有形之征也。天包乎地，是以在天之上，在泉之下，在地之中，八极之外[2]，六合之内[3]，无所不至。盖言太虚之气，不惟包乎地之外，而通贯乎地之中也。寒水在下，而风从地水中生，故风寒在下；燥乃乾金之气，热乃太阳之火，故燥热在上；土位中央，故湿气在中；火乃太阳中之元阳也，故游行于上下之间。《易》曰：日月运行，一寒一暑。寒暑往来，而六者之气，皆入于地中，故令有形之地，受无形之气而生化万物也。**故燥胜则地干，暑胜则地热，风胜则地动，湿胜则地泥，寒胜则地裂，火胜则地固矣。**此复结上文六入之义。

　　天地之气，何以候之？曰：天地之气，五运六气也。胜复之作[4]，**淫胜郁复也。不形于脉也。**言气运之变，而为民病者，非诊候之可知也。《脉法》曰：天地之变，无以脉诊，此之谓也。盖每岁有司天之六气，有主岁之五运，有间气之加临[5]，有四时之主气，人在天地气交之中，一气不和，即为民病，是天地四时之气而为民病者，不能以脉诊而别某之气不和也。**曰：间气如何？间气者，**加临之六气也。以上之左右，下之左右，兼于其间，共为六气，故曰间气。每一气加临于四时之中，各主六十日，故曰间气者纪步。步者，以六十日零八十七刻半为一步也。**曰：随气所在，期之左右。**《六微旨论》曰："**天枢之上**[6]，**天气主之；天枢之下，地气主之。**" 又曰："**加者**[7]，**地气也；中者，**

---

〔1〕寒暑六入：寒暑指一年。六指六气，六气下临大地，如外而入，故称六入。

〔2〕八极：最边远的地方。《淮南子·坠形训》："天地之间，九州八极。"

〔3〕六合：指天地四方。

〔4〕胜复：克贼侵犯称为胜。复，就是报复的意思。张志聪："胜复之作者，淫胜郁复也。"

〔5〕间气：六气，一年之中，除一气司天，一气在泉之外，位于司天及在泉左右的，也是加于初之气、二气、四气与五气上的，称为间气。

〔6〕天枢：指天地相交之中点，就是所谓气交之分。张景岳谓："枢，枢机也。居阴阳升降之中，是为天枢。"

〔7〕加者：《素问·六微旨大论》原文为"初者，地气也"。"加"字为"初"字之误。

天气也。"盖以在下之气左转，在上之气右旋，各主六十日，以终一岁，故曰随气所在。期于左右，谓随在上在下之气之所在，而期于左右之转也。如子年少阴在上，则阳明在下矣；少阴在上则厥阴在左，太阴在右，阳明在下则太阳在左，少阳在右。盖以地之左转而主初气，故以太阳主正月朔日之寅初一刻为始[1]，次厥阴、次少阴以司天之气，终三气而主岁半以上；次太阴、次少阳、次阳明以在泉之气，终六气而主岁半以下；各加临六十日，以终一岁也，六气环转相同。曰：期之奈何？曰：从其气则和，违其气则病，间气者，加临之客气也。而一岁之中，又有主时之六气，如主从其客则和，主违其客则病矣。如子午岁初之气系太阳寒水，加临主气系厥阴风木，如寒胜其风为从，风胜其寒则逆。不当其位者病，即上文所以下临上也。迭移其位者病[2]，如初之气太阳寒水，加临而反热；三之气少阴

五运六气之图[3]

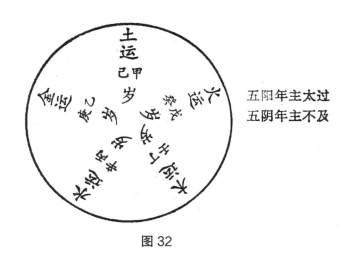

五阳年主太过
五阴年主不及

图32

---

〔1〕朔日：夏历的每月初一日。

〔2〕迭移其位：指左右相反。张景岳谓："迭，更也。应见不见而移易于他位也。"

〔3〕五运六气之图：本图为天干纪运，其规律为：甲己化土，乙庚化金，丙辛化水，丁壬化木，戊癸化火。即逢甲、逢己之年为土运，逢乙逢庚之年为金运等。其中五运之年又有太过、不及，五阳年主太过；如甲为土运太过，己为土运不及；乙为金运不及，庚为金运太过等。

君火，加临而反寒，本位之气，互相更迭，气之反也，故为民病，六气皆然。**失守其位者危**，失守其位，谓失守其所主之本位也。如丑未岁太阴司天，则初之客气、主气并主厥阴风木，而清肃之气，乘所不胜而侮之，是金气失守其位也；至五之气阳明秋金主气，而本位反虚，风木之子气复仇，火热灼金，则为病甚危，所言侮反受邪，此之谓也。**尺寸反者死**，南政北政之岁，有寸不应、尺不应之分。如应不应者反应之，是为尺寸相反。**阴阳交者死**，南政北政之岁，有左右尺寸之不应，盖左为阳，右为阴；寸为阳，尺为阴。如阴阳交相应者死。**先立其年，以知其气；左右应见，然后乃可以言死生之遂顺**。此总结六气之加临，先立其主气之年，以知其司天、在泉之气，则间气之应，见于左右，或从或违，然后乃可以言死生之遂顺。

六气主岁及间气加临之图[1]

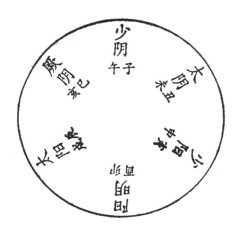

少阴司天则阳明在泉，少阴在上则左太阴，右厥阴；阳明在下，则左太阳，右少阳。上下主岁，左右主时，六期环转，周而复始。

图33

---

〔1〕六气主岁及间气加临之图：本图表明地支纪气。其规律为：子午少阴君火，丑未太阴湿土，寅申少阳相火，卯酉阳明燥金，辰戌太阳寒水，巳亥厥阴风木。三之气为司天之气，终之气为在泉之气。其初气、二气、四气、五气为左右间气。如少阴司天，则阳明在泉。少阴在上，其间气则左太阴，右厥阴；阳明在下，其间气则左太阳，右少阳；上下主岁，左右主时，六期环转，周而复始。

六气主岁太过不及之图[1]

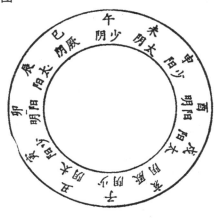

图 34

子、午、寅、申、辰、戌为阳，主太过；丑、未、卯、酉、巳、亥为阴，主不及。

六气主时之图[2]

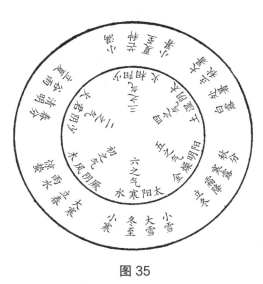

图 35

主时之气，谓之主气。加临之气，谓之客。主气不移，静而守位；加临之气，随司天、在泉六气环转。

---

〔1〕六气主岁太过不及之图：本图表明六气主岁有太过，有不及，其中以年支奇数者为阳，为太过年岁；年支偶数者为阴，为不及年岁。

〔2〕六气主时之图：本图表明主气之主时之图。每年从大寒日起为初之气，每步主时六十日零八十七刻半。各主四个节气，其次序为：初之气厥阴风木，二之气少阴君火，三之气少阳相火，四之气太阴湿土，五之气阳明燥金，六之气太阳寒水。主气年年不变。其加临之气，为客气，则随司天、在泉六气环转。

六气主岁、主时及间气加临之总图[1]

加临为客气，六气为主气；客胜为从，主胜为逆。

子午之岁	初气主 厥阴风木	客 太阳寒水	二气主 少阴君火	客 厥阴风木	三气主 少阳相火	客 少阴君火
少阴司天 阳明在泉	四气主 太阴湿土	客 太阴湿土	五气主 阳明燥金	客 少阳相火	六气主 太阳寒水	客 阳明燥金
丑未之岁	初气主 厥阴风木	客 厥阴风木	二气主 少阴君火	客 少阴君火	三气主 少阳相火	客 太阴湿土
太阴司天 太阳在泉	四气主 太阴湿土	客 少阳相火	五气主 阳明燥金	客 阳明燥金	六气主 太阳寒水	客 太阳寒水
寅申之岁	初气主 厥阴风木	客 少阴君火	二气主 少阴君火	客 太阴湿土	三气主 少阳相火	客 少阳相火
少阳司天 厥阴在泉	四气主 太阴湿土	客 阳明燥金	五气主 阳明燥金	客 太阳寒水	六气主 太阳寒水	客 厥阴风木
卯酉之岁	初气主 厥阴风木	客 太阴湿土	二气主 少阴君火	客 少阳相火	三气主 少阳相火	客 阳明燥金
阳明司天 少阴在泉	四气主 太阴湿土	客 太阳寒水	五气主 阳明燥金	客 厥阴风木	六气主 太阳寒水	客 少阴君火
辰戌之岁	初气主 厥阴风木	客 少阳相火	二气主 少阴君火	客 阳明燥金	三气主 少阳相火	客 太阳寒水
太阳司天 太阴在泉	四气主 太阴湿土	客 厥阴风木	五气主 阳明燥金	客 少阴君火	六气主 太阳寒水	客 太阴湿土
巳亥之岁	初气主 厥阴风木	客 阳明燥金	二气主 少阴君火	客 太阳寒水	三气主 少阳相火	客 厥阴风木
厥阴司天 少阳在泉	四气主 太阴湿土	客 少阴君火	五气主 阳明燥金	客 太阴湿土	六气主 太阳寒水	客 少阳相火

岁运总以前项图象推之，其五运六气、司天、在泉、间气加临、主时、主岁括于中矣。

再以天时民病，合而推之，已了于目，不必多赘也。

---

[1] 六气主岁、主时及间气加临之总图：本图为列述六气主岁之主气、客气、司天、在泉、间气规律的总表。从之以别逆从。其计算逆从的规律，是以主气和客气加临情况而定，客气胜主气为从，主气胜客气为逆。

五气更立，各有所先，非其位则邪，当其位则正。五气，五方之气也；更立，四时之更换也。各有所先者，如春之风、夏之热、秋之凉、冬之寒，各先应期而至也，各当其所主之位，四时之正气也。如冬时应寒而热，夏时应热而反寒，非其所主之位则邪。邪者，为万物之贼害也。上节之不当其位，谓客气加临之位；此节之位，四时主气之位。曰：病生之变何如？曰：气相得则微，不相得则甚。此谓四时之气而变生民病也。如五气各得其位，其病则微；不相得而非其本位，则其病甚矣。曰：主岁何如曰[1]：气有余，则制已所胜，而侮所不胜；其不及，则已所不胜侮而乘之，已所胜轻而侮之；此复论五运主岁之有太过、不及也。如岁木太过，则制已所胜之土气而侮所不胜之金气；如不及，则已所不胜之金气，侮我而乘之；已所胜之土气来轻我而侮之。五运皆同，周而复始若此。侮反受邪，侮而受邪，寡于畏也。此言乘侮而反受其复也。如岁不及[2]，则所不胜之金气侮而乘之，而金反自虚其位矣，至秋令之时，金气虚而反受水之子气来复，则火热灼金，所谓侮反受邪也。侮而受邪，因木气不及而金气又能制木，所谓寡于畏之故也。

【按语】本节论述运气学说的基本理论。指出地在人之下，太虚之中，赖大气举之，而保持于宇宙之中。周围大气的变化，直接影响地面上的一切事物。在推演运气规律时，陈氏加以图说，举出运气学说中的干支甲子的运用，天干纪运，地支化气。并罗列了天干化运，以及太过不及的年岁。同时列述了六气的司天、在泉、间气以及六气主时的规律，并推论了客主加临的顺逆。

在主岁的太过与不及问题上，指出了气有余与不及所导致的乘侮规律，并由此推理论述其对人体的影响和万物的生化关系。

《六微旨大论》曰[3]：愿闻天道六六之节，盛衰何也？曰：上下有位，左右有纪。故少阳之右，阳明治之；阳明之右，太阳治之；太阳之右，厥阴

---

〔1〕主岁：即五行各主一岁，五行主岁，称为五运。
〔2〕岁不及：年干之属偶、属阴者，为岁不及。
〔3〕《六微旨大论》：为《素问》的篇名。是篇以六气主岁主时加临之内容至为精微，故名。

治之；厥阴之右，少阴治之；少阴之右，太阴治之；太阴之右，少阳治之；此所谓气之标[1]，盖南面而待也。故曰，因天之序，盛衰之时，移光定位[2]，正立而待，此之谓也。六六者，谓司天之三阴三阳，上合天之六气也。上下有位者，言少阴在上，则阳明在下；太阴在上，则太阳在下；少阳在上，则厥阴在下；阳明在上，则少阴在下；太阳在上，则太阴在下；厥阴在上，则少阳在下；六期环转，而各有上下之定位也。左右有纪者，如少阴在上，则厥阴在左，太阳在右；太阳在上，则少阴在左，少阳在右；少阳在上，则太阴在左，阳明在右；阳明在上，则少阴在左，太阳在右；太阳在上，则阳明在左，厥阴在右；厥阴在上，则太阳在左，少阴在右；各随气之在上而有左右之定纪也。故少阳之右，阳明治之；阳明之右，太阳治之。盖以右位之阴阳转迁于上主岁也。谓之标者，标见于上也。夫天气右旋，故南面观之，而待其循序旋转也。移光者，日月运行也。以日月一周天，以定一气之位，正南面而立也。少阳之上，火气治之，中见厥阴[3]；阳明之上，燥气治之，中见太阴；太阳之上，寒气治之，中见少阴；厥阴之上，风气治之，中见少阳；少阴之上，热气治之，中见太阳；太阴之上，湿气治之，中见阳明，所谓本也。本之下，中之见也，见之下，气之标也，此言三阴三阳有六气之化，有上下之本标，有中见之标本也。风、寒、暑、湿、燥、火，天之阴阳也，三阴三阳上奉之，故以天气为本而在上，以三阴三阳之气标见于下也。本标不同，气应异象。此言三阴三阳之六气，虽上下相应而各有不同也。少阴标阴而本热，太阳标阳而本寒，是本标之不同也；少阴、太阳从本从标，太阴、少阳从本，阳明、厥阴不从标本，从乎中也。故有从本而得者，

---

〔1〕气之标：气指六气。六气之标为三阴三阳。

〔2〕移光定位：为古代测天以定节气的方法。最初用树立木杆的方法，后来用一种叫"圭表"的天文仪器测日影以测知时令节气。

〔3〕中见厥阴：张景岳谓："此以下言三阴三阳各有表里，其气相通，故各有互根之中气也。少阳之本火，故火气在上；与厥阴为表里，故中见厥阴，是以相火而并风木之化也。如以经脉来说，凡互为表里的，在六气则互为中见。"如下表：

本	火气	燥气	寒气	风气	热气	湿气
中	厥阴	太阴	少阴	少阳	太阳	阳明
标	少阳	阳明	太阳	厥阴	少阴	太阴

有从标而得者，有从标本而得者，有从中见而得者，是气应之异象也。曰：其有至而至，未至而至，有至而不至，有至而太过，何也？曰：至而至者和，至而不至，来气不及也，未至而至，来气有余也。此论三阴三阳之主岁而各有太过、不及也。至而至者，此平气之年，无太过不及，四时之气，应期而至，气之和平也。如春应温而寒，夏应热而尚温，此应至而不至，来气之不及也。如未至春而先温，未至夏而先热，此应未至而先至，来气之有余也。曰：至而不至，未至而至，如何？曰：应则顺，否则逆，逆则变生，变则病。不及之岁，应至而不至，有余之岁，应未至而至，是为应则顺；如不及之岁，反未至而至，有余之岁，反至而不至，是为否则逆，逆则变生，变则为民之灾病也。

曰：善，请言其应也。曰：物，生其应也；气，脉其应也。请言其应者，谓应太过、不及之气也。物生其应者，如厥阴司天，毛虫静[1]，羽虫育；少阳司天，草木早荣；太阴司天，万物以荣；此生物以应司天之候也。气脉其应者，如太阳司天，寒临大虚，阳气不合；阳明司天，阳专其令，炎暑大行；太阴司天，阴专其政，阳气退避；又厥阴之至其脉弦；少阴之至其脉钩，太阴之至其脉沉，少阳之至大而浮，阳明之至短而涩，太阳之至大而长，此皆气脉其应也。曰：愿闻地理之应六节气位何如[2]？曰：显明之右[3]，君火之位也。少阴主二之气也。君火之右，少阳主三之气也。退行一步[4]，相火治之；从右而退转一位也。复行一步，复行一位也。土气治之；太阴主四之气也。复行一步，金气治之；阳明主五之气也。复行一步，水气治之；太阳主六之气也。复行一步，木气治之；厥阴主初之气也。复行一步，君火治之。乃少阴君火之所主，周而复始也。此论六节应地而主时也。节，度也。气位，六气所主之步位。显明者，寅正立春节候乃初之气也。相火之下，水气治之[5]；水位之下，土气承之；土位之下，风气承之；风位之下，金气承之；金位之下，火气承之；君火之下，阴精承之；曰：

---

〔1〕静：静含有既不生育，也不消耗的意义。

〔2〕地理之应六节气位：六节气位，指主时之六气，年年相同，故称为"地理之应"。

〔3〕显明：张景岳："显明者，日出之所，卯正之中，天地平分之处也。"此处指"春分节"。

〔4〕退行一步：谓退于君火之右一步。按向右行为退行。一步为六十日零八十七刻半，六步计三百六十五日零二十五刻为一年。每步平均各主四个节气。

〔5〕水气治之：《素问》原文为"水气承之"。"治"字应为"承"字之误。

何也？曰：亢则害，承乃制，制则生化，外列盛衰，害则败乱，生化大病。

上节论六气相生以主时；此论六气承制而生化。盖五行之中，有生有化，有制有克，如无承制而亢极则为害，有制克则生化矣。治主也，谓大气定位而各有所主也。承者，谓承奉其上而制之也。阴精者，太乙所生之精水也。如木位之下，乃阳明燥金、太阳寒水母子之气以承之，母气制之，则子气生化其木也；如金位之下，乃君、相二火，太阴湿土母子之气承之，母气克之，则子气生化其金也；土位之下，乃厥阴风木，君、相二火母子之气以承之，木制其土，则火气生化矣。余三气相同，是为制则生化也。如火亢而无水以承之，则火炎灼金，而水之生源绝矣；无水以制火，则火愈亢矣；如水亢而无土以承之，则水滥火灭，而土之母气绝矣；无土以制水，则水愈亢矣。是以亢则为五行之贼害，害则生化、承制之气皆为败乱而生化大病矣。外列盛衰者，谓外列主岁之气有盛有衰，如主岁之气与主时之气交，相交极则为害更甚，故曰，害则败乱，故曰生化[1]。曰：盛衰何如？曰：非其位则邪[2]，当其位则正，邪则变正，正则微。此承上文而言太过、不及之岁，而有盛衰之气也。非其位者，谓气来有余，则制己所胜而侮所不胜，此岁之盛也；气来不及，则己所不胜侮而乘之，己所胜轻而侮之，此岁气之衰也；此皆不守本位而交相乘侮，则邪僻内生矣。当其位者，乃平气之年，无太过、不及之乘侮，而各当其本位，此气之正也。邪则变正，正则变微。

曰：何谓当位？曰：木运临卯，火运临午，土运临四季，金运临酉，水运临子。所谓岁会[3]，气之平也。曰：非位何如？曰：岁不与会也。此言平气之岁，而无盛衰也。木运临卯，丁卯岁也；火运临午，戊午岁也；土运临四季，甲辰、甲戌、巳丑、己未岁也；金运临酉，乙酉岁也；水运临子，丙子岁也。会，合也，以天干之化运与地支之主岁相合，故为岁会，此平气之年也。如非岁会之年，则有太过、不及之相承，是为不当其位矣。曰：土运之岁，上见太阴；己丑、己未岁也。火运之岁，上见少阳、少阴；

[1] 生化：按文义，"生化"二字之下，当有"大病"两字。

[2] 位：指十二地支分布在地平方位上的位置。"当其位"，指子、午、卯、酉四方之正位，以及辰、戌、丑、未兼中央土位的位置。"非其位"指不在五方正位的寅、申、巳、亥。

[3] 岁会：又称岁直，或称岁位。它的条件是地支属性与运相同，并当五方正位。如丁卯年，丁为木运，卯属木，属正东方，称为岁会。

少阳，戊寅、戊申岁也；少阴，戊子、戊午岁也。金运之岁，上见阳明；乙卯、乙酉岁也。木运之岁，上见厥阴；丁巳、丁亥岁也。水运之岁，上见太阳；丙辰、丙戌岁也。奈何？曰：天与之会也。故《天元册》曰天符。此言司天之气与五运之气相合，是为天符。上见者，谓司天之气见于岁运之上也。天符、岁会何如？曰：太乙天符之会也。如天符与岁会相合，是名太乙天符，乃戊午、己丑、己未、乙酉四岁，此乃司天之气、五运之气、主岁之气三者相合，故又名曰三合。曰：其贵贱何如？曰：天符为执法，岁会为行令，太乙天符为贵人。执法，犹相辅；行令，犹方伯[1]；贵人，犹君主。曰：邪之中也，奈何？曰：中执法者，其病速而危；执法官，人之准绳，自为邪僻，故病速而危。中行令者，其病徐而持；方伯无执法之权，故无速害而病自能持。中贵人者，其病暴而死。贵人义无凌犯，故病则暴而死。曰：位之易也，何如？曰：君位臣则顺，臣位君则逆。逆则其病近，其害速；顺则其病远，其害微；所谓二火也。地理之应六节，乃主时之六气不易之位也。然又有加临之六气，随司天，在泉六期环转，故曰位之易也。如少阴君火加临于少阳相火之上，是为君位臣则顺；如少阳相火加临于少阴君火之上，是为臣位君则逆。所谓二火之顺逆也。曰：善。愿闻其步何如？曰：所谓步者，六十度而有奇，故二十四步积盈百刻而成日也。此论加临之六气也。步，位也。以一气各主六十日零八十七刻半，故为六十度而有奇。四岁之中，计二十四步，每步气盈八十七刻半，共积盈二千一百刻，以二千刻分为四，岁之气盈五日，尚积盈一百刻，而成有余一日者也。曰：六气应五行之变何如？曰：位有终始，气有初中、上下不同，求之亦异也。此论加临之六气与主时之气相应，而各有不同也。五行者，谓厥阴风木主初气，君相二火主二气、三气，太阴湿土主四气，阳明燥金主五气，太阳寒水主六气，此主时之五行守定位而不移者也。如加临之六气，应主时之五行，则更变不同矣。位有终始者，谓主时之六位，始于厥阴，终于太阳，有一定之本位也。气有初中者，谓加临之六气，始于地之六气，而终于天之中气也。上下不同者，谓客气加于上，主气主于下，应各不同，是以求之亦异也。曰：求之奈何？曰：天气始于甲，地气始于子，子甲相合，命曰岁立。谨候其时，气可与期。天干之气始于甲，地支之气始于子，子甲相

---

[1] 方伯：古代诸侯中的领袖之称，谓为一方之长。《礼记·王制》："千里之外设方伯。"

合，而岁立矣。先立其岁，以候其时，则加临之六气可与之相期而定矣。曰：愿闻其岁，六气始终，早晏何如？其岁者，谓一岁之中，有加临之六气也。始终者，始于一刻，终于八十七刻半也。早晏者，如卯、子、辰岁，天气始于一刻，气之早也；如寅、未、亥岁，天气始于十七刻，为气之晏也。曰：甲子之岁，初之气，天数始于水下一刻[1]，终于八十七刻半；二之气，始于八十七刻六分，终于七十五刻；三之气，始于七十六刻，终于六十二刻半；四之气，始于六十二刻六分，终于五十刻；五之气，始于五十一刻，终于三十七刻半；六之气，始于三十七刻六分，终于二十五刻；所谓初六，天之数也。天数者，以一岁之日数，应周天之三百六十五度四分度之一也。初之气，始于寅正朔日子初二水下一刻，终于六十日零八十七刻半；六气共计三百六十日零五百二十五刻，是三百六十五日零二十五刻。此应天之数也。乙丑岁，初之气，天数始于二十六刻，终于一十二刻半；二之气，始于一十二刻六分，终于水下百刻；三之气，始于一刻，终于八十七刻半；四之气，始于八十七刻六分，终于七十五刻；五之气，始于七十六刻，终于六十二刻半；六之气，始于六十二刻六分，终于五十刻；所谓六二，天之数也。乙丑岁，初之气，始于甲子岁二百六十六日之二十六刻，终于六十一日之一十二刻半，计六十日零八十一刻半，六气共计三百六十五日零二十五刻，所谓六气之二，以应天之数也。丙寅岁，初之气，天数始于五十一刻，终于三十七刻半；二之气，始于三十七刻六分，终于二十五刻；三之气，始于二十六刻，终于一十二刻半；四之气，始于一十二刻六分，终于水下百刻；五之气，始于一刻，终于八十七刻半；六之气，始于八十七刻六分，终于七十五刻；所谓六三天之数也。丙寅岁，初之气，始于前二岁七百三十一日之五十一刻，终之气终于一千九十六日之七十五刻，计三百六十五日零二十五刻，所谓三岁之六气也。丁卯岁，初之气，天数七十六刻，终于六十二刻

---

[1] 水下一刻：古代无钟表，用铜壶贮水，壶上穿一小孔，使水经小孔自然滴漏以为记时之器，名曰漏壶。壶中贮水量恰巧一昼夜漏尽，在壶面刻着101条横线，横线与横线间称一刻，合计100刻，每刻又分为十分。所谓水下一刻，即水面微低于第一横线时。现在应称为零刻。水漏至第二横线，称为终于一刻。以水下百刻，作为一昼夜时间的计算。

半；二之气，始于六十二刻六分，终于五十刻；三之气，始于五十一刻，终于三十七刻半；四之气，始于三十七刻六分，终于二十五刻；五之气，始于二十六刻，终于一十二刻半；六之气，始于一十二刻六分，终于水下百刻；所谓六气，天之数也。次戊辰岁，初之气，复始于一刻，常如是无已，周而复始。丁卯岁，初之气始于一千九十六日之七十五刻，终于一千四百六十一日之水下百刻，是每年各三百六十五日零二十五刻，四年共计一千四百六十日，又积盈百刻而成一日也。每年计朔虚六日，气盈五日零二十五刻，二十岁中之气盈朔虚共积余二百二十五刻，是以三岁一闰，五岁再闰，十有九岁七闰而除三日之有奇也。曰：愿闻其岁候何如？曰：日行一周，天气始于一刻；日行再周，天气始于二十六刻；日行三周，天气始于五十一刻，日行四周，天气始于七十六刻；日行五周，天气复始于一刻，所谓一纪也。上节论六气之纪步，此复论一岁之气以应周天之数焉。周天三百六十五度四分度之一，日一日绕地一周，而过一度，每岁计三百六十五日零二十五刻，是日行一岁一周天，而复行于再周也，四岁共积盈百刻，而为一纪[1]。是故寅、午、戌岁气会同，卯、未、亥岁气会同，辰、申、子岁气会同，巳、酉、丑岁气会同，终而复始。此言天数与地支会同，是以四岁为一纪。寅、午、戌岁皆主日行三周，天气始于五十一刻；卯、未、亥岁，皆主日行四周，天气始于七十六刻；辰、申、子岁，皆主日行一周，天气始于一刻；巳、酉、丑岁，皆主日行一周[2]，天数始于二十六刻；四会而地支已周，终而复始。曰：愿闻其用也。曰：言天者，求之本；言地者，求之位；言人者，求之气交。用者，阴阳升降之为用也。本者，天以风、寒、暑、湿、燥、火之六气为本。位者，三阴三阳之步位也。气交者，天地阴阳之气、上下出入之相交也。曰：何谓气交？曰：上下之位，气交之中，人之居也。故曰：天枢之上，天气主之；天枢之下，地气主之；气交之分，人气从之；万物由之，此之谓也。上下之位，天地定位也。天枢之上下者，言天色乎地，地居天之中也。人与万物生于天地气交之中，人气从之，而生、

---

〔1〕一纪：此处以四年为一纪。纪，就是标志，标志一个循环。如五运以五年为一纪，六气以六年为一纪，运气相合则三十年为一纪。

〔2〕一周：按注文义应为"二周"。辰、申、子岁，皆主日行一周；巳、酉、丑岁，皆主日行二周；寅、午、戌岁，皆主日三周；卯、未、亥岁，皆主日行四周。

长、壮、老、已；万物由之，而生、长、化、收、藏。曰：何谓初中？曰初凡三十度而有奇，中气同法。曰：初中何也？曰：所以分天地也。曰：愿卒闻之。曰：初者，地气也；中者，天气也。此申明天地阴阳之气也。夫岁半之前，天气主之，而司天之初气，又始于地之左；岁半之后，地气主之，而在泉之初气，又始于天之右。是以上下之相交也。而一岁之内，又有初中之外有奇者，各主三十日零四十三刻七分五厘。地主初气，天主中气，是一气之中，而又有天地阴阳之交会，故曰：阴中有阳，阳中有阴。

曰：其升降何如？曰：气之升降，天地之更用也。曰：愿闻其用何如？曰：升已而降，降者谓天，降已而升，升者谓地。天气下降，气流于地，地气上升，气腾于天，故高下相召[1]，升降相因[2]，而变作矣。天气主降，然由升而降，是所降之气从地之升；地气主升，然由降而升，是所升之气从天之降，此天地更用之妙也。天气流于地，地气腾于天，高天下地之气交相感召，因升而降，因降而升，升降相因，而变化作矣。曰：善！寒湿相遘，燥热临[3]，风火相值，其有闻乎？曰：气有胜复，胜复之作，有德有化，有用有变，变则邪气居之。遘，谓六气之遘合。临，谓六气之加临。值，谓六气之值岁。胜复，淫胜郁复也。德化者，气之详用者，体之动变者，复之化邪者，变易之气也。曰：何谓邪乎？曰：物之生[4]，从于化；物之极，由乎变。变化之相薄，成败之所由也。《五常政大论》：气始而生化，气终而象变。是以生、长、收、存，物之成也。灾眚变易[5]，物之败也。故人与万物生长于阴阳变化之内，而成败倚伏于其中[6]。是故气有往复，用有迟速，四者之有，而化而变，风之来也。气有往复，谓天地之气有升有降也。用有迟速，谓阴阳出入有迟有速也。风者，天地之动气，能生长万物，而亦能害万物者也。玉师曰[7]：至而不至，来气之迟也；未至而至，来气之速也。迟速者，谓阴阳六气有太过、不及之用，故下文曰：因盛衰之变耳。曰：

---

〔1〕相召：召，招也。意即相互吸着感应。
〔2〕相因：即互为因果。
〔3〕燥热临：《素问》原文为"燥热相临"，"燥热"之下漏一"相"字。
〔4〕物之生：《素问》原文为"夫物之生"。"物之生"之上，漏一"夫"字。
〔5〕眚（shěng 省）：疫苦。灾眚，犹灾害。
〔6〕倚伏：相因曰倚，隐藏曰伏。倚伏即隐藏着相互的因果。
〔7〕玉师：为张志聪之子。

迟速往复，风所由生，而化而变，故因盛衰之变耳。成败倚伏，游乎中，何也？曰：成败倚伏，生乎动，动而不已，则变作矣。动者，升降出入之不息也。万物之成败由阴阳之变化，是以成败之机，倚伏于变化之中。曰：有期乎？曰：不生不化，静之期也。如不生不化，静而复已，盖言天地之气动而不息者也。曰：不生化乎？曰：出入废，则神机化天；升降息，则气立孤危。出入，阖辟也〔1〕。机，枢机也。神机者阴阳不测之变化。夫合辟犹户扇也，枢即转枢。盖舍枢则不能合辟；舍合辟则无从转枢。是以出入废则神机之化灭矣。升降，寒暑之所往来也。夫阴阳升降，皆出乎地，天包乎地之外，是以升降息，在外之气孤危，孤则不生矣。故非出入，则无以生、长、壮、老、已；非升降，则无以化、收、存〔2〕。是以升降出入，无器不有。已，死也。生、长、壮、老、已，指动物而言；生、长、化、收、存，指植物而言。凡有形者谓之器。言人生于天地气交之中，有生、长、壮、老，皆由乎升降出入之气化，是以无器不化升降出入矣。故器者，生化之宇，器散则分之，生化息矣。无不出入〔3〕，无不升降，凡有形之物，无不感此天地四方之气而生而化。故器者，乃生化之宇〔4〕，器散则阳归于天，阴归于地，而生化息矣。故万物无不有此升降出入，亦由成败而后已。化有小大，期有远近，此言天地之气化动静，又有小大、远近之分焉。如朝菌不知晦朔，蟪蛄不知春秋〔5〕，此化之小也；蓂灵〔6〕、大椿〔7〕，以千百岁为春，千百岁为秋，此化之大也。夫天地之气，阳动阴静，昼动夜静，此期之近也；天开于子，地辟于丑，天地开辟，动而不息，至戌、亥而复，

〔1〕阖辟：即开合。阖，合。辟，开。

〔2〕非升降，则无以化、收、存：《素问》原文为"非升降，则无以生、长、化、收、藏"。锦章本文中脱"生、长"二字。

〔3〕无不出入：《素问》原文为"故无不出入"。脱一"故"字。

〔4〕宇：居处。

〔5〕朝菌不知晦朔，蟪蛄不知春秋：出自《庄子·逍遥游》。比喻极短的生命。许慎、高诱二注并云："朝菌，朝生暮死之虫也，生水上，状似蚕蛾（蚁），一名孳母。"蟪蛄，蝉科。体长2～2.5厘米，紫青色，有黑纹，后翅除外缘，皆为黑色。五六月作吱吱的鸣声。

〔6〕蓂灵：古代传说中的一种瑞草。

〔7〕大椿：椿，木名。《庄子·逍遥游》："上古有大椿者，以八千岁为春，八千岁为秋。"

天地浑元，静而不动，此期之远也。四者之有，而贵常守，反常则灾害至矣，故曰：无形无患，此之谓也。人生于天地之间，有此升降出入之气，而贵常守此形，常怀忧患。如反常则灾害并至。故曰：无形无患，谓能出于天地之间，脱履形骸之灾[1]，而后能无患。曰：有不生化乎？曰：与道合同，惟真人也。言人生于天地之间，而不为造化之所囿者[2]，其惟真人也已。

【按语】本节论述六气学说的基本观点，指出：

（一）六气学说是根据天体运动的规律而创立的。天体的变化有盛衰，因之气候有"至而至，至而不至，至而太过"等不同，而天地间万物之生化，人体的气色、脉象等与之息息相应。

（二）六气之间，有本、标、中气的相互关系；而它们之间也具有互相承制的作用。

（三）六气有主气，即主时之气，年年不变；有客气，随五运而每年迭转变化。但这种变化，有其一定规律。主气与客气，各分六步，即初、二、三、四、五、终之气。每步各主60日87.5刻。而"二十四步积盈百刻而成日"，故以每四年为一纪。

（四）论述每年之中，客气加临于主气之上，有顺，有逆；运与气相临，也有顺，有逆。因之有天符、岁会、太乙天符的年政。

（五）强调了天体是运动不息的，而升降出入是其运动形式，运动一终止，生机也就灭亡。运动失常则灾害立至。而运气学说正是解释这种运动的规律。

《五常政大论》曰[3]：平气何如而名？何如而纪也[4]？平气乃岁会之纪，气之平者也。曰：木曰敷和，火曰升明，土曰备化，金曰审平，水曰静顺。五

---

〔1〕脱履：一作"脱屣"，比喻无所顾恋。

〔2〕囿（yòu 又）：拘泥，局限。

〔3〕《五常政大论》：为《素问》第七十篇的篇名。是篇论述五行政令之常故，故名。

〔4〕纪：此处作标志的年分解，或作纪名解。

运之平气，而各有纪名也。东方生风，风生木，木得其平则敷布阳和之气，以生万物；火性炎上，其得显明；土主化物而局备于四方；金主肃杀，得其和平不妄形也；水体清静，性柔而顺。曰：其不及奈何？曰：木曰委和，火曰伏明，土曰卑监，金曰从革，水曰涸流。五运不及，而亦各有纪名也。木气不及，则不能敷布阳明而委弱矣；火气不及，则光明之令不升而下伏矣；土气不及，则卑下坚守而不能周备于四方矣；金性本刚不及，则从火化而变革矣；水气不及，则源流干涸矣。曰：太过何谓？曰：木曰发生，火曰赫曦，土曰敦阜，金曰坚成，水曰流衍。五运太过，亦各有纪名也。木气有余，发生盛也。赫曦，光明显盛之象。敦，厚；阜，高也。金体坚刚，用能成物。衍，满而溢也。曰：三气之纪，愿闻其候。纪，年也。三气，谓平气之与太过、不及也。曰：敷和之纪，木之平运。木德周行[1]，阳舒阴布[2]，五化宣平[3]，生、长、化、收、存之五气，先由生气之宣布，生气和则五气皆平矣。其气端，正直也。其性随，柔顺也。其用曲直[4]，木之体用也。其化生荣，木之生化也。其类草木，类，物类也。其政发散，发生散蔓，木布之政也。其候温和，春之候也。其令风，木之号令也。其脏肝，肝其畏清，木畏金也。其主目，在窍为目。其谷麻，麻体象木，其色苍也。其果李，色青而味酸也。其实核，核内有仁，仁分两片，木之生原也。其应春，其虫毛，如草木之生丛而生于草木者也。其畜犬，犬性勇往直前，感春生怒发之气也。其色苍，其养筋，肝主筋。其病里急支满，肝之病也。其味酸，其音角，其物中坚，木生于水，其心多坚。其数八。木之成数也。

　　升明之纪，正阳而治，德施周普，火主阳气，位居南方。五化均衡，阳和之气敷布，五化之气，俱以均平。其气高，火性炎上。其性速，火性动急。其用燔灼，烧炙曰燔灼，火之用也。其化蕃茂，万物蕃茂，夏长之化。其类火，凡在地之火，皆与之同类。其政明曜，火布之政也。其候炎暑，夏之候也。其令热，在天为热，火之令也。其脏心，心其畏寒，火畏水也。其主舌，心开窍于舌。其谷麦，乃夏成之谷也。其果杏，色

---

〔1〕木德周行：木德为生气。周行，即布达于四方上下。

〔2〕阳舒阴布：阳气得舒，阴气得布。指阴阳发挥正常作用。

〔3〕宣平：宣，施行；平，和平。这里作正常的功能解。

〔4〕曲直：为树木发荣之形象。树干枝条，有曲有直，自由伸展。

赤而味苦。其实络，果实之脉络也。其应夏，其虫羽，飞翔而上，感火气之生也。其畜马，午属火。其色赤，其养血，心主血脉。其病瞤瘛[1]，动掣也。其味苦，火之味。其音徵，火之音也。其物脉，物之脉络也。其数七。火之成数。

　　备化之纪，气协天休[2]。协，合也。天主生，地主平，土气和平，合天之休算而化生万物矣。德流四政，五化齐修[3]。土德流于四方，而五化齐修矣。其气平，夷土之气也。其性顺，土之性也。其用高下，土之体或高或下，咸备其化，土之用也。其化丰满，丰厚满溢，湿土之化也。其类土，五方五土与之同类。其政安静，安静而化，土之政也。其候溽蒸[4]，长夏之候也。其令湿，在天为湿，土之令也。其脏脾，脾其畏风，木乃土之胜也。其主口，脾开窍于口也。其谷稷，黅谷也[5]。其果枣，色黄而味甘。其实肉，果实之肉也。其应长夏，其虫倮[6]，肉体之虫也。其畜牛，土之畜也。其色黄，其养肉，脾主肌肉。其病否[7]，上下之气不交也。其味甘，土之味也。其音宫，中土之音。其物肤，物之肤肉也。其数五。土之生数。

　　审平之纪，收而不争，金气和平。杀而无犯，不残害于物也。天地之气，春生秋杀。五化宣明，金气清肃。其气洁，白也，金之气也。其性刚，金之性。其用散落[8]，金之用也。其化坚敛，秋气收存。其类金，其政劲肃，坚劲清肃，金之政也。其候清切，秋之候也。其令燥，在天为燥。其脏肺，肺其畏热，金畏火也。其主鼻，肺开窍于鼻。

---

[1]瞤瘛（chì 翅）：瞤，肌肉掣动。瘛，病名。《素问·玉机真藏论》："病筋脉相引而急，病名曰瘛。"

[2]气协天休：协，协调，融洽解。休，指吉庆，美善。《诗·商颂·长发》："何天之休？"郑玄笺："休，美也。"

[3]齐修：平均完善之意。

[4]溽（rù 褥）蒸：即湿热之气薰蒸。溽，湿润。

[5]黅（jīn 今）谷：谷之色黄。黅，黄色。

[6]倮（luò 落）：虫旧时称无羽毛鳞甲蔽身的动物。《礼记·月令》："其虫倮。"孙希旦集解："凡物之无羽、毛、鳞、介，若龟（蛙）、蟆（蚓）之属，皆倮虫也；而人则倮虫之最灵者。"

[7]否：通"痞"，窒塞不通。

[8]散落：金性肃杀，能使万物成熟脱落。

其谷稻，乃秋成之谷。其果桃，色白而有毛。其实壳，坚壳之实。其应秋，其虫介，介甲之虫。其畜鸡，鸡性善斗，感肃杀之气也。其色白，其养皮毛，肺主皮毛。其病咳，肺之病也。其味辛，乃金之味。其音商，西方之音。其物外坚，实壳、介甲之物。其数九。金之成数。

静顺之纪，存而勿害[1]，水运和平，故虽主存而不害于物也。治而善下，五化咸整，平治而善下，故五气感之而咸整也。其气明，其性下，水性就下。其用沃衍，沃，灌溉也。衍，满溢也。其化凝坚，脏气之化也。其类水，其政流演[2]，昼夜不竭，水之政也。其候凝肃，冬之候也。其令寒，在天为寒。其脏肾，肾其畏湿，水畏土也。其主二阴，肾开窍于前后二阴。其谷豆，乃水之谷。其果栗，色黑味咸。其实濡，实中有津液者也。其应冬，其虫鳞，水中所生。其畜彘[3]，豕也。其色黑，其养骨髓，肾所主也。其病厥，肾为生气之原，故病则手足厥冷也。其味咸，其音羽，属水。其物濡，其数六。水之成数。故生而勿杀，木运之岁，得生气而无金气之肃杀。长而勿罚，火运之岁，得长气而无水气之克罚。化而勿制，土运之岁，得化气而无木气之制胜。收而勿害，金运之岁，得收气而无火气之贼害。存而勿抑，水运之岁，得存气而无土气之遏抑。是谓平气。

委和之纪，是谓胜生。木运不及，是谓委和，则所胜之气胜其生气矣。金气胜则木之生气不能章其政令矣。生气不政，化气乃扬，木政不章则土气无畏。长气自平，木衰则火气不盛。收令乃早，凉雨时降，金气盛，故收令早凉为金化。风云并兴，土化。草木晚荣，苍干凋落，物秀而实，肌肉内充。其气敛，以上皆化气与秋成之气专令。其用聚，其动缩、戾、拘、缓，其发惊骇，动者，病机动于内；发者，证发于外也。缩，短缩也；戾，了戾也；拘，拘急也；缓，不收也；皆筋之为病也。其脏肝，其果枣李，其实核壳[4]，其味酸辛，其色白苍，其畜犬鸡，其虫毛介，其主雾露凄沧，其声角商，其病摇动注恐，从金化也。皆因木运不及，故并从金土之化也。少角

---

〔1〕存：《素问》原文为"藏"字。本书多以"存"代"藏"。

〔2〕流演：张景岳："演，长流貌。井泉不竭，川流不息，皆流演之义。"

〔3〕彘（zhì 治）：即猪。

〔4〕其实核壳：《素问》原文"其实核壳"之下尚有"其谷稷稻"四字。

与少商同〔1〕，上角与正角同〔2〕。上商与正商同。其病支废〔3〕，痈肿疮疡，其甘虫〔4〕，邪伤肝也。皆金气盛也。上宫与正宫同，萧飋肃杀，则炎赫沸腾，眚于三〔5〕，所谓复也〔6〕，其主飞蠹蛆雉，乃为雷霆。蠹生于木，飞乃火象，蛆乃蝇之子，蛆入灰中，脱化为蝇，蝇喜暖恶寒，昼飞夜伏，雉为离禽，皆火复之飞化也。雷之迅者曰霆，木郁极而火绕之，其气则为雷霆，故《易》曰："震为雷〔7〕。"

伏明之纪，是谓胜长，长气不宣，脏气反布，火运不及，则水气胜之。收气有政〔8〕。金气无畏。化令乃衡〔9〕，土气不盛。寒清数举，暑令乃薄，水胜火也。承化物生，生而不长，成实而稚，迁化已老，阳气屈伏，蛰虫早存，其气郁，水制火也。其用暴，火性欲发也。其动彰伏变易〔10〕，而为寒也。其发痛，寒气胜。其脏心，其果栗桃，其实络濡，其谷豆稻，其味苦咸，其色玄丹〔11〕，其畜马彘，其虫羽鳞，其主冰雪霜寒，其声徵羽，其病昏惑悲忘。心神不足也。从水化也。皆因火运不及，故并从金水之化也。少徵与少羽同，上商与正商同。邪伤心也，因从水化，而心火受亏也。凝惨凓冽，则暴雨霖霪，眚于九，其主骤注，

〔1〕少角与少商同：《素问》原文为"少角与判商同"。少角，古人以五音代表五运，又根据正常、不及、太过定出正、少、太三种代号，如木运敷和为平气，称正角；委和为不及，称少角；发生为太过，称太角。其他如正宫、正商同此义。判商，指少商。判作一半解。商属金，木气半从金化，故少角同与判商。

〔2〕上角：角属木，上指司天而言，厥阴风木司天，称为上角。以下上商、上宫同此义。

〔3〕支废：四肢痿弱不用。支，四肢。废，痿弱不用。

〔4〕甘虫：甘为土味，甘味生虫，乃木运不及，土反来侮，故称甘虫。

〔5〕三：指三宫，即东方震位。

〔6〕复：报复。木运不及，金气胜木，木郁生火，火能克金，故称为复。

〔7〕震为雷：震为八卦卦名之一。其与自然界配合为乾为天，坤为地，离为火，坎为水，震为雷，巽为风，艮为山，兑为泽。

〔8〕有：《素问》原文为"自"字。"有"字乃"自"字之误。"自政"，谓自行政令。指金气因火不足而不受制约，而擅自施政。

〔9〕化令乃衡：衡，作平定解。化令，指土气。谓土气平定不能发展。

〔10〕彰伏：彰，表现于外。伏，隐伏于内。

〔11〕玄丹：玄，带赤的黑色。丹，朱红色。

雷霆震惊，沉黔淫雨[1]。骤注淫雨，上之变也。

卑监之纪，是谓减化。化气不令，生政独彰，土运不及，化气乃减，则木气胜之。长气整[2]，雨乃愆[3]，收气平，上气不及。风寒并兴，木不专令。草木荣美，秀而不实，成而粃也[4]。化气不令。其气散，木之气。其用静定[5]，土之用也。其动疡涌[6]，分溃痈肿[7]，其发濡滞[8]，水乘土病也。其脏脾，其果李栗，其实濡核，其谷豆麻，其味酸甘，其色苍黄，其畜牛犬，其虫倮毛，其主飘怒振发[9]，其声宫角，其病留满塞否[10]，脾气伤心。从木化也，皆因土运不及，故兼从木水之化也。少宫与少角同，上宫与正宫同，上角与正角同，其病飧泄，邪伤脾也。因从木化而土气受伤也。振拉飘扬[11]，木淫甚也。则苍干散落，金复木也。其眚四维，其主败折金之用也。虎狼，西方之兽也。清气乃用，生政乃辱。辱，屈也，金气复而生政始辱。

从革之纪，是谓折收。收气乃后，生气乃扬，长化合德，火政乃宣，庶类以蕃[12]。金运不及则火气胜之。其气扬，火之气也。其用躁切，金之用也。其动铿禁[13]，声不出也。瞀厥，肺病气逆。其发咳喘，火刑肺也。其脏肺，其果李杏，其实壳络，其谷麻麦，其味苦辛，其色白丹，其畜鸡羊，其虫介羽，

---

〔1〕沉黔（yīn 阴）淫雨：黔，同"阴"。张景岳："沉黔，阴云蔽日也；淫，久雨也。此皆湿胜之变。"

〔2〕长气整：火主长气，因土衰木旺生火，故长气完整如常。

〔3〕雨乃愆（qiān 牵）：谓土运不及，地气不能上升，雨水不降。愆，失误。

〔4〕粃（bǐ 比）：同"秕"。中空或不饱满的谷粒。

〔5〕静定：土性本为安静，土运不及则静而至定，不能发生作用。

〔6〕涌：形容脓多有如泉涌。

〔7〕分溃：分，破裂。溃，溃烂。

〔8〕濡滞：指水气不行。滞，不畅。

〔9〕飘怒：风势迅速，用怒来形容。

〔10〕留满塞否：《素问》原文为"留满否塞"。"塞否"乃"否塞"之误。

〔11〕振拉：指风气有振动摧折之势。拉，作摧折解。

〔12〕庶类：指万物。庶，众多。

〔13〕铿禁：张景岳："铿然有声，咳也。禁，声不出也。"

其主明曜炎烁，其声商征，其病嚏咳鼽衄，金之病也。从火化也。皆因金运不及，而兼木火之化也。少角与少征同，上商与正商同，上角与正角同。邪伤肺也。因从火化而金气受克也。炎光赫烈，火淫甚也。则冰雪霜雹，水来复也。眚于七，其主鳞伏彘鼠，水之虫兽也。脏气早至，乃生大寒。子来复仇。

　　涸流之纪，是谓反阳。脏令不举，化气乃昌，长气宣布，水寒不及，阳反胜之。蛰虫不存[1]，土润，水泉减，土胜水也。草木条茂，荣秀满盈[2]。其气滞，土气濡滞。其用渗泄[3]，水之用也。其动坚止，土制水而成积也。其发燥槁，阴液虚也。其脏肾，其果枣杏，其实濡肉，其谷麦稷，其味甘咸，其色黅玄，其畜彘牛，其虫鳞倮，其主埃郁昏翳[4]，其声羽商，其病痿厥坚下[5]，肾之病也。从土化也。皆因水运不及而并从火土之化也。少羽与少商同，上宫与正宫同，其病癃闭[6]，邪伤肾也。埃昏骤雨，土淫甚也。则振拉摧拔，木气复也。眚于一，其主毛显狐狢，变化不存。毛乃丛聚之物，感春森之气而生，狐狢以毛，显而为裘，善御寒也。故乘危而行，不速而主，暴虐无德，灾反及之，微者复微，甚者复甚，气之常也。此言五运不及，则所胜之气，乘危而行，不速而至，唯淫胜而无和解之德，以致子来复仇。灾反及之，胜微则复微，胜甚则复甚，此胜复之常气也。

　　发生之纪，是谓启敶[7]。岁木太过，是谓发生启开也，敶，布也。土疏泄，苍气达，木气茂达。阳和布化，阴气乃随，生气淳化[8]，万物以荣。其化生，其气美，其政散[9]，其令条舒，阳和之令，万物感之而荣茂芳美也。其动掉眩巅疾，风气淫

---

〔1〕蛰虫不存：《素问》原文为"蛰虫不藏"。

〔2〕荣秀满盈：《素问》原文为"荣秀满盛"。

〔3〕渗泄：张景岳谓"水不畜也"。

〔4〕埃郁昏翳：形容尘土飞扬，有遮天蔽日之势。埃，尘土。昏翳，昏暗意。

〔5〕坚下：指下部坚硬癥结一类的病变。

〔6〕其病癃闭：《素问》原文为"其病癃闷"。王冰注："癃，小便不通；闷（bì必），大便干涩不利也。"

〔7〕启敶：即推陈出新之义。敶，古陈字，布也。启，开也。

〔8〕淳化：指生发之气雄厚，能化生万物。淳，厚也。

〔9〕散：作布散解。

于上也。其德鸣靡启坼，鸣，风木声。靡，散也。启坼，发陈之义也。其变振拉摧拔，风之变易也。其谷麻稻，其畜鸡犬，其果李桃，其色青黄白，其味酸甘辛，其象春，其经足厥阴、少阳，其脏肝脾，其虫毛介，其物中坚外坚，皆因木气太盛，彼此交相承制而生化也。其病怒。肝气盛也。太角与上商同，上徵则其气逆，其病吐利。逆于上则吐，逆于下则利。不务其德，则收气复，金气来复。秋气劲切，甚则肃杀，清气大至，草木凋零，邪乃伤肝。木淫太过而金气克之。

赫曦之纪，是谓蕃茂。岁火太过，是谓赫曦。长气盛，故草木蕃茂。阴气内化，阳气外荣，少阴之上，君火主之。炎暑施化，物得其昌。其化长，其气高，其政动，其令明显[1]，其动炎灼妄扰，手足躁扰。其德暄暑郁蒸[2]，气之和祥。其郁炎烈沸腾[3]，极则变易。其谷麦豆，其畜羊彘，其果杏栗，其色赤白玄，其味苦辛咸，其象夏，其经手少阴、太阳，手厥阴、少阳，其脏心肺，其虫羽鳞，其物脉濡，其病笑、疟、疮疡、血流、狂妄、目赤。皆火热之为病。上羽与正徵同，其收齐，其病痓，火气平而金不受伤，故其收气，得与生、长化气之相平也。痓者，太阳之为病也。上征而收气后也。暴烈其政，脏气乃复，时见凝惨，甚则雨水霜雹切寒，邪伤心也。火淫太甚则水气复之。

敦阜之纪，是为广化。土气盛而化气布于四方，故谓广化。厚德清静，顺长以盈，火土合化。至阴内实，物化充盈，烟埃朦郁[4]，见于厚土，大雨时行，湿气乃用，燥政乃辟。其化圆，其气丰，其政静，其令周备，其动濡积并稸[5]，湿气濡滞而成积聚也。其德柔润重淖，其变震惊飘聚[6]、崩溃，气之变也。其谷稷麻，其畜牛犬，其果枣李，其色黄玄苍，其味甘咸酸，其象长夏，其经足太阴、

---

〔1〕明显：《素问》原文为"鸣显"。张景岳："火之声壮，火之光明。"鸣是声音，显是显露色。鸣显，作显露声色解。

〔2〕暄：温热。

〔3〕其郁：《素问》原文为"其变"。

〔4〕烟埃朦郁：烟埃，指土气。朦郁，为形容土气盛，有笼罩的意义。

〔5〕稸：同"蓄"，积聚。

〔6〕震惊飘聚：《素问》原文为"震惊飘骤"，王冰注："震惊、雷霆之作也。飘骤，暴风雨至也。大雨暴注，则山崩土溃，随水流注。"

阳明，其脏脾肾，其虫倮毛，其物肌核，其病腹满、四肢不举，水湿之为病也。大风迅至，邪伤脾也。土气太过，风木复之。

坚成之纪，是谓收引。岁金太过，名曰坚成。天气洁，地气明，阳气随，阴治化，燥行其政，阳明之上，燥气主之。物以司成，收气繁布，化洽不终。其化成，其气削，其政肃，其令锐切，其动暴折、筋受其伤。疡痈，皮肤之疾。其德雾露萧飋[1]，其变肃杀凋零。气之变也。其谷稻黍，其畜鸡马，其果桃杏，其色白青丹，其味辛酸苦，其象秋，其经手太阴、阳明，其脏肺肝，其虫介羽，其物谷络，其病喘喝，胸凭仰息，金气太盛，肺气实也。上徵与正商同，其生齐，其病咳。火伤肺也。政暴变则名木不荣，柔脆焦首，长气斯救，大火流，炎烁且至，蔓将槁，邪伤肺也。金气太盛，火反刑之。

流衍之纪，是谓封存。水运太过，是为流衍。寒司物化，天气严凝，存政以布，长令不扬。其化凛，凛烈，寒之化也。其气坚，坚凝，寒之气也。其政谧，安静也。其令流注，水之性也。其动漂泄沃涌[2]，水注之为病也。其德凝惨寒雰[3]，寒，气之和者也。其变冰雪霜雹，寒极而变异也。其谷豆稷，其畜彘牛，其果栗枣，其色黑丹黅，其味咸苦甘，皆交相承制而生化也。其象冬，其经足少阴、太阳，其脏肾心，其虫鳞倮，其物濡满，其病胀，水盛而乘上也。上羽而长气不化也。政过则化气大举，水政太过则土来复之。而埃昏气交，大雨时降，邪伤肾也。埃昏，湿气上蒸也。气交，湿气上升而为云，天气下降而为雨也。故曰：不恒其德[4]，则所胜来复；政恒其德，则所胜同化，此之谓也。此总结五运之气，如恃强而不恒其德，则所胜之气来复，所谓侮反受邪，寡于畏也。如政令和平，各守其理，则所胜之气同化矣。同化者，即春有鸣条律畅之化，则秋有雾露清凉之政也。

---

〔1〕其德雾露萧飋：萧飋，风声也。燥之化也，静为雾露，用则风生。

〔2〕漂泄沃涌：张景岳："漂，浮上也；泄，泻下也；沃，灌也；涌，溢也。"都是形容水的动态与作用。

〔3〕雰（fēn 分）：雾气。

〔4〕不恒其德：此处指运气太过而失去常度，其性变为暴烈而欺侮被我所胜者。不恒，失去常度也。德，指正常的性能。

曰：天不足西北，左寒而右凉；地不满东南，右热而左温[1]；其故何也？

夫天有阴阳，地有阴阳。故论天之五运，而复论地之四方，左寒右凉，左热右温者，从后天之卦象也。盖后天之卦，离南坎北，震东兑西，以天地开辟而后有四方也。曰：阴阳之气，谓四方有寒热之气。高下之理，谓地土有高下之形。太少之异也。太少者，四象也[2]。因四方之气象而各有异也。东南方，阳也。阳者，其精降于下，故右热而左温。西北方，阴也。阴者，其精奉于上，故左寒而右凉。是以地有高下，气有温凉，高者气寒，下者气热，精者，即太乙所生之精水也。天气包乎下，精气通乎天，故《阴阳应象论》曰："天有精，地有形。"盖天为阳，而精为阴，阴阳上下之环转也。故精降于下则阳气升于上，是以右热而左温；阴精奉于上则阳气存于下，故左寒而右凉。西北势高，东南地陷，故高者气寒，下者气热。故适寒凉者胀，之温热者疮，下之则胀已，汗之则疮已，此腠理开闭之常，太少之异耳。此复论精气之从中而上下升降者也。

适，从也；适生于寒凉之方，阴气上奉，阳气不存，故多胀，所谓脏寒生满病也。之，往也；往处于温热之方，阴气下降，阳气上升，故多疮，所谓痛痒疮疡，皆属于火也。故下之则阴精降而阳气上升，故胀已；汗乃阴液，汗之则阴液升而阳气自降，故疮愈。此精气出入于肌腠之间，上下升降，一阖一开，乃自然之常理。人生于天地气交之中，有四方寒热之异，当从其气而调之，自然疴疾不起。

曰：其于寿夭，何如？曰：阴精所奉其人寿，阳精所降其人夭。阴精所奉之处，则元气固存，故人多寿；阳精所降之方，则元阳外泄，故人多夭。曰：其病也，治之奈何？曰：西北之气，散而寒之，东南之气，收而温之，所谓同病异治也。

西北气寒，寒固于外则热郁于内，故宜散其外寒，凉其内热；东南气热则阳气外泄，里气虚寒，故宜收其元阳，温其中冷，所谓病虽同而治法则异。故曰：气寒气凉，治以寒凉，行水渍之；气温气热，治以温热，强其内守，必同其气，可使平也，假者反之。

---

〔1〕左寒而右凉……右热而左温：左右，指方位而言。西北之右是西方，属金，气凉；西北之左是北方，属水，气寒。东南之左是东方，属木，气温；东南之右是南方，属火，气热。

〔2〕四象：《易·系辞上》："两仪生四象。"两仪，即指阴阳。四象为太阴、太阳、少阴、少阳。

西北之气寒凉，则人之阳遏郁于内，故当治以寒凉，行水渍之者，用汤液渍浸以取汗，开其腠理，以使阳气通畅；东南之气温热，则人之腠理开而阳气外弛，故当治以温热，强其元阳，固守于内，是闭者开之，开者闭之；气之升长者，收而存之；气之收存者，升而散之，必使其气之和同而始平也。如西北之人，病寒邪而假热者，又当治以温热；如东南之人，病寒邪而假寒者，又当治以寒凉，所谓假者反之。曰：一州之气，生化寿夭不同，其故何也？曰：高下之理，地势使然也。崇高则阴气治之，污下则阳气治之。阳胜者先天，阴胜者后天，此地理之常，生化之道也。此复论一方之气，而亦有阴阳寒热之不同也。如山陵高阜之地，则多阴寒；污下卑湿之地，则多阳热。阳胜者，四时之气先天时而至；阴胜者，四时之气后天时而至。盖寒暑往来，皆从地之出也，此地理高下厚薄之分，阴阳出入之常也。生化之道者，谓生、长、化、收、藏之气，阴气治之，气多收藏；阳气治之，气多生存。曰：其有寿夭乎？曰：高者其气寿，下者其气夭；地之小大异也，小者小异，大者大异。高者，其气收藏，故多寿；下者，其气发越，故多夭。一州之气，有大小之异也。高下之小者小异，大者大异。异，谓寿夭之异。故治病者，必明天道地理，阴阳更胜，气之先后，人之寿夭，生化之期，乃可以知人之形气矣。天道者，天之化运也；地理者，地之四方也。阴阳更胜者，五运六气之有太过、不及，有淫胜郁复也，气之先后也。太过者先天，不及者后天；污下者先天，高厚者后天。明人之寿夭，气之生化，乃可以知人之形气矣。曰：其岁有不病，而藏气不应不用者，何也？曰：天气制之，气有所从也。岁有不病者，不因天之五运、地之五方而为病也。脏气者，五脏之气应合五运五行。不应不用者，不应五运之用也，此因司天之气制之，而人之脏气从之也。曰：少阳司天，火气下临，肺气上从，白起金用[1]，草木眚，火见燔炳[2]，革金且耗，大雨以行[3]，咳、嚏、衄、衊、鼻窒、口疡、寒热、胕肿；按金平之纪，其脏肺，其色白，其类金，皆五运五行之用也。上从者，因司天之气下临，畏其胜制而从之也。盖五运之气根于中而运于外，司天之气位于上而临于下，肺气上从，白起金用皆上从司天之气，

---

[1] 白起金用：白为燥金之气的代名词。燥金之气受火的影响，起而用事，叫白起金用。

[2] 炳（ruò 若）：同"爇"。点燃，焚烧。

[3] 大雨：《素问》原文作"大暑"。"大雨"乃"大暑"之误。

而不为五运之所用。金用于上，则草木眚于下；金从火化，则变革而且耗。咳、嚏、衄、衄、鼻窒，皆肺病也；口疡、寒热、胕肿，火热证也；此金之运气而反从火化者也。此论运气上从天化〔1〕，与天刑岁运少有分别〔2〕。风行于地，尘沙飞扬，心痛，胃脘痛，厥逆，膈不通，其主暴速。少阳司天，则厥阴在泉，故风行于地，风胜则动，故尘沙飞扬。《灵枢经》曰〔3〕："厥阴心包络所生病者，心痛，烦心。"胃脘痛者，木克也。土位中央，中膈不通，则上下厥逆也。风气迅速，故其主暴速。阳明司天，燥气下临，肝气上从，苍起木用而立，土乃眚，凄沧数至，木伐草萎，胁痛目赤，掉振鼓栗，筋萎不能久立。立者，木之体也。盖言五行之体在地，而其用上从于天，木从天化，故下为土眚，金气下临，故木伐草萎。胁痛、目赤、振掉筋痿，皆肝木之病。暴热至，土乃暑，阳气郁发，小便变，寒热如疟，甚则心痛。火行于槁，流水不冰，蛰虫乃见。阳明司天，则少阴君火在泉，故暴热至而土乃暑也。郁，长也。阳热甚，故小便变而寒热如疟，所谓夏伤于暑，秋必痎疟也。心痛者，火淫于内也。槁，草木枯槁也。谓火行于草木枯槁之时，故流水不冰，而蛰虫不存也。太阳司天，寒气下临，心气上从，而火且明，丹起，金乃眚，寒清时举，胜则水冰，火气高明，心热烦，嗌干，善渴，鼽嚏，喜悲，数欠，热气妄行，寒乃复，霜不时降，善悲〔4〕，甚则心痛。火者，火之体也；明者，火之用也。寒气下临，脏气上从，火性炎上，水性润下，是以火性高明于上，而水寒冰凝于下也。夫在地为水，在天为寒，火气妄行于上，故霜寒以复之。心热烦、嗌干、善渴，火炎于上也。肺者，心之盖，鼽嚏、善悲，火热灼金也。火为阳，水为阴，数欠者，阳引而上，阴引而下也。善忘者，寒复而神气伤也。土乃润，水丰衍，寒客至，沉阴化，湿气变物，水饮内稸，中满不食，皮痛音群肉苛，筋脉不利，甚则胕肿，身后痈。太阳司天则太阴湿土在泉，故土乃润，水丰衍者，土能制水也。按辰戌之岁，太

---

〔1〕上从天化：天，指司天之气。上从天化，是岁运与司天之气相同。《素问·六元正纪大论》曰："五运行同天化者，命曰天符。"

〔2〕天刑：运气相临，气克运的为天刑。如庚子、庚午年，乙庚化金，子午为少阴君火，司天之气火克金运，为天刑年岁。

〔3〕《灵枢经》：此处指《灵枢·经脉》篇。原文应为"心主手厥阴心包络之脉……是主脉所生病者，烦心，心痛，掌中热"。

〔4〕善悲：《素问》原文为"善忘"。"悲"字乃"忘"字之误。

阳司天则寒水之客气加临于三之气。湿土之气主于四之气,故曰寒客至,沉阴化,谓长夏之交,水湿相合,无火土之长化,是以湿气变物也。稸,积稸;痛,也。水饮中满,皮痹肉苛[1]皆水湿之为病也。身后痈者,痛发于背也。本经曰[2]:诸痈肿者,寒气之变也。太阳寒水主气,而经脉循于背,故为身后肿。**厥阴司天,风气下临,脾气上从,而土且隆,黄起,水乃眚,土用革,体重,肌肉萎,食减口爽,风行太虚,云物摇动,目转耳鸣。**土平之纪,其类土,其脏脾,其色黄,土且隆者,土体丰厚于下也。黄起者,土用上从于天也。土从木化,则受其胜制,故土用变革,而为体重食减之脾病者也。目转耳鸣者,风淫于上也。**火纵其暴,地乃暑,大暑消烁[3],赤沃下,蛰虫数见,流水不冰,其发机速。**厥阴风木司天,则少阳相火在泉,木火相生,故火纵其暴。地乃暑者,太阴湿土亦暑热也。赤沃下者,虽沃若之,木叶亦焦赤而下落矣。至冬令严存之时,而蛰虫不见,流水不冰。火性速,而少阳主枢,故其发机速。**少阴司天,热气下临,肺气上从,白起金用,草木眚,喘、呕、寒热、嚏、鼽衄、鼻窒,大暑流行,其甚则疮疡燔灼,金铄石流,**草目眚,大暑流行,热甚于春夏也。金铄石流者,暑热淫于秋冬也。**地乃燥,凄沧数至,胁痛、善太息,肃杀行,草木变。**少阴司天,则阳明燥金在泉,故地乃燥。凄沧数至,清肃之气也。胁痛、善太息,肝脾之病也。肃杀行则草木变。**太阴司天,湿气下临,肾气上从,黑起水变,埃冒云雨,胸中不利,阴痿,气大衰,而不起不用,当其时,反腰椎痛,动摇不便也,厥逆。**黑起水变,用行而体变也。埃冒云雨,湿土之气化也。胸中不利,水气上乘也。阴痿者,肾气衰于下也。夫阳气生于肾气,而运用于肤表,肾气大衰,故阳气不起不用。阳气不起,则手足为之厥逆。当其冬令之时,肾脏主气而反腰椎痛,动摇不便,因肾气上从而大衰于下也。**地乃存阴,大寒且至,蛰虫早附,心下否痛,地裂冰坚,少腹痛,时害于食,乘金则止,水增,味乃咸,行水减也。**太阴司天则太阳寒水在泉,故地乃存阴而蛰虫早附也[4]。

---

[1]肉苛:张景岳:"肉苛,不仁不用也。"

[2]本经:此处应指《素问·脉要精微论》。原文为"诸痈肿、筋挛、骨痛,……此寒气之肿,八风之变"。

[3]大暑:《素问》原文为"大热"。

[4]附:有俯伏之意。

心下否者，上下水火之气不交也。地为冰坚者，寒水之变易也。少腹痛者，肾病于下也。时害于食者，水上乘土也。夫肾为本，肺为末，皆积水也。乘金则止者，水气上乘于肺则止耳。夫心气通于舌，心和则知五味，水增，味乃咸者，水盛而上乘于心也。此水气太过之为病，故行水则病减也。以上论五运之气，因天气制之，而五脏五行之气反从之而上同天化也。故曰：不知年之所加，气之同异，不足以言生化，此之谓也。盖天地五行之气，升降出入，动而不息，各有胜制，各有生成，万物由之，人气从之。故不知五运六气之临御，太过、不及之异同，不足以言生化矣。

【按语】本节论述运气学说内容的要点有三：

（一）论述五运的平气、太过、不及对自然界气候、万物生长变化以及人体的影响。五运平气，为正常年份里，自然界中所表现的正常状况与人体的关系。这种关系，是以五行作为自然界一切事物的比类归纳方法，有它的一定规律（见附表1、附表2）。运气不及的年份，其所产生的天时、万物生长及人体发病的情况，是根据五行生克的理论来推演归纳说理的。如气不及，必受制于人，我所不胜的会加倍克制，我所胜的也会乘机欺侮。但是这种抑制达到一定程度，便产生了一种反抗势力，其受制力量愈强，而反抗的势力也愈强，这是一种自然规律。如火运不及而从水化，土气来复；金运不及而从火化，水气来复；土运不及而从木化，金气来复；木运不及而从金化，火气来复；水气不及而从土化，木气来复等。此即所谓"乘危而行，不速而至；暴虐无德，灾反及之，微者复微，甚者复甚"的自然规律。五运太过年份，其对气候万物以及人体发病的影响，同样如此。气太过，则横施暴虐，加倍克制己所胜的，而反侮己所不胜的，但结果也必有胜我的前来报复。如木运太过，木旺克土，金气来复；火运太过则克金，水气来复等所谓"不恒其德，则所胜来复；政恒其德，则所胜同化"的自然规律。

（二）论述四方地理的高下阴阳对人体的影响。指出了"阴精所奉其人寿，阳精所降其人夭"的道理。进而强调了"因地制宜""同病异治"的治疗法则。

（三）论述了六气司天对自然界气候、万物及人体发病的影响。指出六气与人体脏气相应，但不是机械地反映人体相应脏气的疾病，可以由于制胜的关系而出现被制之脏的病变。从而论述运气与人体脏气的复杂关系。即所谓"岁有不病，而脏气不应不用"是由于"天气制之，气有所从"的缘故。如少阳司天，火气下临，肺气上从，而出现了咳、嚏、衄、鼽、鼻窒等肺脏之病；阳明司天，燥气下临，肝气上从，因之肝热，发为胁痛、目赤、眩晕、动摇、战栗、筋痿之病变等等。强调了运与气的加临顺逆对人体的影响。

以上论述，都是运气学说在医学上推演应用的具体内容。

附表1　五运三气之纪

五运	平气	不及	太过
木	敷和	委和	发生
火	升明	伏明	赫曦
土	备化	卑监	敦阜
金	审平	从革	坚成
水	静顺	涸流	流衍

附表2　五运平气之纪所应

五运	平气	气	性	用	化	类	政	候	令	脏	脏畏	谷	藏主	果	应	虫	应	畜	色	养	病	味	音	物	数
木	敷和	端	随	曲直	生荣	草木	发散	温和	风	肝	清	麻	目	李	核	毛	春	犬	苍	筋	里急支满	酸	角	中坚	八
火	升明	高	速	燔灼	番茂	火	明曜	炎暑	热	心	寒	麦	舌	杏	络	羽	夏	马	赤	血	瞤瘛	苦	徵	脉	七
土	备化	平	顺	高下	丰满	土	安静	溽蒸	湿	脾	风	稷	口	枣	肉	倮	长夏	牛	黄	肉	否	甘	宫	肤	五
金	审平	洁	刚	散落	坚敛	金	动肃	清切	燥	肺	热	稻	鼻	桃	壳	介	秋	鸡	白	皮毛	咳	辛	商	外坚	九
水	静顺	明	下	沃衍	凝坚	水	流演	凝肃	寒	肾	湿	豆	二阴	栗	濡	鳞	冬	彘	黑	骨髓	厥	咸	羽	濡	六

《至真要大论》曰〔1〕：六气分治，司天地者，其至何如？此论六气之司天在泉，其气至之何如也？曰：天地之大纪，人神之通应也。天地变化，人神运为，中外虽殊，其通变则一也。曰：愿闻上合昭昭，下合冥冥，奈何？昭昭，合天道之明显；冥冥，合在泉之幽深。曰：此道之所生〔2〕，工之所疑也。道之所生，其生虽一，工不知其要，则流散无穷，故多疑也。曰：愿闻其道也。曰：厥阴司天，其化以风。少阴司天，其化以热。太阴司天，其化以湿。少阳司天，其化以火。阳明司天，其化以燥。太阳司天，其化以寒。其所临脏位，命其病者也。风、寒、暑、湿、燥、火，天之六气也，三阴三阳上奉之，故六气为司天之化临脏位者，天气上临而下合人之脏位，随六气之所伤而命其病也。曰：地化奈何？曰：司天同候，间气皆然。曰：间气何谓？曰：司左右者，是谓间气也。曰：何以异之？曰：主岁者纪岁，间气者纪步也。六气司天而环绕于地下，故与司天同候，从左右而环转，是以间气皆然，但司天在泉之气纪岁，间气纪步之不同也。曰：岁主奈何？曰：厥阴司天为风化，在泉为酸化，司气为苍化〔3〕，间气为动化；少阴司天为热化，在泉为苦化，不司气化，居气为灼化〔4〕；太阴司天为湿化，在泉为甘化，司气为黅化，间气为柔化；少阳司天为火化，在泉为苦化，司天为丹化，间气为明化；阳明司天为燥化，在泉为辛化，司气为素化，间气为清化；太阳司天为寒化，在泉为咸化，司气为玄化，间气为脏化。故治病者，必明六化分治，五味五色所生，五脏所宜，乃可以言盈虚病生之绪也。间气之为动，为灼，为柔，为明，为清，为脏者，六气之用也。此论六气之司天、在泉及化运间气之分治，皆有盛、有虚，而为民病。治病者，或从岁气，或随运气以备物，以所生之五味、五色，合五脏之所宜，乃可以言五运六化之盈虚，

---

〔1〕《至真要大论》：张志聪谓："至真者，谓司天在泉之精气，乃天一之真元。要者，谓司岁备物，以平治其民病，无伤天地之至真，乃养生之至要也。"故名。

〔2〕此道之所生：《素问》原文为"此道之所生"。道，此处指医学理论。

〔3〕司气：指岁运。即司六气与岁运的气化。张景岳："言五运之气也，不运司气、故色化青苍，丁壬年是也。"

〔4〕居气：即间气。因少阴为君火，故尊之为居气。新校正谓："少阴不曰间气，而云居气者，盖君火无所不居，不当间之也。"

病生之端绪也。曰：厥阴在泉而酸化光，余知之者[1]。风化之行也，何如？曰：风行于地，所谓本也，余气同法。本乎天者，天之气也；本乎地者，地之气也，六节分而万物化生矣。故曰：谨候气宜，无失病机，此之谓也。此言司天在泉俱以六气为本，故谨候六气之所宜，无失五行之病机，斯得至真之要道。曰：其主病何如？谓主治病之药物。曰：司岁备物，则无遗主矣。谓从六气五运以备之。曰：先岁何如[2]？谓先备司岁之物。曰：天地之专精也。曰：司岁者何如？曰：司气者主岁同，然有余不足也。司气谓五运之气，五运虽与主岁相同，然又有太过、不及之分。太过之岁，则物力厚，不及之岁，则物力浅薄矣。曰：非司岁物何谓也？曰：散也，故质同而异等也。气味有厚薄，性用有躁静。若非气运司岁之物，则气散而力薄，故形质虽同而气味有浅深、厚薄之异矣。治保有多少，力化有浅深[3]，此之谓也。谓治病保真之药力，或宜多用，或宜少用也。曰：岁主脏害[4]，何谓？曰：以所不胜命之，则其要也。此论五运之气之所不胜，而受司天在泉胜气之所胜制，故以所不胜命之，则岁主脏害之要可知矣。命，名也。曰：治之奈何？曰：上淫于下，所胜平之[5]；谓司天之气淫胜，其在下之运气，当以所胜平之。如少商金运而火热上临，宜平以咸寒，佐以苦甘。外淫于内，所胜治之。谓在泉之气淫胜，其在内之五运，当以所胜治之。如少宫土运，而风木下胜，宜治以辛凉，佐以苦甘。曰：善。平气何如？曰：谨候阴阳所在而调之，以平为期。正者正治，反者反治。平气，谓无上下之胜制，运气之和平也。甲、丙、戊、庚、壬为阳运；乙、丁、己、辛、癸为阴运。阴阳二运有太过、不及之分。正者正治，有太过之岁，当抑其胜气，扶其不胜。反者反治，谓不及之运，为所不胜之气反胜，当反佐以取之。曰：天地之气，内淫而病，何如？曰：岁厥阴在泉，寅申岁也。风淫所胜，则地气不明，平野昧，风淫于下，则尘土飞扬。草乃早秀。

---

[1] 余知之者：《素问》原文为"先余知之矣"。

[2] 先岁何如：《素问》原文为"先岁物何也"。"先岁"之下漏一"物"字。

[3] 力化：犹言药力所及。

[4] 岁主脏害：张志聪谓："岁主者，谓六气之主气。藏，五藏也。盖言五藏内属五行，外合五运，五运之气，受胜制之所伤，则病入五藏而为害矣。"

[5] 平之：新校正："详天气主岁，虽有淫胜，但当调之，故不曰治而曰平也。"

草得生气，成早秀也。民病洒洒振寒，善伸数欠，脾气病也。心痛支满，两胁里急，厥阴肝脉，上贯膈，布胁肋。饮食不下，膈咽不通，食则呕，腹胀善噫，得后与气，则快然如衰。木淫而土病也。

岁少阴在泉，卯酉岁也。热淫所胜，则焰浮川泽，少阴君火，生于水中。阴处反明，少阴标阴而本火。民病腹中常鸣，火气夺动也。气上冲胸，火气炎上也。喘不能久立，寒热皮肤动[1]，火淫肺金也。目瞑，热甚阴虚，畏阳光也。齿痛、颓肿，热乘阳明也。恶寒发热如疟，少阴标本之气病也。少腹中病，腹大，蛰虫不存[2]。热在下焦，则少腹痛；热在中焦，则腹大也。

岁太阴在泉，辰戌岁也。草乃早荣，土为草木之所资生。湿淫所胜，则埃昏岩目[3]，黄反见黑，黄乃土色，黑乃水色，皆土胜水应之义。至阴之交，乃三气、四气之交，土司令也。民病饮积，心痛，寒湿上乘也。耳聋，浑浑焞焞，嗌肿喉痹，乃三焦经也。阴病见血[4]，少腹痛肿，不得小便，乃水湿下流，为肾脏受病。病冲头痛，目似脱，项似拔，腰脊痛，髀不可以回，腘如结，腨如别。乃膀胱之病，盖三焦决渎之官，膀胱乃水津之府，土气淫之，而水脏、水府皆受病也。

岁少阳在泉，巳亥岁也。火淫所胜，则焰明郊野，少阳之火，地二所生。寒热更至。民病注泄赤白，热伤血分则注赤，热伤气分则注白。少腹痛，溺赤，热在下焦。甚则血便。甚则血出于小便。少阴同候。少阴之火出自水，少阳之火生于地，皆有寒热之分，故与少阴同候也。

岁阳明在泉，子午岁也。燥淫所胜，则露雾清瞑。金气淫于下则清雾瞑于上矣。民病常呕[5]，呕有苦，善太息，心胁痛不能反侧，乃足少阳病。甚则嗌干，面尘，体无膏泽，足外反热。乃足厥阴病，盖金胜而肝胆受病也。

岁太阳在泉，丑未岁也。寒淫所胜，则凝肃惨栗。民病少腹控睾，引腰脊，

---

[1] 寒热皮肤动：《素问》原文为"寒热皮肤痛"。"动"字为"痛"字之误。

[2] 蛰虫不存：为"蛰虫不藏"。

[3] 埃昏岩目：《素问》原文为"埃昏岩谷"。"目"字为"谷"字之误。

[4] 阴病见血：《素问》原文为"阴病血见"。

[5] 民病常呕：《素问》原文为"民病喜呕"。

上冲心痛，寒淫于下则膀胱与肾受之，膀胱居于少腹，肾主阴器，脉络于心。太阳之脉挟脊抵腰中。血见，心主血而寒气逼之。嗌痛颔肿。乃小肠经病。小肠者，心之府也。亦水邪上侮火脏火腑而然。

曰：治之奈何？曰：诸气在泉，风淫于内，治以辛凉，佐以甘苦[1]，以甘缓之，以辛散之；热淫于内，治以咸寒，佐以甘苦，以醉收之，以苦发之；湿淫于内，治以苦热，佐以酸淡，以苦燥之，以淡泄之；火淫于内，治以咸冷，佐以苦辛，以酸收之，以苦发之；燥淫于内，治以苦温，佐以甘辛，以苦下之；寒淫于内，治以甘热，佐以苦辛，以咸泻之，以辛润之，以苦坚之。凡六气为病，当以所胜之味治之。

曰：天气之变何如？曰：厥阴司天，风淫所胜，则太虚埃昏，云物以扰，寒生春气，流水不冰。民病胃脘当心而痛，上支两胁，膈咽不通，饮食不下，舌本强，食则呕，冷泄腹胀，溏泄瘕水闭，蛰虫不去[2]，病本于脾，冲阳绝，死不治。风木淫胜，故病本于脾，冲阳为足阳明胃脉，在足跗上，动脉应手，胃气已绝，故死不治。

少阴司天，热淫所胜，怫热至，火行其中[3]，民病胸中烦热，嗌干，右胠满，皮肤痛，寒热咳喘，大雨且至[4]，唾血血泄，鼽衄嚏呕，溺色变，甚则疮疡、胕肿，肩、背、臂、臑及缺盆中痛，心痛肺䐜，腹大满膨膨而喘咳，病本于肺，尺泽绝，死不治。火淫则金气受伤，故病本于肺，尺泽在肘内廉大纹中，动脉应手，肺之合穴脉也，肺气已绝，故死不治。

太阴司天，湿阴所胜，则沉阴且布，雨变枯槁。胕肿骨痛阴痹，阴痹者，按之不得，腰脊头项痛时眩，大便难，阴气不用，饥不欲食，咳唾则有血，心如悬，病本于肾。太溪绝，死不治。土淫胜水，故病本于肾。太溪，肾之动脉，

---

〔1〕佐以甘苦：《素问》原文无"甘"字。

〔2〕蛰虫不去：考张景岳《类经》为"蛰虫不出"。此句在"流水不冰"之下，于文义都较有理，可从。

〔3〕火行其中：《素问》原文为"火行其政"。

〔4〕大雨且至：考张景岳《类经》，此句在"火行其政"之下，文义似佳，可从。

在足内踝外，踝骨上。太溪脉不至，则肾气已绝，故死不治。

少阳司天，火淫所胜[1]，则温气流行，金政不平。民病头痛，发热恶寒而疟，热上皮肤痛，色变黄赤，传而为水，身面胕肿，腹满仰息，泄注赤白，疮疡，咳唾血，烦心，胸中热，甚则鼽衄，病本在肺。天府绝，死不治。火淫胜金，故病本于肺。天府，肺脉，在腋下三寸，动脉应手，肺气已绝，故死不治。

阳明司天，燥淫所胜，则木乃晚荣，草乃晚生，筋骨内变，民病左胠胁痛，寒清于中，感而疟，大凉革候，夏秋之交。咳，腹中鸣，注泄鹜溏，名木敛生，苑于下，草焦上首，心胁暴痛，不可反侧，嗌干面尘，腰痛，丈夫癫疝，妇人少腹痛，目昧眦伤[2]，疮、痤、痈，蛰虫来见[3]，病本于肝。太冲绝，死不治。金淫于上，故病本于肝。太冲在足大指本节后二寸，动脉应手，肝经之俞穴脉也，肝气已绝，故死不治。

太阳司天，寒淫所胜，则寒气反至，水且冰，血变于中，发于痈疡，民病厥心痛[4]，呕血血泄，鼽衄，善悲，时眩仆，运火炎烈，雨暴乃雹[5]。胸腹满，手热肘挛，腋肿，心澹澹大动，胸胁胃脘不安，面赤目黄，善噫，嗌干，甚则色炲，渴而欲饮，病本于心。神门绝，死不治。所谓动气知其脏也。火热上炎，水火寒热交争，而神门脉绝，心气灭矣。神门，心之俞穴，在手掌后锐骨端，动脉应手，故所谓候脉之动气，则知其五脏之存亡矣。

曰：治之奈何？曰：司天之气，风淫所胜，平以辛凉，佐以苦甘，以甘缓之，以酸泻之；热淫所胜，平以咸寒，佐以苦甘，以酸收之；湿淫所胜，平以苦热，佐以酸辛，以苦燥之，以淡泄之；湿上甚而热，治以苦温，佐以甘辛，以汗为故而止；火淫所胜，平以酸冷，佐以苦甘，以酸收之，以苦发

[1] 火淫所胜：为"湿淫所胜"之误。

[2] 伤：《素问》原文为"疡"字。

[3] 蛰虫来见：考张景岳《类经》，此句在"草焦上首"之下，文义似佳，可从。

[4] 民病：考张景岳《类经》，"民病"二字移于"血变于中，发为痈疡"之上，文义似佳。可从。

[5] 运火炎烈，雨暴乃雹：考张景岳《类经》，此两句上移于"冰且冰"之下，文义似佳，可从。

之，以咸复之；热淫同；燥淫所胜，平以苦温，佐以酸辛，以苦下之；寒淫所胜，平以辛热，佐以甘苦，以咸泻之。在泉之气曰治，司天之气曰平，盖天气在外而地气在内也。故曰治者，治其内而使之外者也；曰平者，平其上而使之下也。曰：善！邪气反胜，治之奈何？曰：风司于地，清反胜之，治以酸温，佐以苦甘，以辛平之；热司于地，寒反胜之，治以甘热，佐以苦辛，以咸平之；湿司于地，热反胜之，治以苦冷，佐以咸甘，以苦平之；火司于地，寒反胜之，治以甘热，佐以苦辛，以咸平之；燥司于地，热反胜之，治以平寒，佐以苦甘，以辛平之〔1〕，以和为利；寒司于地，热反胜之，治以咸冷，佐以甘辛，以苦平之。邪气反胜者，不正之气反胜在泉主岁之气，又当用胜邪之气味以平治之。

曰：其司天邪胜何如〔2〕？曰：风化于天〔3〕，清反胜之，治以酸温，佐以甘苦；热化于天，寒反胜之，治以甘温，佐以苦酸辛；湿化于天，热反胜之，治以苦寒，佐以苦酸；火化于天，寒反胜之，治以甘热，佐以苦辛；燥化于天，热反胜之，治以辛寒，佐以苦甘；寒化于天，热反胜之，治以咸冷，佐以苦辛。此论六气司天邪气反胜，宜以所胜之气味平之。

曰：六气相胜奈何？曰：厥阴之胜，耳鸣头眩，愦愦欲吐〔4〕，胃鬲如寒，大风数举，倮虫不滋，胠胁气并，化而为热，小便黄赤，胃脘当心而痛，上支两胁，肠鸣飧泄，少腹痛，注下赤白，甚则呕吐，鬲咽不通。风木气胜，则脾胃受伤，淫于上下而为民病也。

少阴之胜，心下热善饥，齐下反动，气游三焦，炎暑至，木乃津，草乃萎，呕逆躁烦，腹满溏泄〔5〕，传为赤沃〔6〕。君火淫胜而为民病也。

〔1〕辛：《素问》原文为"酸"字。
〔2〕其司天邪胜：言其病是由于司天之气被邪气反胜的。
〔3〕风化于天：即风气司天。以下"热化于天"等仿此。
〔4〕愦（kuì 溃）愦：即混乱。愦，昏乱。
〔5〕腹满：《素问》原文"腹满"下尚有一"痛"字。
〔6〕赤沃：下血赤痢之类。

太阴之胜，火气内郁，疮疡于中，流散于外，病在胠[1]，甚则心痛热格[2]，头痛，喉痹，项强。独胜则湿气内郁，寒迫下焦，痛留顶，互引眉间，胃满。两数至，燥化乃见[3]，少腹满，腰椎重强，内不便，善注泄，足下温，头重，足胫胕肿，饮发于中，胕肿于上。此言土胜于四时，从中而外，外而上，上而中，中而下。同四时之气，外内出入，环转一身大有关，于病机学者，宜体认无忽。

少阳之胜，热客于胃，烦心心痛，目赤欲呕，呕酸善饥，耳痛溺赤，善惊谵妄，暴热消烁，草萎水涸，介虫乃屈，少腹痛，下沃赤白。少阴与少阳，君相相合在少阴，反提出三焦二字。又曰炎暑至，在少阳止微露其端，皆经义微妙处。

阳明之胜，清发于中，左胠胁痛、溏泄，内为嗌塞，外发㿉疝，大凉肃杀，华英改容，毛虫乃殃，胸中不便，嗌塞而咳。燥金气胜淫于上下，而为民病如此。

太阳之胜，凝溧且至，非时水冰，羽乃后化。痔疟发，寒厥入胃，则内生心痛，阴中乃疡，隐不利[4]，互引阴股，筋肉拘苛，血脉凝泣，络满色变；或为血泄，皮肤痞肿，腹满食减，热反上行，头项、自顶[5]、脑户中痛，目如脱，寒入下焦，传为濡泻。此寒水气胜淫于上下，而为民病如此。

曰：治之奈何？曰：厥阴之胜，治以甘清，佐以苦辛，以酸泻之；少阴之胜，治以辛寒，佐以苦咸，以甘泻之；太阴之胜，治以咸热，佐以辛甘，以苦泻之；少阳之胜，治以辛寒，佐以甘咸，以甘泻之；阳明之胜，治以酸温，佐以辛甘，以苦泄之；太阳之胜，治以甘热，佐以辛咸[6]，以咸泻之。此论三阴三阳主岁之气淫胜而为民病者，宜以所胜之气味平之。

曰：六气之复何如？曰：厥阴之复，少腹坚满，里急暴痛，偃木飞沙，倮虫不荣。厥心痛，汗发呕吐，饮食不入，入而复出，筋骨掉眩清厥，甚则

---

〔1〕病在胠：《素问》原文"病在胠"下尚有一"胁"字。

〔2〕热格：热气阻格于上。

〔3〕燥化：张景岳认为"雨数至，湿化乃见"。"燥"当作"湿"。此说似是。

〔4〕隐不利：《素问》原文为"隐曲不利"。"隐"字之下漏一"曲"字。

〔5〕自顶："自"为"囟"之误，"自顶"应为"囟顶"。

〔6〕佐以辛咸：《素问》原文为"佐以辛酸"。

入脾，食痹而吐〔1〕。冲阳绝，死不治。风木侮土，故冲阳绝。

少阴之复，燠热内作〔2〕，烦躁鼽嚏，少腹绞痛。火见燔焫，嗌燥，分注时止，气动于左，上行于右，咳，皮肤痛，暴喑、心痛，郁冒不知人，乃洒淅寒〔3〕，振栗谵妄，寒已而热，渴而欲饮，少气骨痿，膈肠不便，外为浮肿，哕噫，赤气后化，流水不冰，热气大行，介虫不复，病痱胗、疮疡、痈疽、痤痔〔4〕，甚则入肺，咳而鼻渊。天府绝，死不治。火热灼金，故天府绝。

太阴之复，湿变乃举，体重中满，饮食不化，阴气上厥，胸中不便，饮发于中，咳喘有声，大雨时行，鳞见于陆，头项痛重，而掉瘛尤甚，呕而密默，唾吐清液，甚则入肾，窍泻无度〔5〕。太溪绝，死不治。湿土克水，故太溪绝。

少阳之复，大热乃至〔6〕，枯燥燔热〔7〕，介虫乃耗。惊瘛咳衄，心热烦躁，便数憎风，厥气上行，面如浮埃，目乃眲瘛，火气内发，上为口糜，呕逆，血溢血泄，发而为疟，恶寒鼓栗，寒极反热，嗌络焦槁，渴引水浆，色变黄赤，少气脉萎，化而为水，传为胕肿，甚则入肺，咳而血泄。尺泽绝，死不治。相火伤肺，故死不治。

阳明之复，清气大举，森木苍干，毛虫乃厉〔8〕。病生胠胁，气归于左，善太息，甚则心痛痞满，腹胀而泄，呕苦咳哕，烦心，病在鬲中，头痛，甚则入肝，惊骇筋挛。太冲绝，死不治。燥金克木，故太冲绝。

太阳之复，厥气上行，水凝雨冰，羽虫乃死。心胃生寒，胸膈不利，

〔1〕食痹：病名。症状为饮食入胃后，上腹部闷痛，吐出则觉舒服。多因肝气乘胃，胃脘气滞所致。

〔2〕燠（yù 郁）：暖。

〔3〕乃洒淅寒：《素问》原文为"乃洒淅恶寒"。

〔4〕病痱胗、疮疽、痈疡、痤疖：《素问》原文为"病痱胗、疮疡、痈疽、痤痔"。

〔5〕窍泻：即泄泻。

〔6〕乃：《素问》原文为"大热将至"。乃为"将"字之误。

〔7〕热：《素问》原文为"焫"字。焫（ruò 若），点燃，放火焚烧。

〔8〕厉：通"疠"。染疫病。

心痛痞满，头痛善悲，时眩仆，食减，腰脽反痛，屈伸不便，地裂冰坚，阳光不治，少腹控睾，引腰脊，上冲心，唾出清水，及为哕噫，甚则入心，善忘善悲。神门绝，死不治。寒水灭火，故神门绝。复者，谓三阴三阳之气，受所胜之气胜制，胜极而复发也。盖六气之胜复，无分太过、不及，有胜则有复，无胜则无复，胜甚则复甚，胜微则复微，而所复之气，非子复母仇也。

曰：治之奈何？曰：厥阴之复，治以酸寒，佐以甘辛，以酸泻之，以甘缓之；少阴之复，治以咸寒，佐以苦辛，以甘写之，以酸收之，辛苦发之，以咸软之；太阴之复，治以苦热，佐以酸辛，以苦泻之，燥之泄之；少阳之复，治以咸冷，佐以苦辛，以咸软之，以酸收之，辛苦发之，发不远热[1]，无犯温凉，少阴同法；阳明之复，治以辛温，佐以苦甘，以苦泄之，以苦下之，以酸补之；太阳之复，治以咸热，佐以甘辛，以苦坚之；治诸胜复，寒者热之，热者寒之；温者清之，清者温之；散者收之，抑者散之；燥者润之，急者缓之，坚者软之，脆者坚之，衰者补之，强者泻之，各安其气，必清必静，则病气衰去，归其所宗[2]，此治之大体也。五味六气之中，辛甘发散为阳，酸苦涌泄为阴，咸味润静为阴，淡味渗泄为阳，六者或收或散，或缓或急，或燥或润，或软或坚，有补有泻，有逆有从，各随五行、六气之盛虚，安其胜复之气，使之必清必静，则病气自然各归其所主之本位，此治之大体也。

【按语】本节论述司天、在泉六气分治的变化，及其对人体发病的影响。提出了"其所临脏位命其病"的论点，其主要内容有：

（一）论述六气之司天、在泉及化运间气之分治皆有盛、虚，而为民病。提出治病者或从岁气，或随运气而治，而药物之五味、五色、五藏所宜，以及采集等，都与六气变化有关，所谓"先岁物""非岁物"，质同而异等也。

（二）论述六气司天、在泉导致人体发病的一般规律。如寅申之岁，厥阴在泉，风淫所胜；少阳司天，火淫所胜。卯酉之岁，少阴在泉，热淫所胜；阳明司天，燥淫所胜。司天主上半年之气，在泉主下半年之气。岁有太过、

---

〔1〕发不远热：新校正，《天六纪大论》："发表不远热。"
〔2〕归其所宗：王冰："宗，属也。调不失理，则余之气，自归其所属。"

不及。太过之岁，常抑其胜气，扶其不胜；不及之岁，为所不胜之气反胜。如木淫而土病，火淫肺金，土气淫之则水脏受病等。因之相应地制定了六气淫胜所宜之治法与药物性味的一般规律。如风淫所胜，平以辛凉，佐以苦甘，以甘缓之，以酸泻之等等。这些理论，都是中医论病施治的基本理论。

（三）论述六气胜复导致气候变化和人体发病的一般规律。如厥阴之胜，为风木气胜，脾胃受伤，淫于上下而为民病。风胜则见耳鸣、头眩、肤胁气并的肝病，也见胃脘当心而痛、肠鸣飧泄、注下赤白，甚则呕吐、鬲咽不通的脾胃受伤病。阳明之复，为燥金克木，则见心痛痞满、腹胀而泄、呕苦、咳哕、烦心头痛，甚则惊骇筋挛等肝热病。三阴三阳之气，受所胜之气胜制，胜极而复，其规律为：有胜则有复，胜甚则复甚，胜微则复微。从而制定了对六气胜复的治则及药物气味宜忌的一般法则。这些理论，都广泛地运用在临床实践中。

《六元正纪大论》曰[1]：天地之数，终始奈何？天谓司天，地谓在泉。曰：是明道也。谓天地阴阳之道。数之起始于上，起于天一也。而终于下，终于地大也。岁半之前[2]，天气主之；岁半之后，地气主之。天地之气，上下有位。上下交互，气交主之，岁纪毕矣。故曰：位明气月[3]，可知乎所谓气也[4]。位谓司天在泉各左右间气之六位。

曰：不合其数何也？不合六气之数。曰：气用有多少，六气有有余不足。化

---

[1]《六元正纪大论》：为《素问》第七十一篇的篇名。五运与六气配合，三十
　　年为一纪，六十年为一周，称为"六元正纪"。
[2]岁半：大寒节至小暑节为岁半之前，亦即初之气至三气。大暑节至大寒日为
　　岁半之后，即四气至终气。
[3]位明气月：即明白主气与客气所在的位置，以及每气所当的月份。位，六气
　　之位置。气月，即每气所当的月份。
[4]气：此处指六气之终始，也就是所谓天地之数。

洽有盛衰〔1〕，五运之化有太过不及。衰盛多少，同其化也〔2〕。曰：愿闻同化何如？曰：风温春化同，热曛昏火夏化同，胜与复同，燥清烟露秋化同，云雨昏埃长夏化同〔3〕，寒气霜雪冰冬化同，此天地五运六气之化，更用盛衰之常也。

此节论六气主岁主时之多少者，又当审五运主岁主时之盛衰，合而推之，斯得气运之微妙，岂可忽哉！

曰：五运行同天化者〔4〕，命曰天符，余知之矣，愿闻同地化者〔5〕，何谓也？曰：太过而同天化者三，不及而同天化者亦三，太过而同地化者三，不及而同地化者亦三，此凡二十四岁也。曰：愿闻其所谓也。曰：甲辰、甲戌太宫下加太阴〔6〕，壬寅、壬申太角下加厥阴，庚子、庚午太商下加阳明，如是者三；此太过而同地化者，三运合六气计六岁。癸巳、癸亥少徵下加少阳，辛丑、辛未少羽下加太阳，癸卯、癸酉少徵下加少阴，如是者三；此不及而同地化者，三运合六气计六年。戊子、戊午太徵上临少阴〔7〕，戊寅、戊申太徵上临少阳，丙辰、丙戌太羽上临太阳，如是者三〔8〕；此太过而同天化者，三运合六气计六年。除此二十四岁，则不加不临也〔9〕。言此二十四岁，则上下加临，余三十六岁，则不加不临也。曰：加者何谓？曰：太过而加同天符，不及而加同岁会也。曰：临者何谓？曰：太过、不及，皆曰天符，而变行有多少，病形有微甚，生死有早晏耳。多少者，即太过不及之变云耳。太过者暴，不及者徐。暴者为病甚，徐者为病

---

〔1〕化洽：谓六气与五运相合之化。张景岳："洽，合也。言一岁之上下左右，主客运气，必有所合。若以多合多，则盛者愈盛；以少合少，则衰者愈衰，故盛衰之化，各有所从。"

〔2〕其：谓五运当旺之季节。

〔3〕云雨昏埃：《素问》原文为"云雨昏暝埃"。"云雨昏"之下漏一"暝"字。

〔4〕同天化：即岁运与司天之气相同。指司天之气。

〔5〕同地化：即岁运与在泉之气相同。地，指在泉之气。

〔6〕下加：下加于上叫做加，即运与在泉同化，称为下加。

〔7〕上临：上临于下叫做临，即运与司天同化，称为上临。

〔8〕如是者三：《素问》原文"如是者三"之下尚有一段"丁巳、丁亥少角上临厥阴，乙卯、乙酉少商上临阳明，己丑、己未少宫上临太阴，如是者三"共三十四字。

〔9〕不加不临：不加指在泉与岁运不同，不临指司天与岁运不同。

微，故有微甚，生死之分焉。

曰：夫子言用寒远寒，用热远热，余未知其然也。愿闻何谓远？曰：热无犯热，寒无犯寒，从者和，逆者病，不可不敬畏而远之，所谓时兴六位也〔1〕。兴，起也。此总言一岁之中，有应时而起之六位，各有寒热温凉之间气，皆宜远而无犯之矣。

曰：温凉何如？曰：司气以热〔2〕，用热无犯，司气以寒，用寒无犯，司气以凉，用凉无犯，司气以温，用温无犯，间气同其主无犯〔3〕，异其主则小犯之，是谓四畏〔4〕，必谨察之。此言天气反时者，如司气以热，而天气反凉，是当依时而用温矣，如司气以热，而寒反胜之，又可用热而犯主气之热矣。然止以气平为期，不可过用，以伤司气之元真，是谓邪反胜者，则可犯也。

故曰无失天信，无逆气宜，无翼其胜〔5〕，无赞其复〔6〕，是谓至治。天信，谓气之应时而至者无差失，而妄犯之六气各有所宜，而不可逆，有胜气又宜折之，而无翼其胜；有复气又当抑之，而无赞其复，调之正味，使之上下合德，无相夺伦，五运和平，勿乖其政，是谓至治。

厥阴所至为里急〔7〕，逆气上升也。少阴所至为疡胗身热，太阴所至为积饮否隔〔8〕，少阳所至为嚏呕、为疮疡，阳明所至为浮虚〔9〕，太阳所至为屈伸不利，病之常也。此言春病之常也。

厥阴所至为支痛〔10〕，少阴所至为惊惑、恶寒战栗、谵妄，太阴所至为

〔1〕时兴：张景岳："兴作与解。"陈氏则从张志聪解。
〔2〕司气：司天、司地之气。
〔3〕间气同其主：张景岳："间气，左右四间之客气。主，主气也。同者，同热同寒，其气甚，故不可犯。"
〔4〕四畏：指寒热温凉之气，应当敬畏而避忌。
〔5〕翼：即帮助的意思。
〔6〕赞：与"翼"义同。
〔7〕里急：王冰："筋缓缩故急。"张志聪："逆气上升。"
〔8〕积饮否隔：水饮停积，胸脘胀满，隔塞不通。
〔9〕浮虚：水肿但在皮腠之间，按之复起，或称气肿。
〔10〕支痛：胁肋之间如有物横撑其中而疼痛，称为支痛。

稸满[1]，少阳所至为惊躁、瞀昧、暴病，阳明所至为鼽、尻、阴股、膝、髀、腨、胻、足病，太阳所至为腰痛，病之常也。此言夏病之常也。

厥阴所至为缏戾[2]，少阴所至为悲妄衄衊[3]，太阴所至为中满霍乱吐下，少阳所至为喉痹、耳鸣、呕涌[4]，阳明所至为皴音揭揭[5]，太阳所至为寝汗、痉，病之常也。此言秋病之常也。

厥阴所至为胁痛、呕泄，少阴所至为语笑，太阴所至为重胕肿，少阳所至为呕注，暓瘛、暴死，阳明所至为鼽嚏；太阳所至为流泄[6]、禁止[7]，病之常也。此言冬病之常也。

故风胜则动，火胜则肿，燥胜则干，寒胜则浮，湿胜则濡泄，甚则水闭胕肿，随气所在，以言其变耳。风、热、燥、寒，四时之气也。以湿土而列于四时之后者，谓土旺四季，先春夏而后秋冬也。随气所在者，随四时之气而言五运之胜耳。在者，言风气在春，热气在夏，燥气在秋，寒气在冬，湿气在于四季，各主七十二日有奇。

【按语】本节论述运与气结合推演的重要意义。指出"岁半之前，天气主之；岁半之后，地气主之"而运与六气，有"下加"，有"上临"，有"同天化""同地化"。从而推论六十甲子中，上下加临二十四岁，其中太乙天符四年，天符十二年，岁会八年，同天符六年，同岁会六年。分而言之，共三十六年，合而言之，只三十二年，除岁会八年，为二十四岁。同时论述了医者在治病用药时，要依据客主加临的顺逆，凡客气与主气不相合的，要以主气为依据；客气反胜主气的，就当稍稍违逆之，但强调了"以平为期，而不可过"。其原则是：不违反天时，不违反六气之宜忌，不助胜气，不助复气。

---

[1]稸满：稸，同"蓄"。稸满，即消化不良，腹中胀满。

[2]缏戾：缏，同"软"，短缩之意。戾，为身体屈曲。

[3]衊（miè 蔑）：血污。

[4]涌：同"湧"。王冰："溢食不下也。"

[5]皴揭：皮肤粗糙如麸。

[6]流泄：即二便失禁。

[7]禁止：即二便闭塞不通。

本节还论述了五运六气的常化与变化。陈氏着重选录了六气致病的经文，加以注释。阐明春、夏、秋、冬四时，随四时之气而言五运之胜所常见的各种证候。这是运气学说应用在医学上的具体内容。

《宝命全形论》曰[1]：人生有形，不离阴阳，天地合气，别为九野，分为四时，月有大小，日有长短，万物并至，不可胜量。虚实呿吟，敢问其方？人秉天地阴阳之气而生此形，是以与天地合气，而成阴阳也。别为九野者，以身形之应九野也。分为四时者，左足应立春，左胁应春分，左手应立夏，膺喉头首应夏至，右手应立秋，右胁应秋分，右足应立冬，腰尻下窍应冬至也。月有小大，日有长短者，言气候之有盈虚，人与天地万物之气皆然，而不可胜量也。虚实呿吟者，以呿吟之至微，而知其虚实也。曰：木得金而伐，火得水而灭，土得水而达，金得火而缺，水得土而绝，万物尽然，不可胜竭。盖五脏五行之气，有相胜更应，不可不知，如水得金而伐[2]，火得水而灭，金得火而缺，水得土而绝，此所胜之气而为贼害也。如土得水而达，此得所胜之气而为制化也。万物之理皆然，而不可胜竭也。

【按语】本节强调了"人生有形，不离阴阳"的观点。同时指出五行、五脏之气相互制胜的自然规律。而阴阳五行始终是贯穿在运气学说之中的。

---

[1]《宝命全形论》：为《素问》第二十五篇的篇名。是篇论述人体能够保命全形的道理，故名。

[2]水：应为"木"字之误。

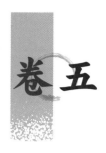

卷五

望　色

　　《脉要精微论》曰[1]：夫精明五色者[2]，气之华也。目下为精明穴。曰精明五色者，气之华也。是五脏之精华上见为五色，变化于精明之间，某色为善，某色为恶，可先知也。赤欲如帛裹朱[3]，不欲如赭；白欲如鹅羽，不欲如盐；青欲如苍碧之泽，不欲如蓝；黄欲如罗裹雄黄，不欲如黄土；黑欲如重漆色，不欲如地苍。五色精微象见矣。其寿不久矣[4]。此言色生于气，气生于脏，欲其气华于色，而不欲脏象见于外也。赤如帛裹朱，白如鹅羽，青如苍碧[5]，黄如罗裹雄黄[6]，黑如地苍[7]，乃五脏之气章华于色也[8]。赤如赭[9]，白如盐，青如蓝，黄如土，黑如地苍，此五脏之精象见于外也[10]。夫脏者，存也。如五脏之真

〔1〕《脉要精微论》：为《素问》第十七篇的篇名。是篇专论诊断法，强调色、脉诊的重要，故名。

〔2〕精明：眼睛。

〔3〕赤欲如帛裹朱：《素问》原文为"赤欲如白裹朱"。马莳注："白，当作帛。"张景岳谓："白裹朱，隐然红润不落也。"

〔4〕其寿不久矣：《素问》原文为"其寿不久也"。

〔5〕苍碧：谓色泽青而明润。苍，青色。碧，玉也。

〔6〕罗裹雄黄：罗，疏薄而轻软的丝织品。马莳谓："色黄而明润。"

〔7〕地苍：张景岳："地之苍黑，枯暗如尘。"

〔8〕章华：光华显露的意思。章，通彰，显的意思。

〔9〕赭：张景岳："赭，代赭也，色赤而紫。"

〔10〕见：通"现"。

色见而不存^[1]，其寿不久矣。夫精明者，所以视万物，别白黑，审短长；以长为短，以白为黑，如是则精衰矣。五脏主存精，皆上输于目者也。精有所存，而目能视万物、审短长。如精气象见于外，则精气因衰，视物昏瞆^[2]，而寿不久矣。

【按语】本节论述"精明""五色"，为气之外华。是望诊的重要内容。提出五色有欲与不欲，主要是审察泽、夭，而色之润泽还须含蓄不露，可与《素问·五脏生成》篇互参。

《五色》篇曰：明堂者，鼻也；阙者，眉间也；庭者^[3]，颜也；蕃者^[4]，颊侧也；蔽者^[5]，耳门也。其间欲方大^[6]，去之十步，皆见于外，如是者，寿必中百岁。此言面部之形色，应天地之形气，欲其清明而广厚也。夫五脏生于地五行^[7]，上呈天之五色，及三阴三阳之六气。故察其色，切其脉，以知病之间甚，人之寿夭也。明堂骨高以起，平以直，五脏次于中央^[8]，六腑挟其两侧，首面上于阙庭，王宫在于下极^[9]。五脏安于胸中，真色以致，病色不见，明堂润泽以清，五官恶得无辨乎^[10]？五官者，五脏之外候也。明堂者，鼻也；鼻之准骨，贵高起而平直者也；阙庭之中，肺也；阙下者，心也；直下者，肝也；再下者，脾也。脏为阴而主中，故候次于中央也。肝左者，胆也；方上者，胃也；中央者，大肠也；面王以上者^[11]，小肠也；面王以下者，膀胱子处也。腑为阳而主外，故位次于两侧也。肾为水脏，故挟大肠而位

---

〔1〕存：藏。《内经》中的"藏"，有脏腑的"脏"藏东西的"藏"二义，陈氏为了区别，将后者皆改用"存"字。

〔2〕昏瞆：模糊，不清楚。

〔3〕庭：天庭，额。颜，额。

〔4〕蕃：通"藩"，即藩篱，用以比喻颊侧。

〔5〕蔽：屏蔽，喻耳门有屏蔽作用。

〔6〕方大：端正宽阔。

〔7〕夫五脏生于地五行：考《黄帝内经灵枢集注》本条下注为"夫五脏生于地之五行"，应以此为是。

〔8〕次：李念莪谓："次者，居也。"

〔9〕王宫在于下极：《中国医学大辞典》："王宫在两目之间"，"下极，鼻柱也"。

〔10〕恶（wū 乌）：何，即"怎么"之义。

〔11〕面王：为鼻准。

于蕃蔽之外，应地居中，而海水之在外也。首面上于阙庭，王宫在于下极，应天阙在上，王宫在下，有天、地、人之三部也。阙庭者，肺也，肺主天而居上也。在下者，脾也，脾主地而居下也；王宫者，心之部也，心君主而主中也。**五色之见也，各出其色部。**谓五脏之病色，各见于本部也。**部骨陷者，必不免于病矣。**谓本部之色隐然陷于骨间。**其色部乘袭者，虽病甚，不死矣。**承袭者，谓子袭母气也。如心部见黄，肝部见赤，肺部见黑，肾部见青，此子之气色承袭于母部。虽病甚，不死，盖从子以泄其母病也。**其色粗以明**[1]，**沉夭者为甚**[2]；**其色上行者，病益甚；其色下行如云彻散者，病方已。五色各有脏部，有外部，有内部也。色从外部走内部者，其病从外走内；其色从内走外者，其病从内走外。病生于内者，先治其阴，后治其阳；反者益甚。其病生于阳者，先治其外，后治其内；反者益甚。**此察其色而知病之间甚、外内也。粗明主阳，沉夭主阴；阴阳交见，故为病甚。夫色根五脏，五行之气，从内而出，自下而上，以见于面；其色上行者，病气方殷，故为益甚。夫地气升为云，得天气降而彻散，故病方已也[3]。脏部，脏腑之分部者也。五脏次于中央为内部；六腑挟其两侧为外部也。色从外部走内部者，外因之病从外走内也；其色从内走外者，内因之病从内走外也。盖腑为阳而主外，脏为阴而主内者也。**常候阙中，薄泽为风，冲浊为痹，在地为厥，此其常也，各以其色言其病。**风乃阳邪，故其色薄泽。寒湿乃阴邪，故其色冲浊[4]。地者，面之下部名地阁也。风乃天气，故常候于阙庭。寒湿地气，故常候在地部。此言风寒湿邪可并于脉中，可入脏腑，而为卒死之不救。**大气入于脏腑者，不病而卒死。**大气者，外淫之邪也。不病者，无在外之形证也。**赤色出两颧，大如母指者，病虽小愈，必卒死。黑色出于庭，大如母指**，庭者，天庭也，水通于天，上下环转，黑色出于庭，乃水归于天，而无旋转之机矣。在人则卒死，在天为混濛。必不病而卒死。赤者，火之色；黑者，水之色；小愈者，水济其火也；卒死者，水淫而火灭也。盖五行之气，制则生化，淫胜则绝灭矣。夫病在气者，其色散而不聚；乘于脉中者，其色聚而不散；大如母指者，血脉之聚色也。肾脉注胸中，上络心；赤脉出两颧者，肾上乘心而心火之气外出也。黑色出于庭

---

〔1〕粗以明：显而明，指面色明亮。李念莪曰："粗者，显也。"

〔2〕沉夭：李念莪："沉夭者，晦滞之义。"

〔3〕已：停止，引申为消除之意。

〔4〕冲浊：沉滞晦浊。冲，通"重"。

者，肾乘心而心先病，肾为应而亦随之外出，故色皆如母指也。盖脏者，存也。五色之见面者，五色之气见于色也。聚色外见者，脏真之外泄也。庭者，首面也。阙上者，咽喉也。阙中者，肺也。下极者，心也。直下者，肝也。肝左者，胆也。下者，脾也。方上者，胃也。中央者，大肠也。挟大肠者，肾也。当肾者，脐也。面王以上者，小肠也。面王以下者，膀胱子处也。颧者，肩也。颧后，臂也。臂下者，手也。目内眦上[1]，膺乳也。挟绳而上者，背也。循牙车以下者，股也。中央者，膝也。膝以下者，胫也。当胫以下者，足也。巨分者，股里也。巨屈者，膝膑也。此五脏、六腑、肢节之部也，各有部分。有部分，用阴和阳，用阳和阴，当明部分，万举万当，能别左右，是谓大道；男女异位，故曰阴阳。此节论内因之色，有阴阳、左右、死生、逆顺之分。察五脏五行之色，以知所死之时也。如赤色出两颧者，所死之期，其日壬癸，其时夜半也。黑色出于庭者，所死之期，其日戊己，其时辰戌丑未也。男从左，女从右，气之顺也，顺则散。如男从右，女从左，气之逆也；逆则聚，聚则有胜克绝灭之患。

　　审察泽夭，谓之良工。沉浊为内，浮泽为外，黄赤为风，青黑为痛，白为寒，黄而膏润为脓，赤甚为血[2]，痛甚为挛，寒甚为皮不仁。五色各见其部，察其浮沉，以知浅深；察其泽夭，以观成败；察其散抟，以知远近；视色上下，以知病处；积神于心，以知往今。此言审察其色，以知外因之病也。色明不粗，沉夭为甚；不明不泽，其病不甚。若色明不粗而反见沉夭者，其病为甚；其色虽不明泽，而不沉夭者，其病不甚。盖外因之病，宜从外散，而不宜内入也。其色散，驹驹然[3]，未有聚，其病散而气痛，聚未成也。此复申明内因之病，有聚散死生之别。夫脏病之散而不聚，则其色散，如驹驹然而病未有聚也。若抟聚于脏，血脉相乘，则见抟聚之色，而为卒死之病矣。驹驹然者，如驹之过隙，行而不留者，其色行散，故病未有聚也。肾乘心，心先病，肾为应，色皆如是。肾乘心者，则心先病，而抟聚之赤色出于两颧，大如母指矣；肾即为应，而黑色出于庭，亦大如母指矣。此为邪乘于脏，从血脉相乘，故色

---

〔1〕目内眦上：《灵枢·五色》篇原文为"目内眦上者"。

〔2〕赤甚为血：《灵枢·五色》篇原文为"赤甚者为血"。

〔3〕驹驹然：驹马逸散的样子。驹，两岁以下的幼马，少壮的骏马。

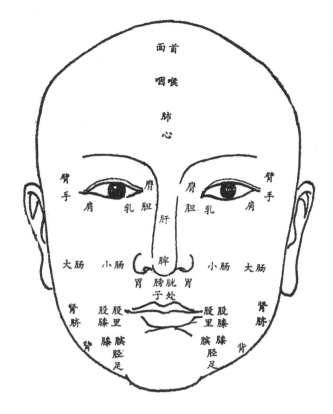

面首
咽喉
肺
心

臂手 臂 胆 胆 臂 臂手
肩 乳 乳 肩
肝
脾

大肠 小肠 脾 小肠 大肠
胃 膀胱 胃
于处
肾 股 股 股 股 肾
脐 膝里 里 膝 脐
里 膝 膝 里
膑 膑
背 胫 胫 背
足 足

图36　灵枢脏腑肢节应于面之图

如是之聚而不散也。《金匮要略》云[1]，"血气入脏即死，入腑即愈""非为一病，百病皆然""在外者，可治；入里者，即死"。男子色在于面王，为小腹痛，下为卵痛；其环直为茎痛，高为本，下为首，狐疝癀阴之属也。此言外因之病，色见于腑部者，其病在腑。色虽搏聚，非死徵也。面王以上者，小肠也；面王以下者，膀胱子处也；卵者，睾丸也；癀即癫也。圜，圆同。女子在于面王，为膀胱子处之病，散为痛，搏为聚，方圆左右，各如其色形。其随而下至胝为淫，有润如膏状，为暴食不洁。左为左，右为右，其色有斜[2]，聚散而不端，面色所指者也。男女之病，散在气分则为痛，搏于血分则为聚。夫狐疝、阴癀之属，乃有形之证，其形之，或方或圆或左或右，各如其色形。盖病聚于内，则见聚色于外，形方则色方，形圆则色圆，此病形而不病脏，虽

────────────────

〔1〕《金匮要略》：此处指《金匮要略·脏腑经络先后病脉证第一》。

〔2〕其色有斜：《灵枢·五色》篇原文为"其色有邪"。斜，应为"邪"。

有聚色，非死色也。脏者，面王之下部也，其面王之色随而下至脏者，主有淫浊之证，其色润如膏状者，为暴食不洁之物。盖腑为阳而主外，主受纳水谷，传导糟粕；是以或外受风寒，或内伤饮食，皆为病腑，而色见于腑部。色见于左，则为病在左；色见于右，则为病在右。其所见之色，或聚、或散，皆斜而不端；其搏聚之面色，所谓如指者也。色者，青、黑、赤、白、黄，皆端满有别乡。别乡赤者，其色亦大如榆荚，在面王为不日。此言色之搏聚而端满者，乃大气入脏，而为卒死矣。青黄赤白黑者，五脏五行之色也。别乡者，如小肠之部在面王，而面王者，乃心之别乡也。大如榆荚者，即如母指之状也。不日者，不终日而卒死也。其色上锐，首空上向，下锐下向，在左右如法。锐，尖也。空，虚也。其色上行者，上锐首虚浮而上行。其色下行者，下锐首虚浮而下行。盖病从内而外者，其本在下，其首在上；病从外而内者，其本在上，其首在下。是以本沉实而首虚浮，此端满之色状也。有斜而不端者[1]，其本在左，其首向右行；其本在右，其首向左行，皆如上锐首空、下锐首空之法。此病在腑，而抟为聚之聚色也。余仿此。以五色命脏，青为肝，赤为心，白为肺，黄为脾，黑为肾。肝合筋，心合脉，肺合皮，脾合肉，肾合骨也。五脏各有五者之色，至于肩、臂、背、膝、胫、手、足之部，俱各有五脏所合之皮、脉、肉、筋、骨。视其五色，则知病在内之五脏，在外合之形属。此五脏内合五行，外见五色。若外因风、寒、暑、湿之邪而见于色者，六气之应于色者也。

【按语】本节论述面部色诊的要领。一是论述面部的部位与内在脏腑的相应关系。医者可视面部分位的五色，以测知内在脏腑的病变。这种面部分配脏腑的方法，后世称为"明堂分位"法。其二是论述面部色诊的要领。即"五色各见其部。察其浮沉，以知浅深；察其泽夭，以观成败；察其散抟，以知远近；视色上下，以知病处"。这些要领，一直为后代医家所重视，在临床上有很重要的指导意义。

《五脏生成》篇曰：五脏之气，五味存于肠胃，以养五脏之气，五脏内存五神，五气外见五色。此论五脏之经气，而见死生之色也。色见青如草兹者死[2]，五脏之气

---

〔1〕有斜而不端者：陈氏引《黄帝内经灵枢集注》张志聪注，斜，通"邪"。
〔2〕色见青如草兹者死：《素问·五藏生成》篇原文该句之上尚有一"故"字。

受伤，则见五行之败色矣。兹，蓐席也；兹草者，死草之色，青而带白也。黄如枳实者死，黄而带青色也。黑如炲者死，炲，音台，烟尘也，色黑而带黄。赤如衃血者死，衃者[1]，败恶凝聚之血，色赤黑也。白如枯骨者死，死白而枯干也。此五色之见死也。五色干枯而兼有所胜之色，故死。青如翠羽者生[2]，赤如鸡冠者生，黄如蟹腹者生，白如豕膏者生[3]，黑如乌羽者生[4]，此五色之见生也。五色正而华彩光润，故生。生于心，如以缟裹朱[5]；生于肺，如以缟裹红；生于肝，如以缟裹绀；生于脾，如以缟裹栝蒌实；生于肾，如以缟裹紫。此五脏所生之外荣也。此言脏生之荣，隐见于皮肤之间，有若缟裹者也。缟，素白也。朱，红之深也。红，淡白红也。绀，青扬赤也。栝蒌实，红黄色也。紫，赤黑之间色也。此五行之色，而俱兼红者也。

凡相五色之奇脉[6]，面黄目青，面黄目赤，面黄目白，面黄目黑者，皆不死也。奇脉，奇经任冲之脉色也。冲任为经血之海，五脏之血皆归于肝，故外荣于目也。面主气色，目主血色，目之五色，而但见面黄者，五脏之阴而俱得胃脘之阳也[7]。面青目赤，面赤目白，面青目黑，面黑目白，面赤目青，皆死也。《经》云[8]，人无胃气者死。面无黄色，无胃土之阳矣。面之青黑赤色，皆脏邪乘阳，纯阴无阳，故皆死也。

【按语】 本节重申五脏之气、外华之色的观察要领。五色之生色为华彩光润，欲隐而不露。五色之死色，为暗晦枯槁。五色之中带有黄色，为有胃气之色，预后较好。若无黄色，象征土气已败、胃气已绝。这些都是色诊的关键。

---

[1] 衃 (pēi 胚)：凝积的死血。

[2] 翠 (cuì 脆) 羽：翡翠鸟的羽毛青绿美丽。

[3] 豕膏：猪的脂肪。

[4] 乌羽：乌鸦的羽毛。

[5] 缟 (gǎo 稿)：白包的生绢。

[6] 奇脉：王冰："奇脉，谓与色不相偶合也。"《甲乙经》无"之奇脉"三字，与本文注释不同，可参考。

[7] 胃脘之阳：谓脾胃之气。

[8] 《经》：此处系指《素问·平人气象论》。该论载："人无胃气曰逆，逆者死。"

《皮部论》曰[1]：色多青则痛，多黑则痹，黄赤则热，多白则寒，五色皆见，则寒热也。夫邪之中人，始于皮肤，次于络脉，留而不去，则传舍于经，故视其皮部之浮络[2]，而见此青、黑、黄、赤、白之色。或在三阳之部分，则为三阳之病；在三阴之部分，则为三阴之病。

按察色之妙，全在察神。血以养气，气以养神，病则交病。失睡之神有饥色[3]，丧亡之子，神有呆色，气索自神失所养耳。小儿布痘[4]，壮火内动，两目先现水晶光者，不俟痘发，急用大剂壮水以制阳光，俾毒火一线而出，不致燎原，可免劫厄[5]。

【按语】本节论述五色的主病要领，这是色诊的重要理论。陈氏所提出的"察色之妙，全在察神"，确为经验之谈。作者根据从血、气、神、色的关系，来论证色中有神，观神察色，不可偏废。对后人很有启发。

---

[1]《皮部论》：为《素问》第五十六篇的篇名。是篇主要论述十二经脉在皮肤上的分属部位，故名。

[2] 浮络：浅在的络脉。

[3] 饥色：此处用以形容神色困倦。

[4] 痘：即天花病。

[5] 劫厄：喻灾难的意思。

闻　声

按《内经》闻声之法，编见脏象，其义精详，不过数语而已。喻昌"闻声论"合《金匮》而表明之义理更精[1]，故附录于此。

按：喻昌曰，声者，气之从喉舌而宣于口者也。新病之人，声不变；小病之人，声不变；惟久病、苛病，其声乃变。迨声变，其病机显呈而莫逃，所可闻而知之者矣。《经》云[2]：闻而知之谓之神。果何修而若是？古人闻隔垣之呻吟叫哀，未见其形，先得其情。若尽心体验，积久诚通，如瞽者之耳偏聪，岂非不分其心于目耶？然必问津于《内经》《金匮》[3]，以求生心变化，乃始称为神耳。《内经》以宫、商、角、徵、羽五音[4]，呼、笑、歌、哭、呻五声，以参求五脏表里虚实之病、五气之邪。其为肝木[5]，在音为角，在声为呼，在变动为握。心火在音为徵，在声为笑，在变动为忧。脾土在音为宫，在声为歌，在变动为哕。肺金在音为商，在声为哭，在变动为咳。肾水在音为羽，在声为呻，在变动为栗。变动者，迁改其常志也。以一声之微，分别五脏，并及五脏变动，以求病之善恶，法非不详。然人之所以主持一身者，尤在气与神焉。《经》谓[6]："中盛脏满，气胜伤恐者，声如从室中言，是中气之湿也。"谓"言而微，终日乃复言者，此夺气也"。谓"言语善恶，不避亲疏者，此神明之乱也"。是听声中并可得其神气之变动，义更精矣。《金

---

〔1〕喻昌"闻声论"：喻昌，字嘉言，为明末清初医家。著有《尚论张仲景伤寒论重编三百九十七法》四卷，《伤寒尚论后篇》四卷，《寓意草》六卷，《医门法律》六卷。"闻声论"系指《医门法律·闻声论》。

〔2〕《经》：此处系指《难经·第六十一难》。原文为"经言，望而知之谓之神，闻而知之谓之圣……"，本版引文有误。

〔3〕问津：津为渡口。问津，询问渡口，后来作探求路径解。

〔4〕以：《医门法律·闻声论》原文为"本"字。

〔5〕其为：《医门法律·闻声论》原文为"其谓"。

〔6〕《经》：这里系指《素问·脉要精微论》。

匮》复以病声内合病情〔1〕，谓"病人语声寂寂然〔2〕，喜惊呼者，骨节间病；语声喑喑然不彻者〔3〕，心膈间病；语声啾啾然细而长者〔4〕，头中病"。只此三语，而上、中、下三焦受病，莫不有变动可徵，妙义天开，直可隔垣洞晰。语声寂寂然者，不欲语而欲嘿也〔5〕。静、嘿统属三阴，此则专系厥阴所主。何以知之？厥阴在志为惊，在声为呼，病本缄默，而有时惊呼，故知之耳。惟在厥阴，病必深入下焦骨属筋间也〔6〕。喑喑然声出不彻者，声出不扬也。胸中大气不转，出入升降之机艰而且迟，是可知病在中焦胸膈间也。啾啾然细而长者，谓其声自下焦阴分而上，缘足太阳主气与足少阴为表里。所以肾邪不剂颈而还〔7〕，得从太阳部分达于巅顶。肾之声本为呻，今肾气从太阳经脉直攻于上，则肾之呻，并从太阳变动而啾唧细长，为头中病也。得仲师此段更张其说，而听声察病，愈推愈广，所以书不尽言，当自求无尽之藏矣。

〔1〕《金匮》：此处系指《金匮要略方论·脏腑经络先后病脉证第一》。

〔2〕病人语声寂寂然：《金匮要略方论》原文为"病人语声寂然"，今从原文更正。语声寂然，谓病人安静无语声。

〔3〕喑喑然：形容声音低微而不清彻。

〔4〕啾啾然：形容声音细小而长。

〔5〕嘿(mò 抹)：同"默"。

〔6〕病必深入下焦骨属筋间也：按《医门法律·闻声论》原文为"病必深入下焦骨属筋节间也"。

〔7〕剂：通"齐"。

问　察

《五过论》曰[1]：凡未诊病者，必问尝贵后贱，虽不中邪，病从内生，名曰脱营[2]；尝富后贫，名曰失精；五气留连，病有所并。医工诊之，不在脏腑，不变躯形，诊之而疑，不知病名；身体日减，气虚无精，病深无气，洒洒然时惊[3]，病深者，以其外耗于卫，内夺于荣。良工所失，不知病情，此亦治之一过也。此病生于志意，而不因于外邪也。夫尝贵后贱，尝富后贫，则伤其志意。故虽不中邪，而病从内生。夫脾存营，营舍意；肾存精，精舍志；是以志意失而精营失也。五气留连，谓五脏之神气留于内而不得疏达。并者，谓并病于五脏也。五脏之气，外合于皮肉筋骨，是以身体日减，气虚无精。病深无气，言气生于精，精生于气，精气之并伤也。洒洒，消索貌。盖以久尝之富贵，不意失之，故时惊也。此病不在脏腑，不在躯形，精气日虚，营卫日耗，即有良工不知因名，此治之一过也。

凡欲诊病者，必问饮食居处，暴乐暴苦，始乐后苦，皆伤精气，精气竭绝，形体毁沮[4]。暴怒伤阴，暴喜伤阳，厥气上行，满脉去形。愚医治之，不知补泻，不知病情，精华日脱，邪气乃并，此治之二过也。此病生于饮食居处、阴阳喜怒，而不因于外邪也。夫味归形，气归精；味伤形，气伤精；热伤气，寒伤形；乐者必过于温饱，苦者必失于饥寒，是以饮食失节，寒温失宜，皆伤精气，精气竭绝，则形体毁沮矣。喜怒不中，则阴阳不和，而形气上行[5]，脉满去形。盖身半以上为阳，身半以下为阴；肌腠气分为阳，经脉血分为阴；阴阳和平，则营卫血气上下循环、外内出入。如暴喜伤阳，则气并于阳，而为厥逆；暴怒伤阴，则血并于阴，而为脉满，盖肌腠之血气并于脉中，故为

---

[1]《五过论》：应为《疏五过论》。为《素问》第七十七篇的篇名。马莳云："疏，陈也。内有五过，故名。"是篇主要论述诊治上的五种过失，故名。

[2] 脱营：为情志抑郁忧思所致的病。"失精"同此义。

[3] 洒(xǐ 洗)洒然：王冰注："洒洒，寒貌。"

[4] 形体毁沮(jū 居)：王冰注："形体残毁，心神沮丧矣。"高士宗云："沮音殂，义通。"

[5] 形气上行：当为"厥气上行"之误。

脉满去形也。夫虚者补之，实者泻之。愚医治之，不知补泻，不知病情，是以精华乃脱，阴阳寒热之邪气相并，此治之二过也。

善为脉者，必以比类奇恒[1]，从容得之[2]，为工而不知道，此诊之不足贵，此治之三过也。此病生于厥逆，而不因于邪也。行奇恒之脉，以太冲始，五脏相通，移皆有次，神转而不回者也。病则逆传其所胜，回则不转，乃失其相生之机，故善为脉者，必以比类奇恒从容得之，为工不知，治之过也[3]。

诊有三常[4]，必问贵贱，封君败伤[5]，及欲侯王。故贵脱势，虽不中邪，精神内伤，身必败焉[6]。始富后贫，虽不伤邪，皮焦筋屈，痿躄为挛。医不能严，不能动神，外为柔弱，乱至失常，病不能移，则医事不行，此治之四过也。此言善诊者，当先察其精气神，而后切其脉也。封君败伤，故贵脱势，及欲侯王而不可得，此忧患缘于内，是精神内伤。《灵枢经》曰[7]："忧恐忿怒伤气。"是三者皆不能守而失其常矣。始富后贫则伤其志意。"志意者[8]，所以御精神、收魂魄、适寒温、和喜怒者也"。是故营卫调，志意和，则筋骨强健、腠理致密。故伤志意，则神不能内守，外为筋骨痿躄之病[9]。营卫不调，腠理不密，故外为柔弱，而三者亦失其常矣。严，穷究也。动神，谓运动其神。移者，移精变气也。

凡诊者必知终始，有知余绪，切脉问名，当合男女。此阴阳偏盛之为病，而不因于邪也。《灵枢·终始》篇曰[10]："谨奉天道，请言终始。终始者，经脉为纪，持

---

〔1〕比类奇恒：高士宗云："奇，异也。恒，常也。异于恒常之病，必比类相参。"

〔2〕从容得之：《素问·疏五过论》原文为"从容知之"。

〔3〕治之过也：《素问·疏五过论》原文为"治之三过也"。

〔4〕三常：一说指贵贱、贫富、苦乐而言。陈氏注为"精、气、神"，并与说理，有自己的见解。

〔5〕封君败伤：古时王者以土地与人立为诸侯，称为封君。封君败伤是指由于失去官爵而导致的精神内伤。

〔6〕身必败焉：《素问·疏五过论》原文为"身必败亡"。

〔7〕《灵枢经》：此指《灵枢·寿夭刚柔》篇。

〔8〕志意者：此语出于《灵枢·本藏》篇。

〔9〕痿躄(bì 闭)：下肢痿弱，足不能行。

〔10〕《灵枢·终始》篇：为《灵枢》第九篇的篇名。是篇论述治病应以经脉为纪，持其脉口人迎，以知阴阳有余不足，故名"终始"。

而脉口、人迎[1]，以知阴阳有余不足，平与不平，天道毕矣。"离绝菀结，忧恐喜怒，五脏空虚，血气离守，工不能知，何术之语？此言左右血气之各有类也。左为人迎而主血，右为气口而主气。离绝者，言阴阳血气各有左右之分别也。是以血气皆病，则气郁于右而血结于左。盖病忧恐伤右部之肺肾，喜怒伤左部之心肝，以致五脏空虚而气各离其所在之本位。工不知人迎气口有阴阳气血之分，又何术之语哉？尝富大伤，斩筋绝脉，身体复行，令泽不息，故伤败结，留薄归阳，脓积寒炅。粗工治之，亟刺阴阳，身体解散，四肢转筋，死日有期，医不能明，不问所发，唯言死日，亦为粗工，此治之五过也。凡此五者，皆受术不通，人事不明也。此言病在左而及于右，阴阳血气之相乘也。如病在阴者，久则阴病极而归于阳；病在阳者，久则阳病极而归于阴。故《终始》篇曰[2]："病先起于阴者，先治其阴，而后治其阳；病先起于阳者，先治其阳，而后治其阴。"此左右阴阳之相乘，而医之又不可不知也。如尝富而一日丧其资斧[3]，则大伤其神魂，是以心主之脉，肝主之筋，有若斩绝，此伤左之血脉也。然右关之脾脏未伤，故身体尚复能行令命也。泽，液也，谓肺肾所主之精气未伤，而尚生长之不息也。然病虽先起于阴，久则将及于阳，故伤败心肝之血，而结于左则留薄于气分，而复归于阳，左右血气皆伤，而脓积寒炅。《灵枢经》曰[4]：夫痈疽之生，脓血之成也，不从天下，不从地出，结微之所生也。又曰[5]：寒气化为热，热胜则腐肉而为脓。此因伤败而流薄归阳，是以脓积于阴阳寒热之间。夫阴阳血气俱伤，补阳则阴竭，泻阴则阳脱，如是者，只可饮以甘药，而不宜灸刺。粗工不知，亟刺阴阳，以致身体解散，则脾气伤矣；四肢转筋，则胃气绝矣。夫脾胃者，五脏之生原，生气已绝，丧无日矣[6]。即有良医，不明阴阳相乘之道，不问受

---

〔1〕脉口、人迎：脉口，指手太阴经动脉。人迎，指颈动脉，属足阳明胃经。《脉经》："关前一分，人命之主，左为人迎，右为气口。"陈氏所注系指后者。

〔2〕《终始》篇：本段原文为："病先起阴者，先治其阴而后治其阳；病先起阳者，先治其阳而后治其阴。"本文所引多两个"于"字。

〔3〕资斧：旅费的旧称。这里引申为财产。

〔4〕《灵枢经》：此指《灵枢·玉版》篇。其原文为"夫痈疽之生，脓血之成也，不从天下，不从地出，积微之所生也"。"积"误作"结"，当从《内经》更正。

〔5〕又曰：此指《灵枢·痈疽》篇。其原文为"寒气化为热，热胜则腐肉，肉腐则为脓"。本文所引有误，当从《内经》更正。

〔6〕无日：不终日的意思。

病所发之因，止知阴阳坏而与之死期，此为之粗工，盖不能审其因，而施救治之法也。凡此五者，皆发于五中[1]，而不因于外感。医者当知天地阴阳之气，日用事物之常，莫不各有当然之理。顺之则志意和调，逆之则苛疾暴起，此皆受术不通，人事不明，致有五者之责。

故曰：圣人之治病也，必知天地阴阳，四时经纪；五脏六腑，雌雄表里；刺灸砭石，毒药所主；从容人事，以明经道，贵贱贫富，各异品理；问年少长，勇怯之理；审于分部，知病大始[2]，八正九候[3]，诊必副矣。此总结诊脉之道，当外合天地阴阳四时经纪，内通五脏六腑雌雄表里；或宜于刺灸砭石，或当用药食所主；从容人事，以明经道，审贵贱贫富之情，察少长勇怯之理；脉各有各部，病发有原始，候四时八正之气，明三部九候之理，诊道始备，而必副矣。治病之道，气内为实[4]，循求其理，求之不得，过在表里。守数据治，无失俞理，能行此术，终身不怠[5]。不知俞理，五脏菀熟[6]，痈发六府。此论针刺之道，当以内气为实，循求其脉理，求之不得，其病在表里之气分矣。《针经》曰[7]："在外者，皮肤为阳，筋骨为阴。"盖针刺之道，取皮脉筋骨之病而刺之，故求之俞理不得，其过在表里之皮肉筋骨矣。守数，谓血气之多少及刺深浅之数也。诊病不审，是谓失常，谨守此治，与经相明，《上经》《下经》[8]，揆度阴阳，奇恒五中，决以明堂，审于终始，可以横行。诊病不审，谓不审病者之情，故为失常。《上经》言：气之通于天。《下经》言：病之变化。

---

〔1〕五中：即五脏的意思。王冰："五中者，谓五脏之气色也。"以五脏居以内，称五中。

〔2〕知病大始：《素问·疏五过论》原文为"知病本始"。当从《内经》更正。

〔3〕八正九候：八正，为四时气节也。即二分(春分、秋分)，二至(夏至、冬至)，四立(立春、立夏、立秋、立冬)，总称八正。九候，指诊脉法分上、中、下三部，各有天、地、人三候，合称九候。可参《素问·三部九候论》。

〔4〕气内为实：《素问·疏五过论》原文为"气内为宝"。"宝"误作"实"。"气内"，即内藏之气，指元气。

〔5〕终身不怠：《素问·疏五过论》原文为"终身不殆"。"殆"误作"怠"。

〔6〕熟：王冰："熟，热也。"

〔7〕《针经》：此处系指《灵枢·寿夭刚柔》篇。原文为"在外者，筋骨为阴，皮肤为阳"。引文有误，当从《内经》更正。

〔8〕《上经》《下经》：均古医经书名。以下所谓"揆度阴阳、奇恒、五中、明堂、终始"，一说均为古医经书名，可作参考。

揆者，方切求之，言切求其脉理也。度者，得其病处，以四时度之也。奇恒之病，发于五中，五脏之色，见于明堂，察其脏腑经脉之始，三阴三阳已绝之终，谨守此法，则无往而非道矣！

【按语】 本节论述医生临证诊治必须掌握的法则，强调诊治必须结合天时变化、体质强弱、年龄大小、性情勇怯、男女性别差异，以及病人生活环境，经济状况和社会地位变迁对思想情绪的影响等各方面情况，全面掌握，细心分析研究，以决定采用的治疗方法，方不致发生医疗错误。这些法则，是医生临证的基本知识。基本上概括了问察的主要内容。

《三部九候论》曰[1]：必审问其所始病，与今之所方病，而后各切循其脉，视其经络浮沉，以上下逆从循之。始病者，病久而深也。方病者，新受之邪也。

【按语】 本节指出医生临证必须审明病史的重要意义。审问起病与现在症状，然后结合望诊、切诊来进行辨证论治，这是问诊的主要内容之一，不能忽视。

---

〔1〕《三部九候论》：为《素问》第二十篇的篇名。是篇论述诊脉法分为三部、九候，故名。

审　治

　　《至真要大论》曰：诸风掉眩[1]，皆属于肝；诸寒收引[2]，皆属于肾；诸气膹郁[3]，皆属于肺；诸湿肿满，皆属于脾；诸热瞀瘛[4]，皆属于火；诸痛痒疮，皆属于心。五脏内合五行，五行内生六气，是以五脏之气病于内，而六气之证见于外也。诸厥固泄[5]，皆属于下；诸痿喘呕，皆属于上；夫在上之阳气下逆，则为厥逆；在下之阴气上乘，则为痿痹。在上之水液下行，则为固泄，在下之水液上行，则为喘呕。亦犹天地阴阳之气上下相乘，而水随气之上下者也。诸禁鼓栗[6]，如丧神守，皆属于火；诸痉项强，皆属于湿；诸逆冲上，皆属于火；诸胀腹大，皆属于热；诸躁狂越[7]，皆属于火；诸暴强直，皆属于风；诸病有声，鼓之如鼓[8]，皆属于热；诸病胕肿[9]，疼酸惊骇，皆属于火；诸转反戾[10]，水液浑浊，皆属于热；诸病水液，澄彻清冷，皆属于寒；诸呕吐酸，暴注下迫[11]，皆属于热。此五脏之气，而发见于形气也。火者，少阳包络之相火也。热者，君火之气也。诸禁鼓栗，热极生寒也。诸丧神守，相火甚而心神不安也。风者，水火之气皆感生风。反戾，

---

〔1〕掉眩：振掉眩晕。李念莪："掉，摇动也；眩，昏花也。"

〔2〕收引：指拘急挛缩。王冰："收，谓敛也；引，谓急也。"

〔3〕诸气膹郁：指胸部痞闷、呼吸喘急。张景岳："膹，喘急也；郁，痞闷也。"

〔4〕诸热瞀瘛(qì 气)：谓神志昏乱、肢体抽搐。《素问》原文为"诸热瞀瘛"。瘛，同"瘈"。张景岳："瞀，昏闷也；瘈，抽掣也。"

〔5〕固泄：固，二便不通。泄，二便不固也。

〔6〕诸禁鼓栗：谓口噤而鼓颔战栗。李念莪："禁，即噤也，寒厥咬牙曰噤；鼓，鼓颔也；栗，战栗也。"

〔7〕诸躁狂越：指躁动不安而狂乱。《素问》原文为"诸燥狂越"。躁，通"燥"。李念莪："躁者，烦躁也；狂者，妄乱也；越，如登高而歌之类。"

〔8〕鼓之如鼓：叩敲如鼓声。李念莪："鼓之如鼓，谓腹胀也。"

〔9〕胕肿：李念莪："胕肿者，浮肿也。"胕，通"浮"。

〔10〕诸转反戾：转，指腰身转侧不利。反，指背反张。戾，指身屈曲。张景岳："转反戾，筋拘挛也。"

〔11〕暴注下迫：刘完素："暴注，卒暴注泄也。"下迫，张景岳谓"后重里急迫痛也"。

了戾也。故《大要》曰[1]：谨守病机，各司其属。有者求之，无者求之，盛者责之[2]，虚者责之。必先五胜，疏其血气，令其调达，而致和平，此之谓也。有者，谓五脏之病气有余。无者，谓五脏之精气不足。盛者，责其太甚。虚者，责其虚微。必先使五脏之精气皆胜，而后疏其血气，令其调达，致使五脏之气平和。此之谓神工也。

曰：善。五味阴阳之用何如？曰：辛甘发散为阳，酸苦涌泄为阴，咸味涌泄为阴，淡味渗泄为阳。六者，或收、或散、或缓、或急、或燥、或润、或软、或坚，以所利而行之，调其气，使其平也。如肝苦急而欲缓，心苦缓而欲软，脾苦急而欲缓，肺苦逆而欲收，肾苦燥而欲坚，各随其所利而行之，调其五脏之气而使之平也。

曰：非调气而得者[3]，治之奈何？有毒无毒，何先何后？愿闻其道。曰：有毒无毒，所治为主，适大小为制也。曰：请言其制。曰：君一臣二，制之小也；又君一臣三佐五，制之中也；君一臣三佐九，制之大也。主病之谓君[4]，佐君之谓臣[5]，应臣之谓使。盖病甚制大其服，病微制小其服；能毒者，制大其服；不能毒者，制小其服。寒者热之，热者寒之，微者逆之，甚者从之，坚者削之，客者除之，劳者温之，结者散之，留者攻之，燥者濡之，急者缓之，散者收之，损者益之[6]，逸者行之，惊者平之，上之、下之、摩之、浴之、薄之、劫之、开之、发之，适事为故。温者，补也。盖补药多属甘温，泻药多属苦寒。摩者，上古多用膏摩而取汗[7]。浴者，用汤液浸渍也；薄，迫也；此皆治病之要法，各适其事而用之。

曰：何谓逆从？曰：逆者正治，从者反治，从少从多，观其事也。逆者，以寒治热，以热治寒，故为正治。从者，热病从热，寒病从寒，故为反治。气虚逆之，甚者从之，

[1]《大要》：古医书名，已佚。

[2]责：《说文解字》："责，求也。"

[3]非调气而得者：张景岳："非调气，谓病有不因于气而得者也。"

[4]主病之谓君：张景岳："主病者，对症之要药也，故谓之君。君者，味数少而分量重，赖之以为主也。"

[5]佐君之谓臣：张景岳："佐君者谓之臣，味数稍多而分量稍轻，所以匡君之不迨也。"

[6]损者益之：《素问》原文为"损者温之"。当从《内经》更正。

[7]膏摩：用药膏摩擦体表一定部位的外治方法。

如病之过甚者从多，不太甚者从少，观其从事之何如耳。

曰：反治何谓？曰：热因寒用，寒因热用[1]，塞因塞用，通因通用，必伏其所主，而先其所因[2]，其始则同，其终则异，可使破积，可使溃坚，可使气和，可使必已。热因寒用，寒因热用者，治热以寒温而行之，治寒以热凉而行之，其始则同，其终则异也。如诸呕吐酸，乃热邪坚积于中，而壅塞于上，即从之而使之上涌，所谓塞因塞用，而可使破积也。如暴注下迫，乃热邪坚积于中，而通泄于下，即从之而使之下泄，所谓通因通用，而可使溃坚也。必伏其所主之病，而先其所因，则可使气和，而病可必已也。

曰：气调而得何如？曰：逆之，从之，逆而从之，从而逆之，疏气令调，则其道也。如气之从于上下者，宜逆之；逆于上下者，宜从之。盖阳气在上，阴气在下，气之从也；阳气下行，阴气上行，气之逆也。是气之不可不从，而又不可不逆者也。是以气之从者，逆而从之；气之逆者，从而逆之；令其阴阳之气，上下和平，此逆从调气之道也。

曰：病之中外，何如？曰：从内之外者，调其内；从外之内者，治其外；从内之外而盛于外者，先调其内，而后治其外；从外之内而盛于内者，先治其外，而后调其内；中外不相及，则治主病。夫病之有因于外邪者，有因于内伤者，有感于外邪而兼之内有病者，有内有病机而又重感于外邪者，此调治内因之要法也[3]，内因之病，脏腑之气病，故当调之；外因之病，六淫之邪也，故曰治之。

曰：病之中外何如？曰：调气之方，必别阴阳，定其中外，各守其乡。内者内治，外者外治。微者调之，其次平之。盛者奇之，汗之下之[4]，寒

---

[1] 热因寒用，寒因热用：据下文"塞因塞用，通因通用"之例，应为"热因热用，寒因寒用"之误。陈氏注解则以"治热以寒温而行之，治寒以热凉而行之"解释。见下文。

[2] 伏其所主，而先其所因：张景岳："伏其所主者，制病之本也。先其所因者，求病之由也。"

[3] 此调治内因之要法也：应为"此调治内外之要法也"之误。否则与下文文义不合。

[4] 汗之下之：《素问》原文为"汗者下之"。张景岳："谓邪之甚者，当直攻而取之，甚于外者汗之，甚于内者下之。""者"字当是"之"字。陈氏改"者"为"之"，似是。

热温凉，衰之以属，随其攸利〔1〕，谨道如法，万举万全，气血正平，长有天命。此总结外内之义。

【按语】本节论述论治必须辨证求因，探求病机。从复杂的病情中，分析归纳，由博返约，以概括病机，此即著名的"素问病机十九条"。刘完素据此触类旁通，演绎而著《素问玄机原病式》一书，颇有发挥。本节也论述了治疗法则，方剂的组成和剂量的大小，特别是制定了多种的方与法，如正治、反治、内外分治、内外合治等原则及其临床运用。强调治病制方"必伏其所主，先其所因"。这是中医学论治的基本理论和法则。

《五常政大论》曰：补上下者从之〔2〕，治上下者逆之〔3〕，以所在寒热盛衰而调之。故曰：上取下取，内取外取，以求其过。能毒者以厚药〔4〕，不胜毒者以薄药。此之谓也。上下，谓司天在泉之气。补，助也。从，顺也。如少阳在泉，则厥阴司天，当用苦酸之味以补之，盖助其上下之气也。治，平治也。逆，反也。如司天之气，风淫所胜，平以辛凉；热淫所胜，平以咸寒。如诸气在泉，寒淫于内，治以甘热；火淫于内，治以咸冷。谓淫胜之气，又当反逆以平之，故以所在之寒热盛衰而调之。谓盛则治之，衰则补之，则上下之气和调矣。夫司天在泉之气，升降上下，五运之气，出入于外内，各求其有过者，取而治之。能胜其毒者，治以厚药；不能胜毒者，治以薄药。此治岁运之法。气反者，病在上，取之下；病在下，取之上；病在中，傍取之。气反者，谓上下外内之病气相反也。如下胜而上反病者，当取之下；上胜而下反病者，当取之上；外胜而内反病者，当取之外傍也。治热以寒，温而行之；治寒以热，凉而行之；治温以清，冷而行之；治清以温，热而行之。故消之，削之，吐之，下之，补之，泻之，久新同法。治热以寒，温而行之者，盖寒性与热气不合，故当温而行之，所谓寒因热用，热因寒用，其始则同，其终则异，可使破积，可使溃坚，可使气和，

〔1〕攸（yōu 优）利：所利。攸，所也。
〔2〕补上下者从之：因司天、在泉之气而引起人体之不足者，应从其不足而补之。如木火不足，用酸苦之味补之。
〔3〕治上下者逆之：太过引起之病，用逆治的方法。如热淫所胜，治以咸寒之类。
〔4〕厚药：即气味厚的药物。以下"薄药"同此义。

可使必已[1]，此反治之法也。治温以清，冷而行之，治清以温，热而行之，此正治之法也。消之，削之，内取外取也。吐之，下之，上取下取也。补之，泻之，补上补下，治上治下也。久者，谓伏气之病；新者，感而即发也。

曰：病在中而不实不坚，且聚且散，奈何？曰：无积者，求其脏，虚则补之，药以祛之，食以随之，行水渍之，和其中外，可使毕已。此论五运之气为病，而有治之之法也。病在中者，根于中也。不实不坚、且聚且散者，神机之出入于外内也。如敷和之纪[2]，其脏肝，其病里急、肢满；备化之，其脏脾，其病否。盖五运之气，内合五脏，故无积者，当求其脏也。脏气虚则补之，先用药以祛其邪，随用食以养其正，行水渍以取汗，和其中外，使邪从外出，可使毕已矣。

曰：有毒无毒，服有约乎？曰：病有久新，方有大小，有毒无毒，固宜常制矣。大毒治病，十去其六；常毒治病，十去其七；小毒治病，十去其八；无毒治病，十去其九；谷肉果菜，食养尽之，无使过之，伤其正也。不尽，行复如法，约，规则也。病有久新者，谓病之能胜毒、不能胜毒也。方有大小者，谓有可以厚药，止可以薄药也。毒者，有大寒大热及燥湿偏胜之毒气，故止可攻疾，中病即止，过则伤正矣。是以大毒治病，病去其六，即止后服。常毒治病，病去其七即止。小毒治病，病去其八即止。即无毒之药，亦不可太过，所谓久而增气，物化之常也。气增而久，夭之由也。必先岁气，无伐天和，无盛盛，无虚虚[3]，而遗人夭殃[4]，无致邪，无失正，绝人长命。必先知岁运之盛衰，衰则补之，盛则泻之，补则从之，泻则逆之。无伐天运之中和，邪则祛之，正则养之，无绝人长命。

【按语】本节论述治病用药必须根据运气之司天在泉对人体疾病的影响。提出了论治"必先岁气，无伐天和"的论点，从而制定了对疾病的治疗原则。如从治，逆治，上病取下，下病取上，热药冷服，冷药热服，以及用药中病即止，不可过剂。无盛盛、无虚虚等用药法则，都是千古不易之法，

[1] 可使必已：应为"可使毕已"。
[2] 敷和之纪：为木运之平气年。见卷四"运气"。以下"备化之纪"同此义。
[3] 无盛盛，无虚虚：盛盛，谓实证用补法，使其重实；虚虚，谓虚证用泻法，使其重虚。意即在临床论治中，千万不能补实泻虚，使实者益实，虚者更虚。
[4] 夭殃：使人丧失生命。夭，夭折。殃，受到灾害。

一直为后世所遵循。对于病后调理，提出了食物调养的方法，有很大的临床实践意义。

　　《六元正纪大论》曰：金郁之发，民病咳逆[1]，心胁满引少腹，善暴痛，不可反侧，嗌干，面尘，色恶，山泽焦枯。咳逆嗌干，肺之病也。《灵枢经》曰[2]："足少阳是动病心胁痛，不能转侧，甚则面有微尘，体无膏泽。"又曰[3]：肝是动则病腰痛嗌干，面尘脱色。盖金气复而肝木病也。（金郁则泄利之，谓渗泄、解表、利小便也。）水郁之发，民病寒客心痛，腰椎痛，大关节不利，屈伸不便，善厥逆，痞坚腹满；阳光不治。腰椎，肾之府也。关节屈伸，乃筋骨之病，肾主骨，而筋属于骨也。厥逆痞坚满者，阳气下存，中气塞滞也。（水郁则折流之，谓抑之，制其水胜而土伤也。）木郁之发，民病胃脘当心而痛，上支两胁，膈咽不通[4]，食饮不下，甚则耳鸣眩转，目不识人，善暴僵仆。胃脘膈咽，食饮不下，木胜而土伤也。上支两胁，耳鸣眩转，仆不识人，风气之为病也。（旁注：木郁则舒达之，谓吐之，令其条达也。）火郁之发，民病少气，疮疡痈肿，胁、腹、胸、背、面、首、四支，膜愤，胪胀[5]，疡痱，呕逆，瘛疭，骨痛，节乃有动，注下，温疟，腹中暴痛，血溢流注，精液乃少，目赤，心热，甚则瞀闷，懊憹[6]，善暴死。痈肿诸证，皆火热盛而精血伤也。少气者，火为气之贼也。瞀闷，肺气病也。火甚精伤，故善暴死。（火郁则发散之，轻则凉之，重则下之。）土郁之发，民病心腹胀，肠

[1]民病咳逆：《素问》原文，本句上尚有一"故"字。当从《内经》补正。
[2]《灵枢经》：此处系指《灵枢·经脉》篇。原文为"胆足少阳之脉……是动则病口苦，善太息，心胁痛不能转侧，甚则面微有尘，体无膏泽"。本文所引略有差错。
[3]又曰：此处系指《灵枢·经脉》篇。原文为"肝足厥阴之脉……是动则病腰痛不可以俯仰，丈夫㿗疝，妇人少腹肿，甚则嗌干，面尘脱色"。本文所引并非原文，今录全文，以供参考。
[4]膈咽不通：《素问》原文为"鬲咽不通"，鬲，通"隔"。膈，为"鬲"之误。今从。
[5]胪胀：即腹胀。《广韵·九鱼》："腹前曰胪。"
[6]懊憹：懊恼，烦闷。

鸣而为数后[1]，甚则心痛胁䐜，呕吐霍乱，饮发注下，胕肿身重[2]。诸证皆感土气而发。（土郁则疏夺之，则下之，令无壅滞也。）

厥阴所至为里急，少阴所至为疡胗，身热；太阴所至为积饮痞膈；少阳所至为嚏呕，为疮疡；阳明所至为浮虚；太阳所至为屈伸不利；此春病之常也[3]。里急，逆气上升也。厥阴主春，春气始于下而上，故为里急。阳明主秋，秋气始于上，故为浮虚。火生于木，风火相煽，故为身热疮疡。土位中央而分旺于四季，故四肘为痞稸中满之病。太阳主筋，为风气所伤，故缓短而屈伸不利。

厥阴所至为支痛；少阴所至为惊惑，恶寒战栗，谵妄；太阴所至为稸满；少阳所至为惊躁，瞀昧，暴病；阳明所至为鼽尻[4]，尻、阴、股、膝、髀、腨、骺、足病；太阳所至为腰痛；此夏病之常也[5]。稸，积也。瞀昧，目不明也。

厥阴所至为緛戾；少阴所至为悲妄，衄衊；太阴所至为中满，霍乱吐下；少阳所至为喉痹，耳鸣，呕涌；阳明所至为胁痛，皴揭；太阳所至为寝汗，痉；此秋病之常也。緛，缩也。戾，了戾也，即小便之关戾。厥阴主利前阴，而脉络阴器，为燥金所伤，故戾緛不利。皴，皲也。所以燥而过燥[6]，故皮为皴揭。

厥阴所至为胁痛，呕泄；少阴所至为语笑；太阴所至为重，胕肿；少阳所至为骤注[7]，瞤瘛，暴死；阳明所至为鼽嚏；太阳所至为流泄，禁止[8]；此冬病之常也。心主言而喜为心志，君火为冬令之寒水所迫，则心气实而语笑不休。以上四时诸病，有因于六气者，有因于四时者，学者引而伸之，以意会之，其意自得。此论四

---

〔1〕后：指大便。

〔2〕土郁之发……胕肿身重：《素问》原文本段在"金郁之发"之前。附注以供参考。

〔3〕此春病之常也：《素问》原文无"此春"二字。

〔4〕阳明所至为鼽尻：《素问》原文无"尻"字。

〔5〕此夏病之常也：《素问》原文无"此夏"二字。以下同此，无"此秋""此冬"。

〔6〕所以燥而过燥：《黄帝内经素问集注》张志聪注为："所以燥而迁燥。""过"字乃"迁"字之误。当以张注为是。

〔7〕骤注：《素问》原文为"暴注"。

〔8〕流泄，禁止：流泄，即二便失禁。禁止，为二便闭塞。张景岳："阴寒凝结，阳气不化能使二便不通。"

时之五运六气，有德有化，有政有令，有变有病〔1〕。

故风胜则动，热胜则肿，燥胜则干，寒胜则浮，湿胜则濡泄，甚则水闭胕肿，随气所在，以言其变耳。风、热、燥、寒，四时之气也。以湿土而列于四时之候者〔2〕，谓土旺四季，先春夏而后秋冬也。随气所在者，随四时之气。而言五运之胜耳。在者，言风气在春，热气在夏，燥气在秋，寒气在冬，湿气在于四季，各主七十二日有奇。

夫六气之用，各归不胜而为化，故太阴雨化，施于太阳；太阳寒化，施于少阴；少阴热化，施于阳明；阳明燥化，施于厥阴；厥阴风化，施于太阴；各命其所在而徵之也。此论五行胜化之为用也。命其所在而徵之者，太阴之气在于长夏，太阳之气在于冬，少阴之气在于夏，阳明之气在于秋，厥阴之气在于春；如冬有雨化，以徵太阴之胜；夏有寒化，以徵太阳之胜，此与春胜长夏，长夏胜冬之义相同。

曰：论言热无犯热，寒无犯寒，余曰不远寒，不远热，奈何？曰：发表不远热，攻里不远寒。曰：不发不攻而犯热犯寒何如？曰：寒热内贼，其病益甚。曰：无病何如？曰：无者生之，有者甚之。曰：生者何如？曰：不远热则热至，不远寒则寒至，寒至则坚否腹满，痛急下利之病生矣。热至则身热，吐下霍乱，痈疽疮疡，瞀郁，注下，䐜瘛，肿胀，呕，鼽衄，头痛，骨节变，肉痛，血溢，血泄，淋闷之病生矣。曰：治之奈何？曰：时必顺之，犯者治以胜也。此论主时之六气，亦有寒热温凉之分。辛甘发散为阳，故有病而应发散者，即当远热而不远热矣。酸苦涌泄为阴，如有病而应攻里者，即当远寒而不远寒矣。如虽病而不宜发表、攻里，若妄犯之则寒热内贼，其病益甚；若无病而不远热不远寒者，则坚痞、腹满、身热、吐下之病生矣。时，谓四时，治以胜者，如犯热则以所胜之寒治之，如犯寒则以所胜之热治之。

曰：妇人重身，毒之何如？曰：有故无殒，亦无殒也。曰：大积大聚，其可犯也，衰其大半而止，过者死，重身，谓妊妊而身重。毒者，大寒大热之药也。

〔1〕有德有化，有政有令，有变有病：此言五运各有德、化、政、令、变、病。如"敷和之记，木德周行"，"其化生荣"，"其政发散"，"其令风"，"其病里急支满"，太过则"其变振拉摧拔"等。参见卷四"运气"的"五常政大论"。

〔2〕以湿土而列于四时之候者：乃"以湿土而列于四时之后者"之误。

妊妇始结胎之一二月，乃木气司养，三月四月主火，五月六月主土，七月八月主金，九月十月主水，至太阳而五行已周，阴阳水火，分而成后天之形身矣。然未生之前，五行之气，各有盛有虚，有胜有郁，宜以寒热温凉顺逆而调之。设或有病，而欲不远寒，不远热，亦无伤于胎气，所谓有故无殒。然亦无过之而致殒也。即如大积大聚，乃属脏腑之五行，尚其可犯寒而犯热者也。若过犯之则死。

曰：郁之甚者，治之奈何？曰：木郁达之[1]，火郁发之[2]，土郁夺之[3]，金郁泄之[4]，水郁折之[5]，然调其气，过者折之，以其畏也[6]，所谓泻之。此言四时之郁，而有调之法也。

【按语】本节论述六气郁发所导致的病证及其治疗原则。在论治上，论其常，也论其变。一般规律是：必须顺四时之寒热温凉，所谓"时必顺之""热无犯热，寒无犯寒"。若违反四时禁忌而病的，要治以相胜之药物。所谓"犯者治以胜"。但是也有变的，即提出"发表不远热，攻里不远寒"，并提出了"有故无殒"的理论。如妇人妊娠，使用毒药，有病则病当之，但强调必须谨慎使用，"衰其大半而止，过者死"的法则。启发人们攻邪不伤正气。这些论述，是中医论治的基本法则。

此外，本节还指出论治不但要适应天时气候，同时还要根据疾病的性质，制定相应的治法。如木郁达之，火郁发之，土郁夺之，金郁泄之，水郁折之等，

---

[1] 木郁达之：木气抑郁，则当疏泄肝气，称为条达。张景岳："畅达也，但使气得通行，皆谓之达。"

[2] 发：发散之意。王冰："谓汗之令其疏散也。"

[3] 夺：用吐剂或下剂，都可称为夺。张景岳："直取之也。凡滞在上者，夺其上，吐之可也；滞在中者，夺其中，伐之可也；滞在下者，夺其下，泻之可也。凡此皆谓之夺，非独止于下也。"

[4] 泄：指宣泄肺气。

[5] 折：降其冲逆之势，驱逐水邪。张景岳："调制也。凡折之法，如养气可以化水，治在肺也；实土可以制水，治在脾也；壮火可以胜水，治在命门也；自强可以帅水，治在肾也；分利可以泄水，治在膀胱也；凡此皆谓之折，岂独抑之而已哉。"

[6] 畏：指相制之药。王冰："过者畏泻，故谓泻为畏也。"

都具有较高度的概括性。后世许多具体治疗方法，都据此而制定。

《标本病传论》曰[1]：有其在标而求之于标，谓病三阴三阳之六气，即于六经中求之以治标。有其在本而求之于本，谓病风、寒、暑、湿、燥、火六淫之邪，即于六气中求之以治本。有其在本而求之于标，如伤寒太阳，乃太阳之本病，而反得标阳之热化，即求之于标，而以寒凉药治其标热，有其在标而求之于本。如病在少阴之标阴，而反得君火之本热，即求之于本，以急泻其火。故治有取标而得者，有取本而得者，有逆取而得者，有从取而得者，故知逆与从，正行无间[2]；知标本者，万举万当，不知标本，是谓妄行。逆取而得者，谓寒者热之、热者寒之、结者散之、散者收之、留者攻之、燥者濡之。从取而得者，谓热因寒用、寒因而热用、塞因塞用、通因通用，必伏其所主，而先其所因。其始则同，其终则异，可使破积，可使溃坚，可使气和，可使必已[3]。

夫阴阳逆从，标本之为道也。小而大，言一而知百病之害[4]；阴阳逆从者，谓三阴三阳之气，有胜有复也。少而多，浅而博，所以言一而知百也；言少可以贯多，举浅可以料大。博，大也。以浅而知深，察近而知远。言标与本，易而勿及。虽事极深远，入非咫尺，略以浅近，而悉贯之。然标本之道，虽易可为言，而世人识见无能及者。

治反为逆，治得为从。相反而治为逆治，相得而治为从治。相得者，如热与热相得，寒与寒相得也。先病而后逆者治其本，先逆而后病者治其本，逆者，胜克之气也。先病而后逆者，如吾身中，先有脾土之病，而后复感其风邪；重伤脾土，则当先治其脾土，而后治其风邪。如先逆天之风邪，克伤中土，以致脾脏为病，是当先治其风邪，而后调其脾土也。先寒而后生病者，治其本，先病而后生寒者治其本，先寒者，寒淫所胜也。以吾身感之而生病者，是当治其寒邪；如先病而后生寒者，当治其身之本病，而寒气自解矣。

---

〔1〕《标本病传论》：为《素问》第六十五篇的篇名。是篇论述标本与病传两部分，故名。

〔2〕正行无间：《素问》原文为"正行无问"。"间"乃"问"之误，正行无问，马莳："乃正行之法，而不必问于人也。"

〔3〕可使必已：应为"可使毕已"之误。

〔4〕言一而知百病之害：高士宗："言一标本逆从，而知百病之害。"

先热而后生病者治其本，先热而后生中满者治其本[1]，先热者，热淫所胜，余解同前。先病而后泄者治其本，先泄而后生他病者治其本，必且调之，乃治其他病；泄者，湿土之病也。他病者，如湿邪所胜，民病心痛耳聋之类，故当先治其虚泄，必且调之脾土，而后治其他病。先病而后生中满者治其标；先中满而后烦心者治其本，人有客气，有同气[2]。诸胀腹大，皆属于热。如先病热而后生中满者，是当治其中满。如先病中满，而温热之气上乘于心，以致心烦者，亦当治其中满，而烦心自解矣。小大不利治其标，小大利治其本；如中满而大小便不利者，当先利二便。如大小便利者，仍治其中满。盖邪气入于腹内，必从二便而出。病发而有余，本而标之，先治其本，后治其标；病发而不足，标而本之，先治其标，后治其本。有余者，邪气之有余也。不足者，正气不足也。谨察间甚，以意调之，间者并行，甚者独行。先小大不利者而后生病者，治其本。此言标本之间，而又当以意调其间甚也。夫邪之所凑，其正必虚。间者，谓邪正之有余不足；二者兼于其间，故当并行其治。盖以散邪之中兼补其正，补正之内兼散其邪。如偏甚者，则当独行其法。谓邪气甚者，竟泻其邪，正气虚甚者，竟补其正，此为治之要道也。如先大小便不利，而后生病者，当专治其小大二便，又无论其邪正之间甚者矣。

【按语】本节论述标本逆从的治疗原则。强调论治必先辨别病之标本，而后制定治标治本的先后、缓急法则。病有治本，治标，或本而标之，标而本之，指出治本治标的先后，有其一般原则，也有其特殊性，后世医家，根据《内经》理论，概括为"急则治其标，缓则治其本"，从而奠定了标本论治总的原则。

《阴阳应象大论》曰：病之始起也，因其轻而扬之，因其重而减之，因

---

[1] 先热而后生中满者治其本：本，《素问》原文为"标"。张景岳："诸病皆先治本，而惟中满者，先治其标。盖以中满为病，其邪在胃，胃者藏府之本也。胃满则药食之气不能行，而藏府皆失其所禀，故先治此者，亦所以治本也。"

[2] 人有客气，有同气：新校正，按全元起本"同"作"固"。《黄帝内经素问语译》："客气即指新受之邪气，固气即原在体内之邪气，先受病为本，后受病为标，则客气为标，固气为本。"

其衰而彰之。病之始起则轻而浅，久则重而深，故因其轻而发扬之[1]，因其重而少减之[2]，因其病势少衰而彰逐之。盖病之盛者，不可急逆。形不足者，温之以气；精不足者，补之以味。形谓形体肌肉。精谓五脏之阴精。夫形归气，气生形，温热气胜者，主补阳气，故形不足者，当温之以气。五脏存精者，五味入口，各归所喜，津液各走其道，故五味以补五脏之精。其高者，因而越之；其下者，引而竭之；中满者，泻之于内；人有三部，在上为阳，在下为阴。病在胸膈之上者，因其上越而发越之[3]；其在胸腹之下者，因其下而引去之[4]；其在中者，宜从内而泻泄之[5]。此言病之有上下阴阳，而治之有法也。其有邪者，渍形以为汗；渍，浸也，古者用汤液浸渍，取汗以去其邪，此言有邪之在表也。其在皮者，汗而发之；邪在皮毛，取汗而发散之。其慓悍者，按而收之；气之悍利者，按摩而收之[6]。其实者，散而泻之。阳实者，宜散之，阴实者，宜泻之。审其阴阳，以别柔刚[7]，阴阳，天之道也；刚柔者，地之道也；参合天地之气者，人之道也。阳病治阴，阴病治阳，治，平治也。如感天之阳邪，则当治人之阴气，阴气复而阳热之邪自解矣。如感天之阴邪，则当治人之阳气，阳气盛而阴寒之邪自解矣。此邪正阴阳之各有对待，而善治者之有法也。定其血气，各守其乡，如邪在气分，则当守其阴血，而勿使邪入于阴。如邪在血分，则当守其阳气，而勿使阴邪伤阳。定其血分、气分之邪，而各守其部署。盖阳邪伤气，阴邪伤血，气血内守，则邪不敢妄侵。此即上文对待之意也。血实宜决之，

---

〔1〕发扬之：指用宣扬散邪之法。张景岳："轻者浮于表，故宣扬之。扬者，散也。"

〔2〕少减之：指病势严重的，在治疗上宜逐步使其减轻。

〔3〕因其上而发越之：指病在上的用吐法。张景岳："越，发扬也，谓升散之，吐涌之。"

〔4〕因其下而引去之：指病在下的用疏导法。张景岳："竭，祛除也。谓涤荡之，疏利之。"

〔5〕泻泄之：指病在中为胀满的，可用泻下法。

〔6〕按摩：摩，通"摩"。陈氏注以"按"作"按摩"解。薛生白谓："此兼表里而言，凡邪气之急剧者，按得其状，则可收而制之矣。"则"按"当作"按得其状"解。附此参考。

〔7〕柔刚：分别指病邪之性质。外感阳邪为刚，内伤饮食之阴邪为柔。张景岳："形证有刚柔，脉色有刚柔，气味尤有刚柔，柔者属阴，刚者属阳。"其意尤切。

气虚宜掣引之[1]。血实者决之使行，气虚者掣之使升。

【按语】本节论述治病必须审别阴阳，辨别病之属阴属阳，病位之表里、上下、气血，病情之轻重、虚实，从而制定其治疗法则。如补泻、涌吐、汗散、宣通、泻下、消导等法，各有其应用原则。这些治则的确立对后世医者在辨证论治上有很大的启发和指导作用。

《脏气法时论》曰[2]：毒药攻邪，药，谓金、玉、土、石、草、木、菜、果、虫、鱼、鸟兽之类，皆可以祛邪养正者也。然攻邪却病，惟毒乃能，故曰毒药攻邪也。五谷为养，黍、稷、稻、麦、菽以供养五脏之气。五果为助，桃、李、杏、枣、栗以助其养。五畜为益，牛、羊、鸡、犬、豕为益五脏者也。五菜为充，葵、藿、葱、韭、薤充实于脏腑者也。气味合而服之，以补益正气[3]。谷、肉、果、菜皆有五气五味，宜和合而食之，无使偏胜，以补精益气。此五者，有辛、酸、甘、苦、咸，各有所利，或散，或收，或缓，或急，或坚，或软，四时五脏，病随五味所宜也。五者，谓毒药、谷、畜、菜、果也。

肝欲散，急食辛以散之，用辛补之，酸泻之[4]。肝气受邪，则木郁而欲散。心欲软，急食咸以软之，用咸补之，甘泻之[5]。心为火脏，心病则刚燥矣，故宜咸以软之。脾欲缓，急食甘以缓之，用苦泻之，甘补之[6]。土德和厚，故欲缓。病，则失其和之气矣，故宜食甘以缓之。肺欲收，急食酸以收之，用酸补之，辛泻之[7]。

---

〔1〕掣：作"挈"解。马莳："宜掣引之，谓导引其气。"即引导的意思。
〔2〕《脏气法时论》：为《素问》第二十二篇的篇名。是篇论述五脏之气象法于四时，故名。
〔3〕以补益正气：《素问》原文为"以补精益气"。当从《内经》更正。
〔4〕用辛补之，酸泻之：吴昆："顺其性为补，反其性为泻。肝木喜辛散，而恶酸收，故辛为补，而酸为写也。"泻，《素问》原文为"写"字，本书通作"泻"。
〔5〕用咸补之，甘泻之：吴昆："心火喜软而恶缓，故咸为补，甘为泻也。"
〔6〕用苦泻之，甘补之：吴昆："脾以制水为事，喜燥恶湿，湿胜则伤脾上。"苦性燥，脾性湿，故脾以苦为泻。脾欲缓，甘则顺其性而缓之，故补脾用甘。
〔7〕用酸补之，辛泻之：金性敛，辛反其性而散，故为泻。金欲收，酸则顺其性而收，故补肺用酸。

肺主秋收之令，病则反其常矣，故急食酸以收之。肾欲坚，急食苦以坚之，用苦补之，咸泻之[1]。肾体沉石，德性坚凝，病则失其常矣，故宜食苦以坚之。

【按语】本节论述治病的一般原则。提出治病以毒药攻邪，还要配合各种食物来补养。但必须根据病之宜忌，以达到恢复健康的目的。同时强调五味对五脏的宜忌，必须根据五脏的具体病情而定。所谓"补""泻"，也都是根据这个法则而定的，如"酸入肝"，能补肝，也能泻肝。

《生气通天论》曰[2]：阴之所生，本在五味；阴之五宫，伤在五味。盖精、神、气、血，皆由五味之所资生而资养者也。五宫、五脏，神之所舍也。是故味过于酸，肝气以津[3]，脾气乃绝。木旺则伤土。味过于咸，大骨气劳，短肌，心气抑。大骨，腰高之骨，肾之府也。过食咸则伤肾，故骨气劳伤；水邪盛则泛土，故肌肉短缩；水上凌心，故心气抑郁也。味过于甘，心气喘满，色黑，肾气不衡。土实则心气不能传之于子，故喘满也。肾主水，其色黑，土亢则伤肾，故色黑而肾气不平。味过于苦，脾气不濡，胃气乃厚[4]。阳明络属于心，子母之气相通也。五味入胃，苦先入心，味过于苦，则母气盛而胃气强，胃强则与脾阴相绝矣。脾不为胃转输其津液，而脾气不濡矣。脾不转输，故胃气乃厚。味过于辛，筋脉沮弛，精神乃央。沮，遏抑也；弛，懈弛也。金气偏盛则肝气受伤，故筋脉懈弛也。央，殃同。辛甚则燥，津液不能相成，而精神乃受其殃也。是故谨和五味，骨正筋柔，气血以流，凑理以密，如是则骨气以精[5]，谨道如法，长有天命。无烦劳以伤其阳，节五味以养其阴，谨能调养如法，则阴阳和平，而长有天命矣。

【按语】上三节继续论述五味与五脏的关系。五味对五脏各有其亲和性。

[1] 用苦补之，咸泻之：王冰："苦取其坚也，咸取其软也。"水性凝，咸则反其性而软，故为泻；水欲坚，苦则顺其性而坚，故补肾用苦。

[2] 《生气通天论》：为《素问》第三篇的篇名。是篇论述天人相应的有关问题，故名。

[3] 津：张景岳："津，溢也。"这里指肝气太盛的意思。

[4] 厚：张景岳："厚者，胀满之谓。"这里作胀满或迟钝解。

[5] 精：这里作刚强、精粹解。

但是五味太过，就会损伤五脏。所谓"阴之所生，本在五味；阴之五宫，伤在五味"。因之《内经》有"五味所入""五味所禁"以及五味太过等论述。其精神是根据阴阳五行立论。五味的宜忌，是据五脏的具体病情而定；五味所伤，也是根据五脏之间的盛衰关系而定。因此，五脏与五味的关系，是论治的基本理论之一，必须熟练掌握。

《宣明五气》篇曰：五味所禁[1]，辛走气，气病无多食辛；肺主气，辛入肺，故走气。气病而多食之，反辛散而伤气。咸走血，血病无多食咸；心主血，润下作咸。咸走血者，水气上交于心也。血病而多食之，则水反胜火矣。苦走骨，骨病无多食苦；肾主骨，炎上作苦。苦走骨者，火气下交于肾也。骨病而多食之，则火气反胜矣。甘走肉，肉病无多食甘；脾主肌肉，甘为土味，脾病而多食之，则反伤其脾气矣。酸走筋，筋病无多食酸。肝主筋，酸走肝，筋病而多食之，则反伤其肝气。

《五脏生成》篇曰：多食咸，则脉凝泣而色变[2]；多食苦，则皮槁而毛拔；多食辛，则筋急而爪枯；多食酸，则肉胝䐜而唇揭[3]；多食甘，则骨痛而发落，此五味之所伤也。夫五行有相生相制，不可偏废也。如制之太过，则又克贼之害矣。

《四气调神大论》曰：圣人不治已病治未病，不治已乱治未乱，此之谓也。夫病已成而后药之，乱已成而后治之，譬犹渴而穿井，斗而铸兵，不亦晚乎？治未病者，如见肝之病，知肝传脾，当先实脾，余脏仿此。

【按语】本节阐明治未病的意义，具有积极防治的医学思想。

《五脏别论》曰：拘于鬼神者，不可与言至德；恶于针石者，不可与言至巧。病不许治者，病必不治，治之无功矣。不能存此精神以通鬼神，当以针石治其外，汤药治其内矣。若恶于针石，不许治以汤药，治之亦无功矣。

---

〔1〕禁：避免，禁忌。

〔2〕脉凝泣：为血脉流行不通畅。泣，通"涩"。

〔3〕胝(zhī 支)䐜：皮厚而皱缩。胝，皮厚。䐜，即"皱"。　揭：掀起。

【按语】本节指出医生治病要收到预期的疗效，必须与病人相互配合，否则，只能是治之无功。

《五禁》篇曰〔1〕：形肉已夺〔2〕，是一夺也；大夺血之后，是二夺也；大汗出之后，是三夺也；大泄之后，是四夺也；新产及大血之后，是五夺也，此皆不可泻。形、肉、血、气已虚脱者，虽有实邪，皆不可泻。

【按语】本节指出临证上的"五夺"证候，概属虚证，不能用泻法。医者不可不知。

《阴阳应象大论》曰：故善治者治皮毛，天之阳邪，始伤皮毛气分，故善治者，助阳气以宣邪，其邪不使内入于阴也。其次治肌肤，邪在皮毛，留而不去，则入于肌肤矣。肌肤尚属外之气分，亦可使邪从外解，故其治之次也。其次治筋脉，邪在肌肤，留而不去，则入于经络矣。经脉内连脏腑，外络形身。善治者，知邪入于经，即从经而外解，不使内干脏腑。此为治之法，又其次也。其次治六腑，经络受邪，为内所因，邪入于经，留而勿治，则入于里矣，故止可从腑而解。其次治五脏。治五脏者，半生半死也。五脏之脉属脏络腑，六腑之脉属腑络脏，脏腑经络相通，邪入于内，而又不从腑解，则干及于脏矣。邪在五脏经气之间，尚可救治而生，如干脏则死矣。

【按语】本节论述外邪伤人，其传变次序是由浅入深，从外到内。即由皮毛→肌肤→筋脉→六腑→五脏的传变规律。强调治病必须掌握这个发展规律，争取早期治疗，否则，病情恶化，可危及生命。

〔1〕《五禁》篇：为《灵枢》第六十一篇的篇名。是篇论述针刺五禁，故名。
〔2〕夺：通"脱"。

生　死

《玉机真脏论》曰[1]：五脏受气于其所生[2]，传之于其所胜[3]，气舍于其所生[4]，死于其所不胜[5]。病之且死，必先传行至其所不胜，病乃死。此言气之逆行也，故死。此言五脏之气逆回[6]，失其旋转之机而死也。肝受气于心，传之于脾，气舍于肾，至肺而死。心受气于脾，传之于肺，气舍于肝，至肾而死。脾受气于肺，传之于肾，气舍于心，至肝而死。肺受气于肾，传之于肝，气舍于脾，至心而死。肾受气于肝，传之于心，气舍于肺，至脾而死。此皆逆死也。一日一夜五分之[7]，此所以占死生之早暮也[8]。此明五脏之气，逆传至其所不胜而死。

别于阳者，知病从来；别于阴者，知死生之期。言知至其所困而死。风寒之邪从皮毛阳分而入，故别于阳者，知病所从来。五脏为阴，知五脏逆传而死者，即肝病传脾，至肺而死。故别于阴者，知至所因而死也[9]。

大骨枯槁，大肉陷下，胸中气满，喘息不便，其气动形，期六月死；真脏脉见，坚而搏，如循薏苡子累累然。乃予之期日。当死于壬癸日之中夜也。大骨，

---

〔1〕《玉机真脏论》：为《素问》第十九篇的篇名。是篇论述脉重胃气，无脉气脉为真脏脉等至关紧要，故名。

〔2〕受气于其所生：气，指病气。所生，指为我所生者。即子来乘母。王冰："谓受病气于己之所生者也。"

〔3〕传之于其所胜：马莳："乃我之所克者也。"如肝病传之于脾。

〔4〕气舍于其所生：张景岳："舍，留止也。"所生，指所生我者。意即病气留止于其母处。如肝病气舍于肾。

〔5〕死于其所不胜：不胜，指所克我者。如肝病传至肺而死。

〔6〕此言五脏之气逆回：应为"此言五脏之气逆行"。

〔7〕一日一夜五分之：平旦属肝，日中属心，薄暮属肺，夜半属肾，午后属脾。

〔8〕占死生之早暮也：占，占卜，预测的意思。高士宗："肝至肺而死，死于申、酉；心至肾而死，死于亥、子；脾至肝而死，死于寅、卯；肺至心而死，死于巳、午；肾至脾而死，死于辰、戌、丑、未也。"

〔9〕知至所因而死也：应为"知至所困而死也"之误。困，误作"因"。

两臂、两腿之骨。大肉，两臂、两腿之肉也。此言心病，至肾而死。盖骨属肾，肌肉、四肢属脾胃也。夫胃气之资养于五脏者，宗气也。宗气积于胸中，从虚里之大络，贯于十二经脉。经脉逆行，是以胸中气满；阳明气厥，故喘息不便也。心病而传之于肺，肺主气，故气盛而呼吸动形也。今心始传之于肺，肺传之肝，肝传之脾，脾传之肾，而后死，故有六月之久也。大骨枯槁，大肉陷下，胸中气满，喘息不便，内痛引肩项，期一月死；真脏见，如循刀刃贲贲然[1]，如按琴瑟弦。乃予之期日。此言肝病至肺也。内痛者，肺受其伤，肺之俞在肩背，故痛引肩项也。肝病而已，传于所胜之脏，故期之以本月之内而死。当死于庚辛日之薄暮也。大骨枯槁，大肉陷下，胸中气满，喘息不便，内痛引肩项，身热脱肉破䐃，真脏见，脉大而虚，如羽毛中人肤。乃十日之内死[2]。此言肺病至心而死，传及于心，故身热也。夫心至血，而生于肾脏之精，血气盛则充肤热肉，心肾伤而精血衰，故破䐃脱肉也。䐃，音窘，肉之标也。盖心不受邪，故死之速。大骨枯槁，大肉陷下，肩髓内消，动作益衰，真脏来见，期一岁死，脉来如水之流，如鸟之喙。见其真脏，乃予之期日。此言脾病而终于一岁也。脾主为胃行其津液。脾病而津液不行，故肩髓先内消也。肩髓者，大椎之骨髓，上会于脏，是以项骨倾者，死不治也。脾主四肢，脾病则四肢懈惰，故动作益衰。脉乍数乍疏，乃予之期日。谓当死于甲、乙之昧旦也。大骨枯槁，大肉陷下，胸中气满，腹内痛，心中不便，肩项身热，破䐃脱肉，目眶陷，真脏见，脉来搏而绝，如指弹石辟辟然。目不见人，立死；其见人者，至其所不胜之时则死。此肾病而死于脾也。肝传之脾，故目眶陷也。夫肾为生气之原，生气绝于下，故死之更速也。急虚身中卒至[3]，五脏绝闭，脉道不通，气不往来，譬于堕溺[4]，不可为期。此言风寒之邪，卒中于身，精气一时虚夺，不

---

[1]如循刀刃贲贲然：《素问》原文为"如循刀刃责责然"。责责然，锋利可畏的样子。当从《内经》更正。

[2]乃十日之内死：《素问》原文为"十月之内死"。无"乃"字。月，误为"日"。当从《内经》更正。

[3]急虚身中卒至：高士宗："急虚，正气一时暴虚也；身中，外邪陡中于身也。"卒，通"猝"，卒至，是外邪猝至于藏也。

[4]堕溺：落水淹溺为溺，高处失足为堕。王冰："譬于堕坠没溺，不可与为死日之期也。"

必治其传也。

曰：虚实以决死生，愿闻其情？曰：五实死，五虚死。实者邪气，虚者正气。脉盛、皮热、腹胀、前后不通、闷瞀，此谓五实。心主脉，脉盛，心气实也。肺至皮毛，皮热，肺气实也。脾主腹，腹胀，脾气实也。肾开窍于二阴，前后不通，肾气实也。瞀，目不明也。肝开窍于目，闷瞀者，肝气实也。脉细、皮寒、气少、泄利前后、饮食不入，此谓五虚。脉细，心气虚也。皮寒，肺气虚也。肝主春生之气，气少，肝气虚也。泄利前后，肾气虚也。饮食不下，胃气虚也。盖邪之所凑，其气必虚，是以邪气盛者死，正气虚者亦死也。曰：其时有生者何也？曰：浆粥入胃，泄注止，则虚者活；身汗得后利，则实者活，此其候也。五脏之气，皆由气之所资生，浆粥入胃泄注止，胃气复也。身汗，外实之邪从表散也；得后利，里实之邪从下出也。此言卒发之病，而有死、有生也。

【按语】本节论述了五脏疾病传变预后的一般规律。它是根据五行生克的理论推演的，从而推测五脏真脏脉见的死期。同时还论述了根据病情的虚实以测知疾病的预后。提出了五实、五虚的症状及预后。指出实者若邪去，虚者若胃气复，便能转危为安。这种测知疾病预后的理论，在临床实践中很有实用意义。

《脉要精微论》曰：夫五脏者，身之强也[1]，头者，精明之府，头倾视深[2]，神将夺矣[3]。诸阳之神气上会于头，诸髓之精上聚于脑，故头为精髓、神明之府。髓海不足则头为之倾；神气衰微，则视深目陷矣。背者，胸中之府，背曲肩随，腑将坏矣。肩背为阳，胸海为阴，阳为腑，阴为脏，心肺居于胸中而俞在肩背，故背为胸之腑。腰者，肾之府，转摇不能，肾将惫矣。两肾在于腰内，故腰为肾之腑也。膝者，筋之府，屈伸不能，行则偻附，筋将惫矣。筋会阳陵泉，膝乃筋之会腑也。偻，曲

----

[1]夫五脏者，身之强也：吴昆："下文所言五府者，乃人身恃之强健。"五脏，作"五府"。高士宗："五脏者，不但为中之内守，亦为身之外强也。"后者解释似是。

[2]头倾视深：张景岳："头倾者，低垂不能举也。视深者，目陷无光也。"

[3]神将夺矣：《素问》原文为"精神将夺之"。本书缺一"精"字，当从《内经》补正。

其身也。附，依附而行也。筋乃肝之合，筋将惫者[1]，肝脏之精气衰也。骨者，髓之腑，不能久立，行则振掉，骨将惫矣。得强则生，失强则死。髓存于骨，故骨为髓之腑。不能久立，髓竭于内也。髓竭则骨将惫矣。此言四体形骸、筋精骨髓，亦皆由脏精之所资也。

【按语】本节论述望病人形态之变化以测知病情，是望诊的主要内容。并强调"得强者生，失强者死"可作为测知疾病预后的理论依据。

《诊要经终论》曰[2]：太阳之脉，其终也，戴眼、目上视也。反折、背反张也。瘈疭，手足屈伸也。其色白，亡血也。绝汗乃出，津液外亡也。出乃死矣。津液外脱则血内亡，故死。少阳终者，耳聋，少阳经气绝。百节皆纵，纵即痛也。目瞏绝系[3]，瞏目，惊貌。绝系一日半死；绝系，目系绝也。其死也，色先青，白乃死矣。青者，甲木之气外脱也。白者，三焦之荣内亡也。阳明终者，口目动作，牵引歪斜也。善惊，闻木音则惕然而惊。妄言，詈骂不避亲疏也。色黄，土气外脱也。其上下经盛，胃气绝而无柔和之象也。不仁，则终矣。肌肤不仁者，荣卫之气绝也。少阴终者，面黑，齿长而垢[4]，心之华在面，面黑者，水气上乘，火气灭而水气脱矣。齿长而垢者，骨气泄也。腹胀闭，上下不通也。上下不通而终矣。心肾水火之气并绝而不能上下交通也。太阴终者，腹胀闭，升降难。不得息，气道滞。善噫善呕，呕则逆，逆则面赤，气逆于上。不逆则上下不通，不逆则痞塞于中，不通则面黑，脾气败。皮毛焦而终矣。肺气败则治节不行。厥阴终者，中热嗌干，木火之气绝也。善溺，肝气下泄也。心烦，包络之气上炎也。甚则舌卷，卵上缩而终矣。此十二经之所败也。肝者，筋之合，筋者，聚于阴器而脉络于舌本，故甚则舌卷，卵缩而终矣[5]。

【按语】本节论述十二经脉之气终绝时所出现的证候。临床上出现这

---

[1]惫：困惫，衰惫。

[2]《诊要经终论》：为《素问》第十六篇的篇名。是篇论述十二经脉终绝的证候，故名。

[3]目瞏(qióng 琼)：王冰："谓直视如惊貌。"

[4]齿长：张景岳："肾主骨，肾败则骨败，故齿根不固，长而垢也。"牙龈收缩而牙齿似乎增长。

[5]卵：睾丸。

些证候时，表示经气终绝，病情危重，预后不良。

《经脉篇》曰：手太阴气绝则皮毛焦，太阴者，行气温于皮毛者也，故气不荣则皮毛焦，皮毛焦则津液去皮节，津液去皮节者则爪枯毛折，毛折者则毛先死，丙笃丁死[1]，火胜金也。此言肺脏之气死于内也。手少阴气绝则脉不通，脉不通则血不流，血不流则髦色不泽[2]，故其面黑如漆柴者，血先死，壬笃癸死，水胜火也。此言心脏之火气灭也。足太阴气绝者，则脉不荣肌肉，唇舌者，肌肉之本也，脉不荣则肌肉软，肌肉软则舌萎、人中满，人中满则唇反，唇反者肉先死，甲笃乙死，木胜土也。此言脾脏之气死于内也。足少阴气绝则骨枯，少阴者冬脉也，伏行而濡骨髓者也，故骨不濡则肉不能着也，骨肉不相亲则肉软却，肉软却故齿长而垢，发无泽，发无泽者骨先死，戊笃己死，土胜水也。此言肾脏气绝也。足厥阴气绝则筋绝，厥阴者肝脉也，肝者筋之合也，筋者聚于阴器，而脉络于舌本也，故脉弗荣则筋急，筋急则引舌与卵，故唇青、舌卷、卵缩则筋先死，庚笃辛死，金胜木也。此言肝脏之气绝也。五阴气俱绝则目系转，转则目运[3]，目运者为志先死，志先死则一日半死矣。一二日之间，阴阳水火之气终于天地始生之数也。六阳气绝，则阴与阳相离，离则腠理发泄，绝汗乃出，故曰旦占夕死[4]，夕占旦死。此言六腑三阳之气终也。

【按语】本节论述五阴经与五阳经气绝的证候与预后。与《素问·诊要经终论》所述大意相同。

《平人气象论》曰：肝见庚辛死，心见壬癸死，脾见甲乙死，肺见丙丁死，肾见戊己死，是谓真脏见者死[5]。此论真脏之脉见，而死于胜克之时日也。

---

〔1〕笃（dǔ 睹）：病重。
〔2〕髦（máo 毛）：毛中之长毫。下垂至眉的长发，亦叫髦。这里泛指毛发。
〔3〕目运：目眩花。
〔4〕故曰旦占夕死：《灵枢》原文无"曰"字。当从《内经》更正。
〔5〕是谓真脏见者死：《素问》原文为"是谓真脏见皆死"。皆，误作"者"。"真脏见"，谓真脏脉出现。真脏脉，谓脉无胃气。

【按语】本节论述真脏脉出现时死亡的预测日期，即《素问·三部九候论》所谓"真脏脉见者，胜死"。如庚辛属金，故"肝见庚辛死"。可见，《内经》对疾病死期的预测，也是根据阴阳五行理论推演出来的。

《岁露论》曰[1]：其有卒然暴死、暴病者何也？曰：三虚者，其死暴疾也；得三实者，邪不能伤人也。曰：愿闻三虚。曰：乘年之衰，逢月之空，失时之和，因为贼风所伤，是谓三虚。故论不知三虚，工反为粗。曰：愿闻三实。曰：逢年之盛[2]，遇月之满，得时之和，虽有贼风邪气，不能危之也。命曰三实。逢年之虚者，六气司天在泉之不及也。逢月之空者，月郭空之时也[3]。失时之和者，四时不正之气也。夫卫气与天地相参，与日月相应，是年之虚、月之空、时之违和，皆主卫气失常。盖卫气者，卫外以为固也，卫气虚，则腠理疏而邪气直入于内，故为暴卒死。

【按语】本节论述人之感邪得病与司天在泉之气、月之圆缺，以及四时之气有密切的关系，提出了"三虚""三实"。"三虚"则为虚邪贼风之伤人；"三实"则虽虚邪贼风，不能危之。陈氏宗张志聪之说，强调了卫气的固外作用，借以论述卫气与自然界的关系。

《标本病传论》曰：夫病传者，心病先心痛，一日而咳；肺病。三日胁支痛；肝病。五日闭塞不通，身痛体重；脾病。三日不已，死。冬夜半，水胜而火灭也。夏日中。亢极而自焚也。肺病喘咳，三日而胁支满痛；肝病。一日身重体痛；五日而胀；胃病。十日不已，死。冬日入，夏日出。冬气收存，夏气浮长；日出气始生，日入气收引，肺主气，故终于气出入。肝病头目眩，胁支满，三日体重身痛；五日而胀；三日腰脊少腹痛，肾病。胫酸；三日不已，死。冬日入，申酉之时，金气旺而木气绝也。夏早食[4]。寅卯之时，木气终而不生也。脾病身

---

〔1〕《岁露论》：为《灵枢》第七十九篇的篇名。是篇论述人之感病与岁露的关系，故名。

〔2〕逢年之盛：谓六气司天在泉之太过年岁。

〔3〕月郭空：谓月轮缺而不圆之时。

〔4〕早食：即早餐。

痛体重，一日而胀；二日少腹、腰脊痛、胫酸；三日背胠筋痛[1]，小便闭，肾病。十日不已，死。冬人定，夏晏食[2]。冬之人定在亥，土败而水胜也。夏之晏食在寅，木旺而土绝也。肾病少腹、腰脊痛，骺酸，三日背胠筋痛，小便闭；三日腹胀；三日两胁支痛，三日不已，死。冬大晨[3]，夏晏晡[4]。冬之人明在辰，土旺而水灭也。夏之晏晡在亥，水绝而不能生也。胃病胀满，五日少腹、腰脊痛，骺酸；三日背胠筋痛，小便闭；五日身体重；六日不已，死。冬夜半后，土败而水胜之也。夏日昳[5]。土败而不能生也。膀胱病，小便闭，五日少腹胀，腰脊痛，骺酸；一日腹胀；一日身体痛；二日不已，死。冬鸡鸣，夏下晡[6]。冬鸡鸣在丑，乃少阳、太阳生气之时，气绝而不能生也。夏下晡，乃阳明生气之时，阳明之气亦绝矣。诸病以次相传，如是者皆有死期。以上诸病，如是相胜克而传者，皆有速死之期。

【按语】本节论述五脏疾病的传变和预后，指出五脏疾病如按相克的次序传变，则预后不良。其内容是根据五行相克的链锁式的病机而确定的。原篇下文则指出间藏或隔三、四藏相传者，预后较为良好。书中有关疾病预后的测知，可供临床参考，但不能机械对待。

---

[1] 背胠：马莳："胠，膂同。"

[2] 晏食：即晚餐。

[3] 大晨：马莳："冬之大晨在寅末。"大晨，指天亮之时。

[4] 晏晡：吴昆："夏晏晡，戌也。"即指黄昏。

[5] 日昳：指午后。

[6] 下晡：吴昆："夏下晡，未也。"即午后。

杂　论

《六节脏象论》曰："天食人以五气[1]，地食人以五味，五气，臊、焦、香、腥、腐也，在天为气，在地为化生五味也。五气入鼻，存于心肺，上使五色修明，音声能彰；五味入口，存于肠胃，味有所存，以养五气，气和而生，津液相成，神乃自生。神气为阳，故曰生；津液为阴，故曰成。

【按语】本节论述天之五气、地之五味对人体五脏功能的作用。

《五音五味》篇曰[2]：妇人无须者，无血气乎？曰：冲脉、任脉皆起于胞中，上循背里[3]，为经络之海。其浮而外者，循腹右上行[4]，会于咽喉，别而络唇口。血气盛则充肤热肉，血独盛则淡渗皮肤[5]，生毫毛。今妇人之生，有余于气，不足于血，以其数脱血也，冲任之脉，不荣口，故须不生焉。妇人之生，因月事以时下也。

【按语】本节论述妇女的生理特点，指出妇人"有余于气，不足于血"。为后世妇科"妇人以血主"的理论依据。

《荣卫生会》篇曰：老人之不夜瞑者，何气使然？少壮之人不昼瞑者，何气使然？曰：壮者之气血盛，其肌肉滑，气道通，荣卫之行，不失其常，故昼精而夜瞑。老者之气血衰，其肌肉枯，气道涩，五脏之气相搏，其营气衰少而卫气内伐，故昼不精，夜不瞑。此论荣与卫合，皆行于皮肤肌腠之间，分为昼夜而外内出入者也。血气者，充肤、热肉、淡渗皮毛之血气。肌肉者，在外皮肤之肌肉，

---

〔1〕食人：食，饲也。食人，即供给人、饲养人的意思。
〔2〕《五音五味》篇：为《灵枢》第六十五篇的篇名。是篇论述五音、五味，故名。
〔3〕背：《甲乙经》为"脊"。
〔4〕循腹右上行：《甲乙经》为"循腹上行"而无"右"字。似是。
〔5〕淡渗：《灵枢》原文为"澹渗"。

在内募原之肌肉。气道者，肌肉之文理、二焦通会元真之处[1]，荣卫之所游行出入者也。故肌肉滑利，气道疏通，则荣卫之行，不失其出入之常度，故昼精明而夜瞑合。如肌肉干枯、气道涩滞，则五脏之气相搏而不能通调于外内矣。夫荣血者，五脏之精气也。五脏不和则荣气衰少，荣气衰则不能外荣于肌肉，而卫气内伐矣。卫气内伐而不得循行五脏，故昼不精、夜不瞑也。

问曰[2]：人有热，饮食入胃，其气未定，汗则出，或出于面，或出于背，或出于身半，其不循卫气之道而出何也？答曰：此伤于风[3]，内开腠理，毛蒸理泄，卫气走之，故不得循其道[4]，此气慓悍滑疾，见开而出，故不得从其道，命曰漏泄[5]。此申明卫气出于上焦，从下焦之气而分布于周身者也。

问曰：夫血之与气，异名同类，何谓也？答曰：营卫者，精气也；血者，神气也；故血之与气异名同类焉。故夺血者无汗，夺汗者无血，故人生有两死而无两生。此言荣卫生于水谷之精，皆由气之宣发。荣卫者，水谷之精气也。血者，中焦之精汁奉心神化赤而为血；血与荣卫皆生于精，故异名而同类焉。汗乃血之液，气化而为汁，故夺其血者则无汗，夺其汗者则无血，无血者死，无汗者亦死。故人有两死，而无两生。无两生者，谓荣、卫、血、汗总属于水谷之精也。

问曰：人饮酒，酒亦入胃，谷未熟而小便独先下，何也？答曰：酒者，熟谷之液也，其气悍以清，故后谷而入，先谷而液出焉。饮酒者，先行皮肤，则水津四布而下输膀胱矣。三焦下俞出于委阳，并太阳之正入络膀胱，约下焦气化而出，故小便独先下也。

【按语】本节论述了卫气的作用以及卫气运行失常对人体的影响。指出卫气的运行与睡眠的关系，卫气与出汗的关系，同时强调了气、血与汗的密切关系。提出了"血气同源"以及"夺血者无汗，夺汗者天血"的论点，对后世医疗实践有很大的指导作用。

---

[1]二焦通会元真之处：为"三焦通会元真之处"之误。

[2]问曰：《灵枢》原文为"黄帝曰"，无"问"字。下句"答曰"，《灵枢》原文为"岐伯曰"，无"答"字。下同。

[3]此伤于风：《灵枢》原文为"此外伤于风"，缺一"外"字。

[4]故不得循其道：《灵枢》原文为"固不得循其道"。固，误作"故"。

[5]命曰漏泄：《灵枢》原文为"故命曰漏泄"，缺一"故"字。

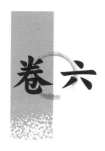

卷六

脉　诊

《脉要精微论》曰：诊法常以平旦[1]，阴气未动，阳气未散，饮食未进，经脉未盛，络脉调匀，气血未乱，故乃可诊有过之脉。夫色脉之道，至精至微，然本于阴阳气血。阴静而阳动，有所动作，则静者动，而动者散乱矣，故诊法当以平旦。若饮食于胃，淫精于脉，脉气流经，经脉盛则络脉虚；是以饮食未进，则经络调匀，血气未乱，故可诊有过之脉。过，病也。

切脉动静，而视精明[2]，察五色，观五脏有余不足，六腑强弱，形之盛衰，以此参伍[3]，决死生之分。动静者，阴阳动静也。精明者，五脏之精神，见于声色也。切脉观色，以审脏腑之强弱虚实，兼观形体之盛衰，以此参伍错综而斟酌之，以决其死生之分焉。此篇论切脉察色，听音声，观脏腑，审形体，四诊咸备，斯成脉要之精微。

尺内两旁，则季胁也，尺内，尺中也。两旁，尺部之外旁也。季胁，两胁之下杪也[4]。尺外以候肾，尺里以候腹，尺以候肾，以左右两尺而候两肾也。两肾附于季胁，是季胁之内，乃是两肾；两肾之内，乃是腹中。故以尺内候腹中，尺外以候肾，尺之两旁，以候季胁，是两旁更出于外也。中附上，左外以候肝，内以候膈，中附上者，附左尺而上，左手之关脉也。心肝居左，故左以候肝。膈者，胸胁内之膈也。肝居胁内，故以关候肝；

---

〔1〕诊法：为望、闻、问、切四诊。这里指诊脉法。
〔2〕精明：目之精光。张景岳："视目之精明，诊神气也。"
〔3〕参伍：张景岳："以三相较谓之参，以五相类谓之伍，盖彼此反观，异同互证，而必欲搜其隐微之谓。"
〔4〕杪 (miǎo　渺)：末端，末尾。

膈气在中，故以内候膈也。**右外以候胃，内以候脾。**右外者，附右尺而上，右手之关脉也。脾主中央，故以关内候脾；阴内而阳外，故以关外候胃也。**上附上，右外以候肺，内以候胸中；**上附上者，从右关而上，右寸口也。心肺居上为阳，故以两寸候气。胸中者，宗气之所居也。《经》曰[1]，宗气"积于胸中，命曰气海，上出于肺，循喉咙"而行呼吸。**左外以候心，内以候膻中。**左外，右寸口也。膻中者，臣使之官，心主之相位也。**前以候前，后以候后。**前曰广明，后曰太冲。寸为阳，尺为阴，故以两手关前以候形身之前，关后以候形身之后。**上竟上者，胸喉中事也；下竟下者，少腹、腰、股、膝、胫、足中事也。**上竟上者，从尺关而直上于鱼也；下竟下者，从寸关而直下于尺也。夫身半以上为天，身半以下为地，此又以阴阳之气竟上竟下，而候形身之上下也。

粗大者，阴不足，阳有余，为热中也。上章以脉体而候形身脏腑之定位，此下以脉象而候阴阳邪正之盛虚。脉者，阴阳血气之荣行。粗大者，阳乘于阴也。阳在外，阴在内，阳乘于阴，故热中也。**来疾去徐，上实下虚，为厥巅疾；来徐去疾，上虚下实，为恶风也。**此以脉之来去上下，以候阴阳上下外内之虚实。来疾去徐者，来盛去悠也；上实下虚者，寸实尺虚也；此气惟上逆，阳盛阴虚，所谓一上不下，寒厥到膝，气上不下，头痛癫疾是也。来徐去疾者，来微去盛也。上虚下实者，寸虚尺实也。此阳虚阴盛，为恶风也。盖风为阳邪，伤人阳气，在于皮肤之间。风之恶疠者，从阳而直入于里阴，是以去疾下实也。此言内因之病，从内而外，自下而上；外因之邪，从外而内，自上而下者也。**故中风者[2]，阳气受也。**此复申明外淫之邪，从阳而阴，自表而里也。阳气受阳则正气虚伤，故来徐上虚；邪气内陷，故去疾下实。**有脉俱沉细数者，少阴厥也。沉细数散者，寒热也。浮而散者，为眴仆[3]。**此论脉因度数出入之有顺逆也。有脉者，言有厥脉之因，厥脉之象。与上文之上盛下虚之厥脉、厥因不同也。夫脉始于足少阴肾，生于足阳明胃，输于足太阴脾，转而不回者也。如脉沉细而数者，此少阴厥也。少阴之气。不上合于阳明、转输于脏腑，故惟见少阴本脉之沉细也。阳明之热，反下入于阴中，故数也。若沉细数散者，此阴中所陷之

---

〔1〕《经》：这里指《灵枢·五味》篇。原文为"其大气之搏而不行者，积于胸中，命曰气海，出于肺，循喉咽，故呼则出，吸则入"。本节所引经文，略有出入，录此供参考。

〔2〕故中风者：《素问》原文为"故中恶风者"，缺一"恶"字。

〔3〕眴（xuàn 炫）仆：眴，通"眩"，眩晕。仆，猝倒。

阳散，而阴阳相乘，故为寒热也。如浮而散者，此复上逆于阳分，故为眴仆。《经》曰[1]：清浊之气相干，乱于头，则为厥逆、眩仆。此言阴阳之气，不能上下和平，循度环转。如阳陷于阴中，则为沉细而数；如阴阳相乘，则为数散寒热；如阴反上逆于阳，则为浮散而眴仆矣。**诸浮不躁者，皆在阳，则为热；其有躁者在手；诸细而沉者，皆在阴，则为骨痛；其有静者在足。**此以浮沉躁静，而分手足之阴阳也。诸浮者，无论左右三部之浮，而皆在于阳分；其浮而躁者，在手之三阳也。《终始》篇曰[2]：人迎一盛，在足少阳；一盛而躁，在手少阳。即此意也。无论左右三部之细而沉者，皆在于阴分，其沉细而有静者，在足之三阴也。《阴阳系日月论》曰[3]："手之十指，以应天之十干"，"足之十二经脉，以应地之十二支"，故其有静者，知在足也。太阳少阴，为水火阴阳之主，故为热，为骨痛也。**数动一代者，病在阳之脉也，泄及便脓血。**此申明浮沉之在气而不在经也。所谓诸浮在阳、诸沉在阴者，在阴阳之气也，故为热，为骨痛。如在阳之脉，则脉见数动，而为便脓血之经证矣。阳热在经，故脉数动；热伤血分，故便脓血；经血下泄，故一代也。

　　心脉搏坚而长，当病舌卷而不能言；其耎而散者，当消环自已。此言按其脉而知脏腑虚实之病。搏坚而长者，扑击应手有力而长，此为太过之脉，心火太过，故当病舌卷；心主言，故不能言也。其耎而散者，此为不足之脉。《灵枢经》曰[4]：心脉微小为消瘅。盖心液不足，则火郁而为消渴之病。心存神，得神机环转，而病自已也。**肺脉搏坚而长，当病唾血；其耎而散者，当病灌汗，至令不复散发也。**《灵枢经》云[5]：肺脉微急为唾血。盖肺主气而主行营卫阴阳，气盛太过，则血随而上逆矣。其不及，

---

[1]《经》：此处系指《灵枢·五乱》篇。原文为"清浊相干……乱于头，则为厥逆，头重眩仆"。本节引文有出入，录此备考。

[2]《终始》篇：系指《灵枢·终始》篇。原文为"人迎一盛，病在足少阳；一盛而躁，病在手少阳"。本节引文有出入，录此备考。

[3]《阴阳系日月论》：系指《灵枢·阴阳系日月》篇。原文为"故足之十二经脉，以应十二月""手之十指，以应十日"。本节所引与原文有出入，录此备考。

[4]《灵枢经》：此处系指《灵枢·邪气脏腑病形》篇。原文为"心脉……微小为消瘅"。

[5]《灵枢经》：此处系指《灵枢·邪气脏腑病形》篇。原文为"肺脉……微急为肺寒热，怠惰，咳唾血，引腰背胸、若鼻息肉不通"。本节引文有出入，录此备考。

当病灌汗。灌者，脾土灌溉之汗。盖脾气散津，上归于肺，肺气通调，而后水津四布[1]。今肺气虚，而不能输布水液，脾气自灌于肌腠皮肤，至令肺气不复通调而散发也。**肝脉搏坚而长，色不青，当病坠若搏，因血在胁下，令人喘逆；其耎而散，色泽者，当病益饮。**益饮者[2]，渴暴多饮，而易入肌皮，肠胃之外也。肝主血，而主色，脉盛而色不见者，血畜于下也。当病坠伤，或为手搏所伤，因血凝胁下，故令人喘逆。盖肝脉贯膈，上注肺，血积于下，则经气上逆而为喘也。其不及而色泽者，当病溢饮。《金匮要略》云[3]："夫病水人"，"面目鲜泽"。盖水溢于皮肤，故其色润泽也。肝主疏泄，肝气虚而渴暴多饮，以致溢于皮肤肠胃之外而为饮也。**胃脉搏坚而长，其色赤，当病折髀；其耎而散者，当病食痹。**足阳明之脉，从气冲下髀，抵伏兔，下足跗，体伤，故脉盛而色赤也。饮食于胃，由中焦之腐化，胃气不足，故当病食痹。**脾脉搏坚而长，其色黄，当病少气；其耎而散，色不泽者，当病足骺肿，若水状也。**五脏元真之气，脾所主也。湿热太过，则色黄脉盛而少气矣。其不及，当病足胫肿，脾气虚，故足肿也。若水状而非水病，故其色不泽。**肾脉搏坚而长，其色黄而赤者，当病折腰；其耎而散者，当病少血，至令不复也。**腰者，肾之府。腰伤，故肾脉盛也。伤其骨者其色赤，黄则外应于肌肉间也；其不及，当病少血。盖肾为牝脏，受五脏之精而存之，肾之精液者复上入心而为血，精虚，至令不复化赤而为血也。

曰：诊得心脉而急，此为何病？病形何如？曰：病名心疝[4]，少腹当有形也。曰：何以言之？曰：心为牝脏[5]，小肠为之使，故曰少腹当有形也。此论诊得脏脉而病在于府也。病形，病气见于形证也。盖脏腑经络相连，阴阳相应，是以脉

---

[1] 水津四布：应为"水精四布"之误。

[2] 益：滑寿："益，当作溢。"

[3] 《金匮要略》：此处系指《金匮要略方论·水气病脉证并治第十四》。原文为"夫水病人，目下有卧蚕，面目鲜泽"。引文有出入，录此备考。

[4] 心疝：病名。《圣济总录》云："夫藏病必传于府。今心不受邪，病传于府，故小肠受之，为疝而痛，少腹当有形也。"《中国医学大辞典》："心疝，心气积而为疝也。"

[5] 心为牝（pìn 聘）脏：《素问》原文为"心为牡脏"，牝，"牡"之误。张景岳："牡，阳也。心居火，而居于隔上，故曰牡脏。"盖牡为雄，牝为雌，牝牡相对。

见于脏、形见于腑也。《经》曰^[1]：诸急为寒。心为阳脏而畏寒，故脉急。心为君主之官，而不受邪，故形见于少腹也。曰：诊得胃脉，病形何如？曰：胃脉实则胀，虚则泄。此论诊得府脉而病在于脏也。《经》曰^[2]：脾气实则腹胀，不足则为溏泄。盖脾与胃以膜相连耳。胃为阳，脾为阴。阳病者，上行极而下，是以脉见于胃，而病见于脾也。此皆阴阳表里雌雄相输应也。

【按语】本节论述脉诊大法。指出脉搏与周围环境、饮食起居的关系，提出"诊法常以平旦"为法。同时详述诊脉部位与脏腑的分配法，切脉以知脏腑各部的病变。还列举各种病脉及其主病，作为临床参考。同时强调诊脉必须与察色、视形合参，才能作出正确的诊断。

《平人气象论》曰：人一呼脉再动，一吸脉亦再动，呼吸定息脉五动，闰以太息，命曰平人。平人者，不病也。出气曰呼，入气曰吸，一呼一吸为一息，平人之脉。一呼再动，一息再动，呼吸定息，脉计五动，盖闰以太息，故五动也。闰，余也。太息者，呼吸定息之时，有余不尽，而脉又一动，如岁运余之有闰也。盖人之呼吸，乃阴阳之气，出入循环，有若寒暑往来而成岁，故宜闰以太息之有余。常以不病，调病人，医不病，故为病人平息，以调之为法。不病者其息平，病者，其息乱；医者不病，故为病人平息以调之，是为候诊之法矣。人一呼脉一动，一吸脉一动，故曰少气。营气、宗气行于脉中，卫气行于脉外，营卫相将^[3]，脉随气转，人一呼一动，一吸一动，减于平人过半，故主气之衰微。人一呼脉三动，一吸脉三动而躁，尺热曰病温^[4]，尺不热脉滑曰病风，脉涩曰痹。一息之中，脉六动者，气之太过也。躁，急也。吸而躁者，有余之邪，从外而内也。温病者，冬伤于寒，至春发为温病；冬伤于温，至春发为风温，此皆

---

〔1〕《经》：此处系指《灵枢·邪气脏腑病形》篇。原文为"诸急者多寒，缓者多热"。本节引文有出入，录此备考。

〔2〕《经》：此处似指《素问·太阴阳明论》。"入五藏，则䐜满闭塞，下为飧泄，久为肠澼""阳病者，上行极而下""脾与胃以膜相连耳"，本节引其大意，似非原文。

〔3〕将(jiàng 酱)：率。

〔4〕尺热：指尺肤热，腕关节至肘关节间皮肤发热。

伏匿之邪[1]，由内而外，从阴而阳，故尺中热也。风为阳邪，伤人阳气，故尺不热。气分之邪，留而不去，则迫于经，故脉滑也。痹者，闭也。邪积而不行，故脉涩泣也。盖言从内而外者为温病，病从外而内者为风邪，留着于外内之间者为痹。上节言不及者，缘正气衰少；此言太过者，乃邪气有余，而有余之邪，又有阴阳外内出入之别。人一呼吸四动以上曰死，脉绝不至曰死，乍疏乍数曰死。四动以上，太过之极也。脉绝不至，不及之脉也。乍疏乍数，或太过，或不及，气之乱也。此皆不平之甚，故为死脉。以上论脉：平者，命曰平人，太过不及则病，剧者死矣。

平人之常气禀于胃，胃者，平人之常气也；人无胃气曰逆，逆者死。此论四时之脉，当以胃气为主也。平人之常，受气于谷，谷入于胃，五脏六腑皆以受气，故胃者，平人之常气也。人无胃气，是生机已绝，绝则死矣。春胃微弦曰平[2]，弦多胃少曰肝病，但弦无胃曰死；胃气者，中土柔和之气也。弦乃东方春木之象，微乃胃气之和，故得胃气而脉微弦曰平；弦多而少柔和之气曰肝病，但弦无胃曰死。胃而有毛曰秋病，毛甚曰今病。毛为秋脉，属金。如春虽得微弦之平脉，而兼有轻浮之毛，此金克木。至秋金令之时，则当病矣。如毛脉过甚，此木受金刑，当主即受[3]，此复言四时之脉各有所主之气。如在克贼之脉[4]，虽有胃气，而亦能为病也。脏真散于肝，肝存筋膜之气也。脏真者，真脏所存之神也。神在脏为肝，在体为筋，言真脏之神，散于肝，而主存筋脉之气。如春木微弦之脉，乃因胃气而至于手太阴，故曰脉不得胃气，肝不弦，肾不石。是弦、钩、毛、石之脉[5]，亦皆胃气之所生。夏胃微钩，曰平钩多胃少曰心病，但钩无胃曰死；钩乃南方夏火之象，微则柔和之胃气也。夏得胃气而脉微钩曰平，钩多而少微和之气曰心病，但钩无胃曰死。胃而有石曰冬病，石甚曰今病。石乃冬令之脉，微钩而带石，乃火中

---

〔1〕伏匿：隐伏内藏。

〔2〕胃：指胃气。《玉机真藏论》："脉弱以滑，是有胃气。"《终始》篇："邪气来也，坚而疾；谷气来也，徐而和。"是皆胃气之谓。脉有胃气，为有柔和的现象。

〔3〕当主即受：应为"当主即病"之误。

〔4〕如在克贼之脉：应为"如见克贼之脉"之误。

〔5〕钩、毛、石：钩，谓脉洪大，来盛去衰。毛，谓脉来轻虚以浮，如风吹毛。石，谓脉来如石沉水。

有水，至冬水气所主之时而为病矣。如水气太甚，此火受水克，当即病矣。脏真通于心，心存血脉之气也。夏脏之元真通于心，而主存血脉之气。长夏胃微耎弱曰平，弱多胃少曰脾病，但代无胃曰死；长夏湿土主气，微耎弱者，中土柔和之气也。代者，相离之脉。盖脾主四季，四季有交相更代之气，是以柔和相离，脾之平脉也。如但代而无微耎之和，此胃气已绝，故为死脉。盖脾之得以灌溉于四脏者，由胃气之所生，故但代无胃曰死。耎弱有石曰冬病，弱甚曰今病。耎弱有石，是所不胜之水气反来侮土，至冬时水气反虚而为病矣。弱甚者，脾气大弱，当主即病。盖言乘侮太甚者即病，而本气虚者，亦即病也。脏真濡于脾，脾存肌肉之气也。土脏之元真濡于脾，而主存肌肉之气也。秋胃微毛曰平，毛多胃少曰肺病，但毛无胃曰死；毛乃秋金之脉，微乃柔和之胃气也。秋得胃气而脉微毛曰平，毛多而少柔和之气曰肺病，但毛无胃曰死。毛而有弦曰春病，弦甚曰今病。毛而有弦，是所不胜之木气反来侮金，则木虚本位矣。至春当木旺之时，而木气反虚，是以为病，所谓侮反受邪，寡于畏也。弦甚者，乘侮太过，而金气当即病矣。《平脉篇》曰[1]：脉有相乘，有纵有横，水行乘火，金行乘木，名曰纵；火行乘水，木行乘金，名曰横。是四时之中，皆有纵有横。纵者，虽得胃气而所不胜乘之，故曰：胃而有毛，胃而有石。横者，脏气不足，而所胜妄行，故曰毛而有弦，石而有钩。此脏气横行，是以本位虚而反招仇复也。（按四季长夏之中，文义三换，当知四时之气，皆有纵有横，有客气甚而有不气虚者。）脏真高于肺，以行荣卫阴阳也。金脏之元真，高居于肺，而主行荣卫阴阳，肺主周身之气而朝百脉也。冬胃微石曰平，石多胃少曰肾病，但石无胃曰死；石乃冬脏之脉，微则柔和之胃气也。肾得胃气而脉微曰平，石多而少柔和之气曰肾病，但石而无胃气曰死。石而有钩曰夏病，钩甚曰今病。石而有钩，火盛则水虚，夏火气反虚，而为病矣。若乘侮太甚，当主今病。脏真下于肾，（肝主疏泄，故曰散；心主血脉，故曰通；脾主灌溉，故曰濡；肺脏居尊，故曰高；肾为水府，故曰下。）肾脏骨髓之气也。水脏之元真，下存于肾，而主存骨髓之气。《五运行论》曰[2]：肾主骨髓，髓主肝。

---

〔1〕《平脉篇》：系指《订正伤寒论注·平脉法篇》。原文为"脉有相乘，有纵有横，有顺有逆，何谓也？师曰，水行乘火，金行乘木，名曰纵；火行乘水，木行乘金，名曰横……"。本节引文有出入，录此备考。

〔2〕《五运行论》：原文为"肾生骨髓，髓生肝"。生，误作"主"。

胃之大络，名曰虚里，贯鬲络肺，出于左乳下，其动应衣，脉宗气也。
此言五脏之脉资生于胃，而胃气之通于肺，肺者，乃宗气也。宗气者，胃腑水谷之所生，积于胸中，上出喉咙，以司呼吸，行于十二经隧之中，为脏腑经脉之宗，故曰宗气。而动应衣者，乃胃腑宗气之所出，此脉以候宗气者也。盛喘数绝者，则病在中；结而横[1]，有积矣，绝不至，曰死。乳之下，其动应衣，宗气泄也。此言四时胃少曰病者，宗气之为病也。五脏无胃气曰死者，宗气或绝于内而或泄于外也。宗脉贯鬲络肺，如喘盛而乳下之脉数绝者，宗气病于膻中也。如脉结而有止者，虚里之横络有积滞也。是胃气少而为五脏之病者，宗气之有虚有实也。如虚里之脉绝不至者，胃腑之生气绝于内地。乳之下其动甚而应衣者，宗气欲泄于外也。此无胃气而为五脏之死脉也。

欲知寸口太过与不及[2]，寸口之脉中手短者，曰头痛。寸口脉中手长者，曰足胫痛。寸口脉中手促上击者，曰肩背痛。寸口脉沉而坚者，曰病在中。寸口脉浮而盛者，曰病在外。寸口脉沉而弱，曰寒热及疝瘕，少腹痛。寸口脉沉而横，曰胁下有积，腹中有横积痛。寸口脉沉而喘，曰寒热。此以寸口而候外因之病也。夫寸为阳，尺为阴；外为阳，内为阴；皮肉筋骨为阳，腹中胁内为阴。盖天地四时之气，从外而内，由阳而阴，故以寸口之浮沉以候外因之外内也。寸口之脉中手短者，此惟在寸之阳部，故主头痛，诸阳气之在上也。寸口脉中手长者，寸脉直下于尺中，此阳邪直行于下部，故主足胫痛也。中手促上击者，浮而扑击应手，此阳邪不上不下，故主肩背之中也。此以外邪在于形身之外，而有上、中、下之分也。沉为在里，浮主在外。寸口脉沉而坚，主病邪坚积在里；若浮而盛，主病邪在外；此以寸口之浮沉，而别外邪之在形身之外内也。寸为阳，沉为阴。寸口脉沉而弱，此正气虚而阳邪直入于里阴，阴阳相乘，故主寒热。阳邪入里，故又主疝瘕而少腹痛也，此缘正气弱而阳邪直入里阴之下也。胁下主身半之中，腹中为形身之里。寸口脉沉而横，是外邪入于里阴之中，故主胁下腹中有横积也。邪气上逆则喘，寸口脉沉而喘，此外因之阳邪入里阴而上逆，阴阳相扑，故为寒热。此又以寸口之沉，候外因之邪入里阴，而亦有上、中、下之别也。脉盛滑坚者，曰病在外。此复以寸、

---

〔1〕结而横：结，脉象。吴昆："脉来迟，时一止，曰结。横，横格于指下也。"
　　此谓虚里脉气横斜，动应指下。
〔2〕寸口：亦称脉口、气口，为手太阴经动脉。陈氏注文作寸、关、尺三部的
　　寸部解。

关、尺之三部，而候病之外内、新故也。曰脉盛、脉小者，概左右三部而言也。夫以寸口之脉浮沉，以候病之外内上下者，候表里阴阳之气也。盖天地四时之邪，始伤气分，留而不去，则入于经，然亦有始终留于气分者，有即转入于经者。邪之中人，变幻不一，故当以脉甄之，是以气分之邪，止见寸口之浮沉长短。如入于经，则有滑、涩、紧、急之形象矣，夫脉乃阴血，气若阳邪入经[1]，阴阳相扑，其脉则滑，是以脉盛滑者病在外，有余之病，故坚而有力也。**脉小实而坚者，曰病在内**[2]。夫经脉外络形身，内连脏腑，病在内者，故小实而坚也。此以三部之盛、滑、小、实，而分别邪正在外在内也。**脉小弱以涩，谓之久病。脉滑浮而疾者，谓之新病**。始受之邪，邪正相持，故滑浮而疾。久则血脉已伤，故小弱以涩也。**脉急者，曰疝瘕少腹痛。脉滑曰风**。诸急为寒，故主疝瘕在内。滑主阳热，故主风邪在阳。此又以三部之急滑，以别邪病之在络阳阴络也。**脉涩曰痹**。痹者，闭也。风、寒、湿邪皆能为痹，或在于皮肉、筋骨之间，或内舍于五脏六腑，故痹病于内外之间者，其脉皆主涩象也。**缓而滑曰热中，盛而紧曰胀**。缓为脾脉，滑则热盛于中，紧则为寒，故主腹胀也。此外因之邪，入于腹中而有寒热之分也。**脉从阴阳，病易已；脉逆阴阳，病难已。脉得四时之顺，曰病无他；脉反四时及不间脏，曰难已**。所谓阴阳者，气血外内上下也。言脏腑之脉，阴阳并交，雌雄相应，内外循环，此为顺也。如阴阳反逆，其病难愈。脉得四时之顺者，春脉微弦，夏脉微钩，此得四时生气之顺，而无其他变也。反四时者，春胃而有毛，夏胃而有石也。间脏者，相生而传也。不间脏者，相克而传也。如外淫之邪，始传皮毛，则内合于肺，肺欲传肝，而肾间之；肾欲传心，而肝间之；肝欲传脾，而心间之；心欲传肺，而脾间之；脾欲传肾，而肺间之，此节乃总结上文之义。**臂多青脉，曰脱血**；此论内因之病，自内而外，从尺而寸由血而经，经而气也。臂多青者，臂内浮见之络脉多青，盖因血脱而不华于血也。《灵枢经》曰[3]："脉急者，尺之皮肤亦急；脉缓者，尺之皮肤亦缓""故善调尺者，不待于寸；善调脉者，不待于色，能参合而行之，可谓

---

〔1〕气若阳邪入经：《黄帝内经素问集注》张志聪注原文为"气分之阳邪入经"。

〔2〕曰病在内：《素问》原文无"曰"字。

〔3〕《灵枢经》：此处系指《灵枢·邪气脏腑病形》篇。原文为"脉急者，尺之皮肤亦急；脉缓者，尺之皮肤亦缓；……故善调尺者，不待于寸；善调脉者，不待于色。能参合而行之者，可以为上工"。本节引文略有出入，录此备考。

上工。"**尺脉缓涩，谓之解㑊安卧**，此以尺部而候五脏之病也。缓为脾脉，涩主脏气不足，解㑊，懈惰也。此脾脏之为病也。**脉盛，谓之脱血**；天属阴而主血脉，宜安静。盛者，肝脏之火盛，而血不存也。**尺涩脉滑，谓之多汗**。《诊尺》篇曰[1]："尺肤涩者，风痹也。"夫邪迫于经，其脉则滑，以风之阳邪，闭于皮肤之间，而迫于经脉，故主多汗。所谓阳加于阴谓之汗，汗乃心之液也。此以诊尺而知肺合之表汗也。**尺寒脉细，谓之后泄**。《诊尺》篇曰："尺肤寒，其脉小者，泄少气。"夫阳气生于阴中，尺肤寒，生阳之气少矣。阳气衰于下，故主虚泄，泄则亡阴，故脉细。此以诊尺而知肾脏之生阳、下焦之虚泄也。**尺粗常热者，谓之热中**。尺肤粗常热者，火热下行，故主热中，此诊尺而知心火之下行也，夫阴阳气血，由阴而阳，从下而上，是以诊尺而知病之外内上下。**肝见庚辛死，心见壬癸死，脾见甲乙死，肺见丙丁死，肾见戊己死，是谓真脏见皆死**。此论真脏脉见而死于胜克之时日也。夫五脏之气，地之五行所生，地之五行，天之十干所化，是以生于五行，而死于十干也。(按此节当在篇末"辟辟如弹石曰肾死"之下，误脱在此。)

　　颈脉动喘疾咳[2]，曰水。目内微肿[3]，如卧蚕起之状，曰水。溺黄赤安卧者，黄疸；已食如饥者胃疸[4]。面肿曰风。足胫肿曰水。目黄者曰黄疸。此节独调其尺，以言其病，从外知内也。是以见颈脉动疾、目内微肿、足胫肿者，如水病之在里也。溺赤安卧、已食如饥者，知为黄疸胃疸也。面肿者，知为风水也。此又不待持脉，而知其病也。

　　妇人手少阴脉动甚者，妊子也。此复言诊尺之微妙，非惟知病，而妇人之妊子，亦可以分别也。子，男子也，以妇人之两手尺部候之若左手之少阴肾脉动盛者，当妊子，以左男而右女也。**脉有逆从四时，未有存形，春夏而脉沉涩[5]，秋冬而脉浮大，命曰逆四时也**。从，顺也。五脏之气，外合于四时，故虽未有春弦、夏钩、秋毛、冬石之存形，而阴阳出入之大概，不可逆也。**风热而脉静，泄而脱血脉实，病在中脉虚，**

---

〔1〕《诊尺》篇：系指《灵枢·论疾诊尺》篇。

〔2〕颈脉：王冰："谓耳下及结喉旁人迎脉者也。"

〔3〕目内：《素问》原文为"目裹"。当从《内经》更正。目裹，即上下眼胞。

〔4〕胃疸：病名。高士宗："已食如饥，则知邪热在中，而成胃疸。"

〔5〕春夏而脉沉涩：《素问》原文为"春夏而脉瘦"。瘦，小也。《素问·玉机真脏论》载："春夏而脉沉涩。"新校正为"按玉机真脏论作沉涩"。

病在外脉涩坚者，皆难治，命曰反四时也。夫天地有四时之寒暑，而人之气血，有浮大沉瘦之阴阳，即受病之脉气，亦有外内虚实之相应，是以脉不应病者，命曰反四时也。如风热之病，气应浮动，而脉反静；泄脱之病，气应虚浮，而脉反实；病在中者，气应沉实，而脉反虚；病在外者，气应升浮，而脉反坚涩，此脉证之不相应者，正气乱也。故为难治。

人以水谷为本，故人绝水谷则死，脉无胃气亦死。所谓无胃气者，但得真脏脉，不得胃气也。所谓脉不得胃气者，肝不弦，肾不石也。此言五脏元真之气，亦皆胃腑水谷之所生也。五脏者，皆禀气于胃，胃气者，水谷之所资生，故人以水谷为本，胃绝水谷则死。脉无胃气亦死也。所谓无胃气者，真脏脉见，而不得微和之气也。又非惟微和之为胃气也，即真脏之脉，亦胃气之所资生也。太阳脉至，洪大以长；少阳脉至，乍数乍疏，乍短乍长；阳明脉至，浮大而短。此言阳明胃气，不独行于五脏，而亦行气于三阳。夫脾与胃，以膜相连耳，是以胃气之行于五脏者，由脾气之转输。故太阴为之行气于三阴，阳明者，表也，五脏六腑之海也，亦为之行气于三阳。是以脏腑各因其经，而受气于阳明焉。故太阳之洪大，阳气之盛也；少阳之乍忽，初生之象也；阳明之浮大而短者，两阳合明，阳盛而间于二阳之间也。此三阳之气，亦胃腑之所生也。

夫平心脉来，累累如连珠，如循琅玕〔1〕，夏以胃气为本；此言脏真之脉，四时以胃气为本也。累累如连珠者，滑而如珠，连绵相贯。心脏和平之象也。琅玕，美石之似珠者，取其温润而柔滑也。此脏真之脉，柔耎和平者，得四时之胃气也。前节以四时胃气，资于脏真，故曰：春胃微弦，夏胃微钩。此节以五脏之真，得四时胃气，故曰平心脉来，夏以胃气为本；平肺脉来，秋以胃气为本。是以脉象之少有不同也。盖弦、钩、毛、石者，脏真之气象也，如连珠、如榆荚者，脏真之体象也。病心脉来，喘喘连属，其中微曲，曰心病；死心脉来，前曲后居，如操带钩，曰心死。喘喘，急疾貌。喘喘连属，心气不安也。曲者，钩之象，其中微曲，心气虚也。故当主心病。居，不动也。曲而不动，如操带钩，无如珠生动之象矣。

平肺脉来，厌厌聂聂，如落榆荚，曰肺平；秋以胃气为本；厌厌，安静貌。聂聂，轻小也。落，降收也。如榆荚者，轻薄而中不虚。盖肺脉虽主收降轻虚之象，而资生

〔1〕如循琅玕：《素问》原文"如循琅玕"之下尚有"曰心平"三字。当从《内经》补正。

于脾土，是以有如榆荚之轻而中不虚也。**病肺脉来，不上不下，如循鸡羽，曰肺病；死肺脉来，如物之浮，如风吹毛，曰肺死。** 不上不下，往来涩滞也。如循鸡羽，较之榆荚，更属轻虚。其中又不得生我之土象，而反有贼我之本体，故曰肺病。如物之浮，虚无根也；如风吹毛，散乱剧也。

平肝脉来，软弱招招，如揭长竿末梢，曰肝平；春以胃气为本；软弱，初生柔和之气也。以手相呼曰招，招招，乍起乍伏之象，形容其初生脉象也。长竿梢末，长而软也。此皆本于胃气，故脏真之脉，得以柔软和平。**病肝脉来，盈实而滑，如循长竿，曰肝病；死肝脉来，急益劲，如新张弓弦，曰肝死。** 盈实则非软弱招招之象矣。如循长竿，非若梢末之软弱矣。滑脉如珠，弦长带滑，如竿之有节矣。《辨脉篇》曰[1]："累累如循长竿者，名阴结也。" 此肝气病而阻结也。急益劲，如新张弓弦，强劲之剧，胃气绝也。

平脾脉来，和柔相离，如鸡践地，曰脾平，长夏以胃气为本；和柔，中土柔和之气也。相离，时一代也。盖脾为孤脏，中央土以贯四旁，故柔和之中，而有相离之代散也。鸡足有四爪，践地极和缓，形容脾土之灌溉四脏，有如鸡之践地，和缓而四散也。**病脾脉来，实而盈数，如鸡举足，曰脾病；** 实而盈数，阜实而无柔和之气也[2]。如鸡举足，拳而收敛，不能灌溉于四脏也。**死脾脉来，锐坚如乌之喙，如乌之距，如屋之漏，如水之流，曰脾死。** 如乌之喙，坚止而无柔和相离之象也。如乌之距者，较鸡举足更拳急也。如屋之漏者，点滴稀疏而不能灌溉也。如水之流者[3]，湿土之气四散也。盖言脾主中和之气，如太过不及之甚者，皆为死脉也。

平肾脉来，喘喘累累如钩，按之而坚，曰肾平；按[4]：琅玕，石之美者。钩乃心之脉也。心脉如循琅玕，肾脉如钩者，心肾水火之气互相交济者也。冬以胃气为本；喘喘累累，沉石生动之象也。如钩者，浮而中空，水之体也。按之坚者，石之象也。**病肾脉来，**

---

〔1〕《辨脉篇》：系指《订正伤寒论注·平脉法篇》。原文为"脉累累如循长竿者，名曰阴结也"。《辨脉篇》乃《平脉法篇》之误。

〔2〕阜（fù 父）：旺，盛。

〔3〕如水之流：张景岳："去而不还也。"

〔4〕按：为"莫子晋曰"，语见《黄帝内经素问集注》。

如引葛[1]，按之益坚，曰肾病；死肾脉来，发如夺索，辟辟如弹石，曰肾死。

如葛如索者，本象也。沉石者，肾之本体。如引葛而按之益坚，是肾气不存而外泄矣。如夺索者[2]，如引葛而更益劲矣。辟辟如弹石者[3]，无喘累生动之气，肾之死象也。

【按语】本节论述诊察脉至、脉象的方法。首先总结了平人的脉至、脉象，以常论变。如规定平人的脉至为一息四至，闰以太息，不及者为少气，太过者为邪盛，剧者为死脉。论平人脉象，则指出脉与四时相应，四时平脉为春弦、夏钩、秋毛、冬石，而有胃气。脉少胃气为病脉，脉无胃气为死脉。同时论述了诊察寸口的太过不及，以测知病之上下、表里、寒热、新久，以及各种病脉与主病。并指出脉从阴阳，得四时之顺者，病之预后良好；脉逆阴阳，反四时及不间脏者，病之预后不良等。

本节还论述了诊虚里法和诊尺肤法及其主病，并强调诊尺肤必须与诊脉法相结合。同时还指出水肿病、黄疸病的特征以及妇人妊脉的脉象。这些理论都是脉诊的重要内容。

《玉机真脏论》曰：春脉者肝也，东方木也，万物之所以始生也；故其气来，软弱轻虚而滑，端直以长，故曰弦。反此者病。春弦、夏钩、秋毛、冬石，脏真之神也。此篇言真脏之脉资生于胃，输禀于脾，合于四时，行于五脏，五脏相通，移皆有次，如璇玑玉衡[4]，转而不回者也。如五脏有病，则各传其所胜，至其所不胜则死。有为风寒外乘，亦逆传所胜而死者；有为五志内[5]，交相乘传而死；有春得肺脉，夏得肾脉，真脏之神，为所不胜之气乘之者，皆奇恒之为病也。故曰奇恒者，言奇病也。所谓奇者，使

---

〔1〕如引葛：形容脉象之坚搏牵连。高士宗："如引葛藤之上延，散而且蔓，不若钩之有本矣。"

〔2〕夺索：吴昆："两人争夺其索，引长而坚劲也。"指脉象长而坚劲。

〔3〕辟辟如弹石：高士宗："辟辟，来去不伦也；如弹石，圆硬不软也。此但石无胃，故曰肾死。"形容脉象之坚实。

〔4〕璇玑玉衡：一说为我国古代测量天体坐标的仪器，即浑仪的前身。一说为"北斗七星"。

〔5〕有为五志内：应为"有为五志内伤"。漏一"伤"字。

奇病不得以四时死也。恒者，得以四时死也。是以春脉者肝也。言春时之脉，肝脏主气，而合于东方之木，如万物之始生，故其气来软弱轻虚而滑，端直以长。盖以脏真之气，而合于四时，非四时之气，而为五脏之顺逆也。何如而反？曰：其气来实而强，此谓太过，病在外；其气来不实而微，此谓不及，病在中。实而强者，盈实而如循长竿也。不实而微，无端长之体也。言五脏之神气，由中而外，环转不息。如气盛强，乃外出之太过；如气不足，则衰微而在中。太过不及，皆脏真之气，不得其和平而为病也。春脉太过与不及，其病皆何如？曰：太过则令人善忘[1]，忽忽眩冒而巅疾；其不及，则令人胸痛引背，下则两胁胠满。夫五脏之脉，行气于其所生，受气于所生之母。肝行气于心，受气于肾，春脉太过，则气并于上。《经》曰[2]："气并于上，乱而善忘。"气上盛而与督脉会于巅，故眩冒巅疾也。《金匮要略》曰[3]："胸痛引背，阳虚而阴弦故也。"盖春木之阳，生于肾水之阴，阴气虚寒，以致生阳不足，故胸痛引背也。胁胠乃肝肾之部分，生气虚寒而不能外达，故逆满于中。

夏脉如钩，何如而钩？曰：夏脉者心也，南方火也，万物之所以盛长也；故其气来盛去衰，故曰钩。反此者病。心脉通于夏气，如火之发焰，如物之盛长，其气外出者，故脉来盛而去悠。有如钩象，其本有力而肥，其环转则秘而微也[4]。何如而反？曰：其气来盛盛长之本气也。去亦盛，太过于外也。此谓太过，病在外；其气来不盛盛长之气衰于内也。去反盛，根本虚而去反盛也。此谓不及，病在中。按：太过不及与至而不至，至而太过之义合参。夏脉太过与不及，其病皆何如？曰：太过则令人身热而肤痛，为浸淫；其不及，则令人烦心，上为咳唾[5]，下为气泄。

---

〔1〕善忘：王冰："忘，当为怒字之误也。"《灵枢经》曰："肝气实则怒。"录此备考。

〔2〕《经》：此处系指《素问·调经论》篇。原文为"血并于下，气并于上，乱而喜忘"。本节引文略有出入，录此备考。

〔3〕《金匮要略》：此系指《金匮要略方论·胸痹心痛短气病脉证治第九》。原文为"今阳虚知在上焦，所以胸痹、心痛者，以其阴弦故也"。本节引文有出入，录此备考。

〔4〕其环转则秘而微也：《黄帝内经素问集注》张志聪注文为"其环转则秒而微也"。秘，"秒"之误。当从张注更正。

〔5〕上为咳唾：《素问》原文为"上见咳唾"。为，"见"字之误。

身热肤痛者，心火太过而淫气于外也。浸淫，肤受之疮，火热盛也。其不及则反逆于内，上熏肺而为咳唾，下走腹而为气泄矣。夫心气逆则为噫，虚逆之气不上出为噫，则下行而为气泄。气泄者，得后与气，快然如衰也。

秋脉者肺也，西方金也，万物之所以收成也；故其气来，轻虚以浮，来急去散，故曰浮。反此者病。秋气降收，外虚内实，内实故脉来急，外虚故浮而散也。按：诸急为寒，阴气渐来，故脉来急；阳气渐去，故去散也。何如而反？曰：其气来毛而中央坚，此谓太过[1]，病在外；其气来毛而微，此谓之不及，病在中。如榆荚而两旁虚，中央实，此肺之平脉，坚则为太过矣。毛而微，是中央两旁皆虚，此所生之母气不足，而致肺气更衰微也。秋脉太过与不及，其病皆何如？曰：太过则令人逆气，而背痛愠愠然；其不及，则令人喘，呼吸少气而咳，上气见血，下闻病音。肺主周身之气，太过则反逆于外，而为背痛。肺之俞在肩背也。愠愠。忧郁不舒之貌。《经》曰[2]：气并于肺则忧。其不及则令人气虚而喘，呼吸少气而咳。虚气上逆，则血随而上行；虚气下逆，则闻呻吟之病音。盖肺主气而司呼吸开阖，其太过则盛逆于外，其不及则虚逆于内也。

冬脉者肾也，北方水也，万物之所以合藏也；故其气来，沉以搏，故曰营。反此者病。营，居也。言冬气之安居于内，如万物之所以合存也。沉而搏者，沉而有石也。何如而反？曰：其气来如弹石者，此谓太过，病在外；其去如数者，此谓不及，病在中。如弹石者，石而强也。肾为生气之原，数则为虚，生气不足也。冬脉太过与不及，其病皆何如？曰：太过则令人解㑊，脊脉痛而少气，不欲言；其不及，则令人心悬如病饥，眇中清[3]，脊中痛，少腹满，小便变。肾为生气之原而主闭存，太过则气外泄，而根本反伤，故为懈惰少气；生阳之气不足，故脊中痛，心主言而发源于肾，根气伤故不欲言也。其不及则心肾水火之气，不能交济，故令人

---

[1] 其气来毛而中央坚，此谓太过：《素问》原文为"其气来毛而中央坚，两傍空，此谓太过"。本节漏"两傍空"三字。当从《内经》补正。

[2] 《经》：此处系指《素问·宣明五气论》篇。原文为"精气并于心则喜，并于肺则悲……"。本节引文有出入，录此备考。

[3] 眇（miǎo　渺）：肋骨之末稍空软处。张景岳："季胁下空软之处曰眇中。"

心悬如病饥。眇中，胁骨之秒[1]，当两肾之处。肾之生阳不足，故眇中冷也。肾合膀胱，肾虚而不能施化，故小便变而少腹满也。

四时之序，逆从之变异也，然脾脉独何主？总结上文，而言脏真之气，合于四时，有升降浮沉之序。如逆其顺序和平之气，则有变异之病矣。然四时之脉，只合四脏，而脾脏之脉，独何主乎？曰：脾脉者，土也，孤脏以灌四傍者也。脾属土而位居中央，各王四季[2]，月十八日，不得独主于时，故为孤脏。然则脾善恶者，可得见乎[3]？曰：善者不可得见，恶者可见。此言脾灌四脏，四脏受脾之气，而各见其善，是脾之善在四脏，而不自见其善耳。恶者何如可见？曰：其来如水之流者，此为太过[4]，病在外；如乌之喙者，此谓不及，病在中。如水之流者，灌溉太过也。如乌之喙者，黔喙之属，艮止而不行也[5]。脾为中央土以灌四傍[6]，其太过与不及，其病皆何如？曰：太过则令人四肢不举；其不及则令人九窍不通，名曰重强。《经》曰[7]："四肢皆禀气于胃，而不得至经，必因于脾，乃得禀也。"脾为湿土主气，湿行太过故令人四肢不举。《经》曰[8]："五脏不和，则九窍不通。"脾气不足，则五脏之气皆不和矣。夫胃为阳土而气强，脾为阴土而气弱，脾弱而不禀水谷之气，则胃气益强，故名曰重强。盖言脾气虚而不能为胃行其津液者，胃强脾弱，脏腑之刚柔则不和也。

其脉绝不来，若人一息五六至，其形肉不脱，真脏不见，犹死也。此言仓卒之病，非但不可为期，并不得形肉脱而真脏见也。脉绝不来，生气绝于内也。一息五六至，邪气盛于外也。此邪气盛而正气绝，不必真脏见而犹死也。

真肝脉至，中外急，如循刀刃赍赍然[9]，如按琴瑟弦，色青白不泽，

---

〔1〕秒：通"杪"，末端。

〔2〕王：通"旺"。

〔3〕可得见乎：《素问》原文为"可得见之乎"。本节漏一"之"字。

〔4〕此为太过：《素问》原文为"此谓太过"。为，"谓"之误。

〔5〕艮：硬的意思。

〔6〕脾为中央土以灌四傍：《素问》原文为"夫子言脾为孤藏，中央以灌四傍"。

〔7〕《经》：此系指《素问·太阴阳明论》篇。

〔8〕《经》：此系指《灵枢·脉度》篇。原文为"五藏不和则七窍不通"。《难经·三十七难》："五藏不和则九窍不通，六府不和则留结为聚。"录此备考。

〔9〕如循刀刃赍赍然：《素问》原文为"如循刀刃责责然"。

毛折乃死；真心脉至，坚而搏，如循薏苡子累累然，色赤黑不泽，毛折乃死；真肺脉至，大而虚，如以毛羽中人肤，色白赤不泽，毛折乃死；真肾脉至，搏而绝，如指弹石辟辟然，色黑黄不泽，毛折乃死；真脾脉至，弱而乍数乍疏，色黄青不泽，毛折乃死。诸真脏脉见者，皆死不治也。此审别真脏之脉象，乃可予之期日也[1]。如循刀刃，如按琴瑟弦，肝木之象也。如循薏苡子，如弹石，心肾之象也，皆坚劲之极，而无柔和之气。乍数乍疏，欲灌不能，脾气欲绝之象也。如羽毛中人肤，肺气虚散之象也。盖坚劲虚散，皆不得胃气之中和，人无胃气则死矣。色青白不泽，赤黑不泽，皆兼克贼所胜之色，色生于血脉，气将绝故不泽也。夫脉气流经，经气归于肺，肺朝百脉，输精于皮毛，毛脉合精，而后行气于脏腑，是脏腑之气欲绝，而毛必折焦也。《灵枢经》曰[2]："血独盛则淡惨皮肤，生毫毛。"又曰[3]："经脉空虚，血气弱枯，肠胃聂辟，皮肤薄着。毛腠夭焦，予之死期。"是皮毛夭折者，血气先绝也。

　　见真脏曰死，何也？曰：五脏者，皆禀气于胃，胃者五脏之本也；脏气者，不能自致于手太阴，必因于胃气，乃至于手太阴也。故五脏各以其时，自为而至于手太阴也。故邪气胜者，精气衰也；故病甚者，胃气不能与之俱至于手太阴，故真脏之气独见。独见者，病胜脏也，故曰死。五脏之气，皆胃腑水谷之所资生，故胃为五脏之本。手太阴者，两脉口也。脏气者，五脏之精气也。五脏之气，必因于胃气，乃至手太阴也。又非微和之为胃气也，即五脏之弦、钩、毛、石，各以其时，自为其象。而至于手太阴者，皆胃气之所资生。故邪气胜者，五脏之精气已衰，而不能为弦、钩、毛、石之象矣。如令人有大病而病甚者，胃气绝而真脏见。真脏见者，病气胜而脏气绝也。

　　凡治病，察其形气色泽，脉之盛衰，病之新故，乃治之，无后其时。盖五脏乘传，有浅有深；而胃气不资，有虚有实。故当察其形气色脉。合病者，宜急治之。无后其时，而致于死不治也。形气相得[4]，谓之可治；色泽以浮，谓之易已；脉

[1] 予：通"预"。
[2]《灵枢经》曰：此系指《灵枢·五音五味》篇。原文为"血独盛则澹渗皮肤，生毫毛"。
[3] 又曰：此系指《灵枢·根结》篇。原文为"虚而泻之，则经脉空虚，血气竭枯，肠胃偊辟，皮肤薄著，毛腠夭瞧，予之死期"。本节引文有小异。录此备考。
[4] 形气相得：马莳："形，则形体也；气，主正气。"指病者形盛气亦盛，形虚气亦虚，谓之形气相得。反之，叫形气相失。

从四时，谓之可治；脉弱以滑，是有胃气，命曰易治，取之以时。形气相得，病之新也。色泽以浮，乘逆浅也。脉从四时者，五脏各以其时，自为而至于手太阴也。察此四易，当急治之。而无后其时。取之以时者，春刺散俞，夏刺络俞，秋刺皮肤，各刺俞窍也。形气相失，谓之难治；色夭不泽，谓之难已；脉实以坚，谓之益甚；脉逆四时，为不可治。必察四难，而明告之。形气相失，病之久也。色夭不泽，乘传深也。脉实以坚，无胃气也。脉逆四时，克贼胜也。察此四难，而明告其病者焉。

所谓逆四时者，春得肺脉，夏得肾脉，秋得心脉，冬得脾脉，其至皆悬绝沉涩者，命曰逆四时。春得肺脉，夏得心脉者，脏精衰而所不胜乘之也。其至皆悬绝沉涩者，无胃气之资生也。

病热脉静；泄而脉大；脱血而脉实；病在中，脉实坚；病在外，脉不实坚者，皆难治。脉病不相应者，病胜脏也，故皆为难治。

【按语】本节重申脉象与四时气候相应的基本理论。并论述由于邪正虚实的变化形成的太过、不及的五脏病脉，同时列举其所出现的一般病变。着重描写了真脏脉象，阐明真脏脉象出现的原理及其预后，突出了"脉重胃气"的临床意义。

在诊法上，强调脉诊必须与诊察病人的形气、色泽以及病之新久等相结合，着重指出临床上如出现形气相失、色夭不泽、脉无胃气、脉逆四时的证脉时，称为"四难"，其病难治，且预后不佳。

《阴阳别论》曰[1]：脉有阴阳，知阳者知阴，知阴者知阳，十二经脉，乃脏腑阴阳配合，故知阳者可以知阴，知阴者可以知阳，能知阴阳，可别死生。凡阳有五[2]，五五二十五阳[3]。此节以胃气脏真而分别其阴阳也。胃脘之阳，资养五脏，五脏相生而各有五，是以五五二十五阳也。所谓阴者，真脏也，见则为败，败必死也。五脏为阴，脏者，存也，神存而不外见者也。如无阳和之胃气，而真脏之脉见，见则脏气为败，

---

〔1〕《阴阳别论》：为《素问》第七篇的篇名。是篇以阴阳理论讨论脉象和主病，论证病情及预后，故名。

〔2〕阳有五：阳，指阳脉，即有胃气之脉；五，为五脏。

〔3〕五五：指五时（春、夏、秋、冬、长夏）各有五脏之正常脉象。

败必死也。所谓阳者，胃脘之阳也。所谓二十五阳者，乃胃脘所生之阳气也。胃脘者，中焦之分，主化水谷之精气，从资养五脏者也。夫四时之脉，春弦、夏洪、秋浮、冬沉、长夏和缓。五脏之脉，肝弦、心洪、脾缓、肺涩、肾沉。如春时之肝脉微弦而长，心脉微弦而洪，脾脉微弦而缓，肺脉微弦而涩，肾脉微弦而沉；夏时之肝脉微洪而弦，心脉微洪而大，脾脉微洪而缓，肺脉微洪而涩，肾脉微洪而沉；四时五脏，皆得微和之胃气，故为二十五阳也。别于阳者，知病处也；别于阴者，知死生之期。能别阳和之胃气，则一有不和，便可知病处。能别真脏之阴脉，则知肝脉至者，期十八日死；心脉至者，九日死也。此论真脏为阴，胃气为阳，与上下二节论经脉之阴阳不同也。

凡持真脉之脏脉者，肝至悬绝急〔1〕，十八日死；心至悬绝，九日死；肺至悬绝，十二日死；肾至悬绝，七日死；脾至悬绝，四日死〔2〕。此审别真脏胃脘之阴阳也。悬绝者，真脏脉悬而绝，无胃气之阳和也。

【按语】本节论述脉无胃气、真脏脉见的死生之期。

《五脏生成篇》曰：诊病之始，五决为纪，欲知其始，先建其母。所谓五决者，五脉也。诊，视也。始者，言邪始在三阴三阳之气分也。五决者，审别五脏阴阳之经气，以决其病也。欲知其病之始在某经，先分立五脏为根本，审其邪病某经之气，某脏之经也。

赤，脉之至也喘而坚，诊曰：有积气在中，时害于食，名曰心痹；得之外疾，思虑而心虚，故邪从之。赤当脉，脉合心，故曰赤脉之至也。喘，急疾也。坚，牢坚也。心脉之至，急而牢坚，主积气于中，当时害于食。盖食气入胃，浊气归心，淫精于脉，有积于中，故害于食也。名曰心痹，积气痹闭于心下也，此得之外淫之邪，因思虑而心虚，故邪气乘虚而留于内也。《经》曰〔3〕："心怵惕思虑则伤神。"神伤则心虚矣。白，

---

〔1〕悬绝：指胃气孤悬将绝。张志聪："真脏孤悬而绝，无意气之阳和也。"

〔2〕十八日、九日、十二日、七日、四日：王冰："十八日者，金木成数之余也；九日者，水火生成数之余也；十二日者，金火生成数之余也；七日者，水土生数之余也；四日者，木生数之余也。"

〔3〕《经》：此系指《灵枢·本神》篇。

脉之至也，喘而浮，上虚下实，惊，有积气在胸中，喘而虚，名曰肺痹，寒热；得之醉而使内也。《辨脉篇》曰[1]："呼吸者，脉之道也。"盖呼吸急则脉亦急，故以呼吸之喘急，以形容脉之急疾也。肺主气而虚，故脉浮，病气而不病血，病上而不病下，故脉上虚而下实也。阳气虚，则善为惊骇矣。胸中为气之海，上注于肺，以司呼吸，邪积于上，则膻中之正气反虚，故为虚喘也。脏真高于肺，主行营卫阴阳，阴阳虚乘，则为往来之寒热矣。酒者，熟谷之液，其气慓悍，入于胃中则胃胀，气上逆则满于胸中，醉而使内则气上逆，故有积气在胸中也。入房太过则伤肾，肾为本，肺为末，本伤故肺痹也。青，脉之至也，长而左右弹，有积气在心下，支胠，各曰肝痹；得之寒湿，与疝同法，腰痛足清，头痛。脉长而弹，弦而急也。弦则为减，诸急为寒，此得之寒湿，而阳气受伤，故弦急也。心下为膈，胁下为胠，内膈下连于两胠，邪在心下支胠间，故脉左右弹也。清湿地气之中人也，必从足始。足厥阴之脉，从足上腘，入毛中，过阴器，抵小腹，布胁肋，故病证与疝痛相同，而腰痛足冷也。厥阴与督脉会于巅，故头痛也。黄，脉之至也，大而虚，有积气在腹中，有厥气，名曰厥疝，女子同法；得之疾使四肢，汗出当风。腹中，脾土之郛郭也[2]。脾属四肢，土灌四末，四肢汗出当风，则风湿内乘于脾而为积气。盖风木之邪，内干脾土，湿与阴土同气相感，故留聚而为积也。脾气不能灌溉于四旁，则逆于中而为厥气矣。名曰厥疝者，气逆而痛也。夫男女气血相同，受病亦属同法，故于中央土脏，而曰女子同法者，亦类推于四脏也。黑，脉之至也，上坚而大，有积气在小腹与阴，名曰肾痹；得之沐浴清水而卧。尺以候肾，黑脉之至，上坚而大者，坚脏有积，而肾脉坚大也。上坚者，坚大在上而不沉也。与阴者，小腹而兼于前阴也。清水，冷水也。肾脏寒水主气，亦同气相感也。

【按语】本节论述诊治疾病要综合色、脉等各方面变化，以推知人体内在脏腑的疾患，并指出五脏各有病气积聚及导致脏气痹塞的证候。本节所列举的赤、白、青、黑、黄等，陈氏注为"赤当脉，脉合心，故曰赤脉之至也"。单论脉而未言及色。若观《素问》原文，本节之上，曾突出了"能合脉色，

[1]《辨脉篇》：此系指《订正伤寒论注·平脉法篇》。原文为"师曰：呼吸者，脉之颈也"。本节引文有出入，录此备考。

[2] 郛 (fú 扶) 郭：郛，古代指城外面围着的大城。郭，指在城的外围加筑的一道城墙。

可以万全"八字，可知本节之赤、白、青、黑、黄，当指五色，其中心意思当为色脉合参，以知五脏之积气。附此备考。

《三部九候论》曰："天地之至数[1]，始于一，终于九焉。始于一，终于九者，天之数也。曰天地之至数者，言天包乎地，地气通于天也。一者天，二者地，三者人；因而三之，三三者九，以应九野。一者，奇也，阳也。二者，偶也，阴也。奇阳应天，偶阴应地。三者，参也，应人。因三才而三之则为九，应九野。九野者，九州分野，上应天之二十八宿也。按：朱永年曰[2]：天以应皮，地以应肉，人以应血脉，一部之中，有皮、有肉、有血脉，有合四时、五音、六律[3]、七星[4]、八风[5]、九野[6]，是为九九八十一也。故人有三部，部有三候，以决死生，以处百病，以调虚实，而除邪疾。人有三部，部有三候者，三而成天，三而成地，三而成人也。决死生者，观其形气，别其阴阳，调其血脉，察其脏腑，以知死生之期也。处百病者，表里、阴阳、寒热、虚实之为病也。调虚实者，实则泻之，虚则补之也。除邪者，去血脉除邪风也[7]。

何谓三部？曰：有下部，有中部，有上部；部各有三候，三候者；有天，有地，有人也。必指而导之，乃以为真。夫人生于地，悬命于天，天地合气，命之曰人，是以一身之中有三部，一部之中，而各有天、地、人。不知三部者，阴阳不别，天地不分，以实为虚，以邪为正，绝人长命，予人夭殃。必扪循三部九候之盛虚而调之，乃以为治法之真。上部天，两额之动脉；在额两分，上循于顶，足太阳膀胱脉也。太阳为诸阳主气，故主

---

[1]至数：王冰："谓至极之数也。"

[2]朱永年：清人，名长春，字永年。为张志聪同学，参与张志聪主持的《黄帝内经素问集注》《黄帝内经灵枢集注》的编写工作。原文见《黄帝内经素问集注·三部九候论》注文。

[3]六律：黄钟、太簇、姑洗、蕤宾、夷则、无射为六律。律，音律也。

[4]七星：即七曜，指日、月、五星。

[5]八风：谓八方之风，即四时八正之风。张志聪："春之东风，夏之南风，秋之西风，冬之北风，春夏交之东南风，秋冬交之西北风，此大地四时之正气，故主生长，养万物。"

[6]九野：分野，划分界限的意思，九野乃上应天象列宿所当之区域。

[7]去血脉除邪风也：应为"除去血脉邪风也"。

上部天。上部地，两额之动脉〔1〕；在鼻两旁，近于巨髎之分，足阳明胃脉也。二阳之气而主上，故为上部地。上部人，耳前之动脉；在耳前曲车下陷中，手太阳小肠脉也。夫心主血，而小肠为之使。人之所以生成者，血脉也，故主上部人。此阳气之在上也。中部天，手太阴也；两手气口之动脉，手太阴脉也。五脏之应天者肺，然脏为阴，故主中部天。中部地，手阳明也；在太指次指歧骨间，合骨之分，动应于手，手阳明大肠脉也。阳明居中上，故主中部地。中部人，手少阴也；在锐骨端之动脉，手少阴心脉也。三以应人，人主血脉，心主血脉之气，故主中部人。下部天，足厥阴也；在毛际外，气冲下，五里之分，动应于手，足厥阴肝脉也。厥阴为阳中之少阳，主春生之气，故主下部天。下部地，足少阴也；在足内踝后，太溪之分，动脉应手，足少阴肾脉也。肾为牝脏而居下，故主下部地。下部人，足太阴也。在鱼腹上，越筋间，箕门之分，动脉应手，足太阴脾脉也。脾为阴脏而居中，故主下部人。故下部之天以候肝，地以候肾，人以候脾胃之气。此以下部之三候，以候膈下之三神脏焉。

中部之天以候肺〔2〕，地以候胸中之气，人以候心。肺属乾金而主气，故天以候肺。心主血脉，而居肺之下，故人以候心，胸中，膻中也，宗气之所聚也。宗气者，阳明水谷之所资生，故地以候胸中之气。此以中部之二候，以候膈上之二神脏，中土之二形脏焉。上部之天以候头角之气〔3〕，地以候口齿之气，人以候耳目之气。太阳为诸阳主气，其经脉上颠交巅，会于脑，出于项，故天以候头角之气。足阳明之气，胃腑之所生也，其经脉起于鼻交頞中，上入齿中，还出挟口环唇下，故地以候口齿之气。手太阳者，少阴心脏之腑也，其经脉上目锐眦，入耳中，为听宫，故人以候耳目之气。此以膺、喉、头首，以候三形脏焉。盖阳脏之气在上也。三部者，各有天，各有地，各有人；三部之中而有九候。三而成天，三而成地，三而成人，九候之中而各有三焉。三而三之，合则为九。九分为九野，九野为九脏；兼三才而三之，合则为九，九分为九野。九野者，言

〔1〕额：为"颊"之误。

〔2〕中部之天以候肺：《素问》原文为"帝曰：中部之候奈何？岐伯曰：亦有天，亦有地，亦有人。天以候肺，地以候胸中之气，人以候心"。本段引文略有出入，录此备考。

〔3〕上部之天以候头角之气：《素问》原文为"帝曰：上部以何候之？岐伯曰：亦有天，亦有地，亦有人。天以候头角之气"。本段引文有出入，录此备考。

身形之应九野也。左足应立春，左胁应春分，左手应立夏，鹰喉头首应夏至，右手应立秋，右胁应秋分，右足应立冬，腰足下窍应冬至，至六腑膈下，三脏应中州。凡此九者，以候脏腑阴阳之气，故九野为九脏。**故神脏五，形脏四，合为九脏。**神脏者，心存神，肝存魂，肺存魄，脾存意，肾存志也。形脏者，胃与大肠、小肠、膀胱存有形之物也。夫五味入口，存于肠胃，味有所存，以养五气，气和而生，津液相成，神乃自生。是五脏之神，由肠胃津液之所生也。胃主化水谷之津液，大肠主津，小肠主液，膀胱者，津液之所存；故以四腑为形脏。而人之阴阳气血、肌肉经脉，皆由此九脏之所生也。**五脏已败，其色必夭，夭必死矣。**夭，死色也。言五脏之神气，由形脏之资生；五色之外荣，由五脏之所发，此以九脏九候之气，而复归重于五脏之神气焉。

决死生奈何？曰：形盛脉细，少气不足以息危；夫形充而脉坚大者，顺也。形充而脉小以弱者，气衰，衰则危矣。**形瘦脉大，胸中多气者死。**《针经》曰：病形而肉脱，气胜形者死，形胜气者危。盖形瘦者，正气衰也；脉大者，病气进也；胸中多气者，气胜形也；气胜形者，邪气盛而正气脱也。**参伍不调者病；**此即独大、独小、独疾、独徐之意，总言其不调者病也。**三部九候皆相失者死；**皆相失者，非止参伍不调矣。此脏腑阴阳之气皆病，故死。**上下左右之脉相应如参舂者[1]，病甚；**夫脉之来去，随气降升，是以九候相应，上下如一。如参舂者，言脉之上至下去，左至右去，有如春者之参差，彼上而此下也，此因邪病甚，而正为邪伤故也。**上下左右相失不可数者死，**如参舂者，止言其来去之参差。相失不可数者，并其至数之错乱。此病邪更甚，而正气将脱，故死。**中部之候虽独调，与众脏相失者死；**中部天主气，中部人主血，中部地主胸中之宗气。夫上下左右之脉，交相应者，血气之循环也。脏腑之脉，得胃气而至于手太阴者，宗气之所通也。如中部之候虽独调，与众脏相失者，不得中焦之血气以资养，故死也。**中部之候相减者死，**上节论失其旋转相生之微，此言中州之生气化薄。**目内陷者死。**目者，五脏六腑之精也。上节言中州之根本衰微，此复言脏腑之精气消灭也。

察九候独小者病，独大者病，独疾者病，独迟者病，独热者病，独寒者病，独陷下者病。失九候之相应也，上下若一，不得相失。如一部独异，即知病之所在，而随证治之。大小者，脉之体象也。疾迟者，脉之气数也。寒热者，皮肤之寒热也。

―――――――――――――――――

[1] 参舂(chōng 冲)：高士宗："参舂者，此上彼下，彼上此下，不相合也。"

沉陷而不起也〔1〕。

以左手足上，上去踝五寸按之，庶右手足当踝而弹之，此候生阳之气，以知病之所在也。诸阳气者，太阳之所生也。《根结》篇曰〔2〕：太阳为开……，开折则肉节渎而暴病起矣，故暴病者，取之足太阳，视有余不足。渎者，皮肤宛焦而弱也。是以知病之所生，而又当候太阳之气焉。其应过五寸以上，蠕蠕然者不病；其应疾，中手浑浑然者病；中手徐徐然者病，蠕蠕，微动貌，气之和也。其应疾而手中浑浑然者，急疾而太过也。徐徐然者，气之不及也，故皆主病。其应上不能至五寸，弹之不应者死。生气绝于下，故不能上应也。

是以脱肉、身不去者死。是以者，承上文而言。脱肉者，皮肉宛焦而弱也。身不去者，开折而暴病留于身也。言正气虚而肉脱，邪留于身而不去者死也。中部乍疏乍数者死。太阳之气者，论先天之生阳。营卫气血者，乃后天水谷之精气。中部乍数乍疏者，中焦之气欲绝也。(乍数乍疏脾绝之真脏脉也。)其脉代而钩者，病在络脉。夫血脉生于心而输于脾，代乃脾脉，钩乃心脉。此复申明候足上中部者，候中下二焦之生气。如病在络脉者，其脉代而钩也。九候之相应也，上下若一，不得相失。一候后则病，二候后则病甚，三候后则病危。所谓后者，应不俱也。夫人生有形，不离阴阳；天地合气，别为九野；是以九候之相应也。上下若一，不得相失。一候不应，是天、地人之气，失其一矣，故主病。二候后不应，是三部之中，失其二矣，故主病甚。三候后不应，是三者皆失，故主病危也。察其腑脏，以知死生之期，腑为阳，脏为阴。知阳者，知病之所在；知阴者，知死生之期也。必先知经脉，然后知病脉。知经脉之死生出入，而后知病脉之所从来。真脏脉见者，胜死。真脏脉见者，至其所胜克之日时而死。足太阳气绝者，其足不可屈伸，死必戴眼。此复结上文其应不能至五寸、弹之不应者、足太阳之气绝也。足太阳主筋，阳气者，柔则养筋，是以太阳气绝，筋挛急而足不可屈伸。太阳之脉起于目内眦，为目上厥、脉系绝，故死必戴眼。

---

〔1〕沉陷而不起也：《黄帝内经素问集注》张志聪："陷下者，沉陷而不起也。"本段注文漏"陷下者"三字，致文义不续。

〔2〕《根结》篇：为《灵枢·根结》篇。原文为"太阳为开，阳明为合，少阳为枢。故开折则肉节渎而暴病起矣，故暴病者取之太阳，视有余不足，渎者皮肉宛膲而弱也"。本段引文有出入，录此备考。

九候之脉，皆沉细悬绝者为阴，主冬，故以夜半死；盛躁喘数者为阳，主夏，故以日中死；按《九针》篇曰[1]：五者，音也；音者，冬夏之分；分于子午，阴与阳别，寒与热争，两气相搏也。盖言冬至之子，阴之极也；阴极而一阳初生，阴气始下。夏至之午，阳之极也；阳极而一阴初生，阳气始下。是阴阳之气，分于子午也。至春分之时，阳气直上，阴气直下；秋分之时，阴气直上，阳气直下；是阴阳离别也。寒热者，阴阳之气也，阴阳分别，而复有交合，故寒与热争，两气相搏也。此言三部九候之中，有天地、阴阳、四时、五行之气。若九候之脉皆沉细，而绝无阳气之和，此为阴而主冬，故死于夜半之子。如盛躁喘数而无阴气之和，此为阳而主夏，故死于日中之午，皆阴阳偏绝之为害也。是故寒热病者，以平旦死；热中及热病者，以日中死；病风者，以日夕死；病水者，以夜半死；其脉乍疏乍数、乍迟乍疾者，日乘四季死。寒热病者，阴阳相乘，而为寒为热也。本经云[2]："因于露风，乃生寒热。"病风者，亦为寒热病也。平旦日夕，系阴阳两分之时，寒热者，乃阴阳两伤之病，是以应时而死。热中病热者，阳盛之极，故死于日中之午。病水者，阴寒之邪，故死于夜半之子。土位中央，主于四季[3]，其脉乍疏乍数，乍疾乍迟，乃土气败，血不能灌溉四脏，故死于戊辰丑未之时也。形肉已脱，九候虽调，犹死；形归气，气生形，形气已败，血脉虽调，为死意。言七诊之死，因气而见于脉，非血脉之为病也。七诊虽见，九候皆从者，不死。七诊者，谓沉细悬绝，盛躁喘数，寒热，热中，病风，病水，土绝于四季也。九候皆从者，谓上下若一，无独大独小也。所言不死者，风气之病及经月之病，似七诊之病而非也，故言不死；此言七诊者，乃阴阳之气自相分离，是以因时而死。若因邪病，而有似乎七诊者，不死也。风气之病，病风也；病风而阴阳相离，期以日夕死。如病风而阴阳和平，九候若一，不死也。经月之病，病水也。病水而沉细悬绝，以夜半死。病水而阴阳和平，九候皆从，不死也。盖言七诊之死，死于阴阳分离，不以邪病，而有应时之死也。若有七诊之病，其脉候亦败者，死矣，必发哕噫。哕者，言虚而气上逆也。

---

[1]《九针》篇：为《灵枢·九针论》篇。原文为"五者，音也；音者，冬夏之分；分于子午，阴与阳别，寒与热争，两气相搏，合为痈脓者也"。本段引文略异，录此备考。

[2] 本经：此系指《素问·生气通天论》篇。

[3] 主于四季：系"王于四季"之误。

【按语】本节系论述三部九候诊脉法。文中详述三部九候的诊脉部位和各部位与脏腑的分配法，指出"九候相应，上下若一，不得相失"为平脉，反之则病。提出"七诊"是三部九候诊脉的方法，并列举九候各种脉象的变化及其主病。强调"形气相得者生，参伍不调者病，三部九候皆相失者死"。这些文献，对后代独取寸口脉的诊脉法，很有指导作用。

所谓"七诊"，根据原文，应为"独小""独大""独疾""独迟""独热""独寒""独陷下"七种变化。陈氏注文以九候之脉象变化为"七诊"，似未恰当。

《宣明五气篇》曰：五邪所见：春得秋脉，夏得冬脉，长夏得春脉，秋得夏脉，冬得长夏脉，春弦、夏钩、秋毛、冬石，五脏阴阳之正气也。反得所胜之脉者，邪贼盛而见于脉也。名曰阴出之阳，病善怒，不治，夫内为阴，外为阳，在内五脏为阴，在外皮肉络脉为阳；在内所伤之脏气，而外见于脉，故名曰阴出之阳。邪出于脉，则血有余，故血有余则怒，此正气为邪所胜，故为不治也。是为五邪〔1〕，皆同命，死不治。此言上文之所谓不治者，谓五脏皆为邪胜也。如五脏之气为邪所胜，见四时相克之脉，皆为死不治矣。

【按语】本节论述脉与四时不相应的预后，凡四时出现克我之脉，则为五邪脉，预后不良。

《至真要大论》曰：春不沉，夏不弦，冬不涩，秋不数，是谓四塞。春不沉，则冬气不交于春；夏不弦，则春气不交于夏；秋不数，则夏气不交于秋；冬不涩，则秋气不交于冬；是四时之气不相交通而闭塞矣。沉甚曰病，弦甚曰病，涩甚曰病，数甚曰病，参见曰病，复见曰病，未去而去曰病，反者死。四时之气，盛于主位之时，而微于始生，衰于教化〔2〕，是以甚则病也。参见者，谓春初之沉弦并见，夏初之弦数并见也。复见者，已去而复见也。未去而去者，未及三十度而去也。去而不去者，已至三十日应去而

---

〔1〕是为五邪：《素问》原文为"是谓五邪"。

〔2〕教化：应为"交化"之误。教，亦通"交"。

不去也。反者，谓四时反见贼害之脉也。

　　【按语】本节论六气之胜复，动不当位，其应于脉，则生"四塞"之脉。塞，为不相交的意思。甚则为病。言脉之应于四时六气。

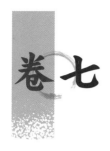

卷七

脉　诊

《脉度》曰[1]：经脉为里，支而横者为络，络之别者为孙。络脉，孙脉也。夫经脉内荣于脏腑，外络于形身，浮而见于皮部，皆络脉也。

《经脉篇》曰：经脉十二者，伏行分肉之间，深而不见；其常见者，足太阴过于外踝之上，无所隐故也。此申明十二经脉之血气与脉外皮肤之气血，皆生于胃腑水谷之精，而各走其道。经脉十二者，六脏六腑手足三阴三阳之脉，乃荣血之荣行，伏行于分肉之内，深而不见者也。诸脉之浮而常见者，皆络脉也。支者、横者，为络，络之别者为秒。盖脏腑所生之血气精专者，独行于经隧，荣行于十二经脉之中，其出于秒络，皮肤者，别走于经别。经别者，脏腑之大络也。盖从大络而出于络脉皮肤下行者，从足太阴之络而出于足跗之街，故其常见者，足太阴过于外踝之上，无所隐故也。**诸脉之浮而常见者，皆络脉也。六经络手阳明少阳之大络，起于五指间，上合肘中**，上行者，从阳明少阳之络，注于尺肤以上鱼而散于五指，故曰：手阳明、少阴之大络，起于五指间。上合肘中，谓行于皮肤之气血，从手阳明、少阳之大络，散于五指间，复从五指之井，溜于脉中，而与脉中之血气，上合于肘中也。**饮酒者，卫气先行皮肤，先充络脉，络脉先盛，故卫气已平，营气已满**[2]**，而经脉大盛，脉之卒然动者，皆邪气居之，留**

---

〔1〕《脉度》：为《灵枢·脉度》篇。是篇论述注脉之长度，故名。

〔2〕营气已满：《灵枢》原文为"营气乃满"。已，"乃"之误。

于本末；不动则热，不坚则陷且空，不与众同，《玉板》篇曰[1]："胃者，水谷血气之海也。海之所行云气者，天下也。胃之所出血气者，经隧也。经隧者，五脏六腑之大络也。"《缪刺》篇曰："邪客于皮毛，入舍于秒络，留而不去，闭塞不通，不得入于经，流溢于大络，而生奇病也。"是血气之行于脉外者，外内出入，各有其道，故复饮酒者，以证明之。夫酒者，水谷之悍液。卫者，水谷之悍气。故饮酒者，液随卫气而先行皮肤，是以面先赤，而小便独先下。盖先通调四布于外也，津液随卫气先行皮肤，先充络脉，络脉先盛，卫气已平，荣气乃满，而经脉大盛。此血气之从皮肤而络，络而脉，脉而经，盖从外而内也。如十二经脉之卒然盛者，皆邪气居于脉中也。本末者，谓十二经脉之有本标也。如留于脉而不动，则热不留于脉，则脉不坚，而外陷于肤空矣。此十二经脉之留行，出入不与络脉大络之众同也。是以知何脉之动也[2]。何以知经脉之与络脉异也？曰：经脉者，常不可见也，其虚实也，以气口知之。脉之见者，皆络脉也。是以知何脉之动也，以气口知之。气口者，手太阴之两脉口也。此言荣血之行于十二经脉中者，乃伏行之经脉，以手太阴之气口知之。血气之行于皮肤而见于络者，候见于人迎气口也。此节凡四转，盖以申明十二经脉之之血气，与皮肤之气血各有出入之道路。细子无以明其然也[3]。曰：诸络脉皆不能经大节之间，必行绝道而出，入复合于皮中，其会皆见于外。故诸刺络脉者，必刺其结上，甚血者虽无结，急取之以泻其邪而出其血，留之发为痹也。此复申明上文之义。盖假病刺以证血气之生始出入，当先度其骨节大小，广狭，而脉度定矣。盖十二经脉皆循于骨节间，而为长短之度，其络脉皆不经大节之间，必行绝道而出入。绝道者，别道也。盖胃腑所出之血气，行于经别者，从经别而出于络脉，复合于皮中。其血气色脉之会合，皆见于外，故刺诸经脉者，必刺其结上，甚血者虽无结，急取之以泻其邪，而出其血；留之发为痹也。《经》云[4]："病在阴者名为痹。"盖皮肤络脉之邪，留而不泻，则入于分肉、筋骨之间，而为痹；与邪居经脉之中，留于本末不动，则热之不同也。

凡诊络脉，脉色青则寒且痛，赤则有热。胃中寒，手鱼之络多青矣；胃中有热，

---

〔1〕《玉板》篇：此系指《内经·灵枢·王版》篇。板，"版"之误。

〔2〕是以知何脉之动也：《灵枢》原文为"是以知其何脉之动也"。缺一"其"字。

〔3〕细子：我的谦称，意即"小人"。

〔4〕《经》：此系指《灵枢·寿夭刚柔》篇。

鱼际络赤；其暴黑者，留之痹也；其有赤、有黑、有青者，寒热气也。其青短者，少气也。凡刺寒热者皆多血络，必间日而一取之，血尽而止，乃调其虚实；其青而短者少气，甚者泻之则闷，闷甚则仆不得言，闷则急坐之也。诊，视也。凡诊络脉，脉色青则寒，赤则有热。盖浮络之血气，皆见于皮之部也。胃中寒，手鱼际之络多青；胃中热，鱼际络赤。盖皮络之血气，本于胃腑所生，从手阳明、少阳注于尺肤而上鱼也。气者，三阴三阳之气，胃腑所生也。少气甚者，泻之则闷，气血虚而不能行于外也。闷甚则仆。不能言者，谓阴阳六气生于胃腑水谷之精，而本于先天之水火也。少阴之气厥于下，则仆不能言，故闷则急坐之，以启少阴之气也。

【按语】 本节论述络脉与经脉的关系，进而叙述诊察络脉的颜色和变化以测疾病的方法，并相应地提出了针刺治疗的法则。

《五脏别论》曰：气口何以独为五脏主？气口，手太阴之两脉口也，五脏之气皆变见于气口，故为五脏主。此论水谷入胃，以养五脏，五脏之精气，复荣于脉，而见于气口也。盖水谷之清者，荣于五脏；水谷之浊者，出于六腑；清中之清者，荣于经脉；清中之浊者，复传化于肠、胃、膀胱。此节论饮食于胃，有气味清浊、上下、出入之分，当知奇恒之腑，亦受清中之清者也。曰：胃者，水谷之海，六腑之大源也，五味入口，存于胃，以养五脏气；气口亦太阴也，是以五脏六腑之气味，皆出于胃，变见于气口。水谷入胃，由足太阴脾脏转输，以灌四脏，然水入于胃，又由手太阴肺脏之通调四布。谷入于胃，淫精于脉，肺朝百脉，输精于皮毛，毛脉合精，行气归于腑。是五脏六腑之气味，皆出于胃，变见于气口，故曰气口亦太阴也。言足太阴转输水谷之精，而手太阴亦为胃以养五脏气，是以五脏之气，皆见于气口也。故五气入鼻，存于心肺；心肺有病，而鼻为之不利也。心肺居上为阳，肺乃心之盖而主气，开窍于鼻，故引《脏象论》[1]，而言味归阴，而气归阳也。道书云[2]：鼻为天门[3]，口为地户。

---

[1]《脏象论》：应为《阴阳应象大论》之误。"味归阴，气归阳"一语，出于该论。

[2] 道书：指道家书，以论述先秦老子、庄子关于"道"的学术观点为中心内容。

[3] 天门：《老子》："天门开阖。"河上公注："天门，指鼻孔。"

【按语】本节论述诊脉独取寸口的原理。

《经脉别论》曰：食气入胃，散精于肝，淫气于筋。肝者土之胜，制则生化，故散精于肝；肝者筋其应，故淫气于筋。《经》曰[1]："谷入于胃，脉道乃通，血气乃行。"是营卫气血，皆水谷所资生，而水谷入胃，各有淫散输转之道，故又必先知经脉生始之原，而后知病脉也。食气入胃，浊气归心，淫精于脉，《经》曰[2]："受谷者浊。"胃之食气，故曰浊气，胃络上通于心，故入胃之食气归于心，子令母实也。心气通于脉，故淫精于脉也。脉气流经，经气归于肺，肺朝百脉，输精于皮毛。脉气者，水谷之精气，而行于经脉中也。经，大经也。言入胃之谷气，先淫气于脉，百脉之精气，总归于大经。经气归于肺，是以百脉之气，皆朝会于肺也。肺会皮毛，故复输精于皮毛。毛脉合精，行气于腑，《经》云[3]："血独盛，则淡渗皮肤，生毫毛。"夫皮肤主气，经脉主血，毛脉合精者，血气相合也。六腑为阳，故先受气。腑精神明，留于四脏，腑精神明者，六腑之津液相成，而神乃自生也。谷气入胃，淫精于脉，乃传之肺，肺气散精，行气于腑，腑精留于四脏，以养五脏之气。故曰：谷入于胃，乃传之肺，五脏六腑皆以受气。气归于权衡，权衡以平，气口成寸，以决死生。权衡，平也。言脉之浮沉出入，阴阳和平，故曰权衡以平。气口，手太阴之脉口。成寸者，分尺为寸也。言五脏六腑受气于谷，淫精于脉，变见于气口，以决其死生。饮入于胃，游溢精气，上输于脾，脾气散精，上归于肺，通调水道，下输膀胱；水精四布，五经并行，入胃之饮，精气上输于脾，脾气散精，上归于肺，盖脾主为胃行其津液者也。肺应天而主气，故能通调水道而下输膀胱，所谓地气升而为云，天气降而为雨也。水精四布者，气化则水行，故四布于皮毛。五经并行者，通灌于五脏之经脉也。《平脉篇》曰[4]："谷入于胃，气道乃通，水入于经，其血乃成。"故先论其食，而后论其饮焉。合于四时五脏阴阳，揆度以为常也。五脏，五行之气也。

---

〔1〕《经》：此系指《灵枢·经脉》篇。

〔2〕《经》：此系指《灵枢·阴阳清浊》篇。

〔3〕《经》：此系指《灵枢·五音五味》篇。

〔4〕《平脉篇》：此系指《订正伤寒论注·辨脉法篇》。原文为"谷入于胃，脉道乃通；水入于经，其血乃成"。"脉道"误作"气道"。

揆度，数度也。总结上文而言经脉之道，合于四时，五行之次序，阴阳出入之度数，以为经脉之经常。

【按语】本节论述水谷精微的消化、吸收、输布等的过程和机转，强调"脾气散精"和"肺朝百脉，输精于皮毛"的作用，阐述了肺的"通调水道"对水精输布的作用。同时指出人体的"毛脉合精，行气于府"用以阐明"气口成寸，以决死生"的道理。

《脉要精微论》曰：夫脉者，血之府也。长则气治；短则气病；数则烦心，大则病进，此言脉所以候阴阳血气也。血行脉中，故为血之腑。荣气、宗气行于脉中，卫气行于脉外，脉随气行，是以脉长则气平，脉短则气病矣。心主血脉，数乃热迫所生，则烦心；大则病进于脉内。上二句辨脉气，下二句审血脉。上盛则气高，下盛则气胀；代则气衰；细则气少；涩则心痛。上盛，谓寸口脉盛，主气上升而气高。下盛，谓尺中脉盛，主气下逆而为胀。代脉者，动而中止，不能自还，主气衰败也。《辨脉篇》曰[1]："荣荣如蜘蛛丝者，阳气衰也。"言脉中之荣气宗气不足，是以脉细如丝。涩主少血，则心虚而痛矣。

脉其四时动奈何？知病之所在奈何？知病之所变奈何？知病乍在内奈何？知病乍在外奈何？请问此五者，可得闻乎？此论脉合阴阳四时，诊脉而知病之所在，病成而变为他病，候尺寸以分脏腑之外内，上下、左右，曲尽其脉要精微之理，故复设此问焉。曰：请言其与天运转大也[2]。言人之阴阳出入，与天地运之大相合。万物之外，六合之内，天地之变，阴阳之应，彼春之暖，为夏之暑，彼秋之忿，为冬之怒。四变之动，脉与之上下，寒暑相推而岁成，一阴一阳之谓道，言四时之气，总属寒暑之往来，脉应四时之变，亦与阴阳之上下耳。天气包乎万物之外，运转于

---

〔1〕《辨脉篇》：此系指《订正伤寒论注·平脉法篇》。原文为"脉萦萦如蜘丝者，阳气衰也"。本节引文漏一"脉"字，"萦萦"误作"荣荣"。萦萦如蜘蛛丝者，形容脉之细小难于寻按，而浮中沉似有似无，即前阳不足之微脉，故曰阳气衰也。

〔2〕天运转大：高士宗："人之阴阳升降，如天运之环转广大，故曰，请言其与天运转大也。"

六合之内，其变动之应，彼春之暖，为夏之暑，言阳气从生升而至于盛长也。彼秋之忿，为冬之怒，言阴气自清肃而至于凛冽也。此四时阴阳之变动，而脉亦与之上下浮沉。**以春应中规，夏应中矩，秋应中衡，冬应中权。**此论脉应四时之变也。规者，所以为圆之器。春时天气始生，其脉软弱轻虚而滑，如规之圆转而动也。矩者，所以为方之器。夏时天气方正，其脉洪大，如矩之方正而盛也。秋时天气始降，其脉浮平，有如衡平之准也。冬时天气闭存，其脉沉石，有如权之下垂也。**是故冬至四十五日，阳气微上，阴气微下；夏至四十五日，阴气微上，阳气微下。阴阳有时，与脉为期，期而相失，知脉所分，分之有期，故知死时。**此言四变之动，总属阴阳之出入，而脉与之上下也。四十五日者，从冬至而至立春，从夏至而至立秋。冬至一阳初生，阳气微上，阴气微下，至春而阳气始升，至夏盛长，而阴气下藏矣。夏至一阴初生，阴气微上，阳气微下，至秋而阴气清凉，至冬凛冽，而阳伏藏矣。阴气升降出入，离合有期，而脉亦与之相应，如期而脉气相失，则知脉之所分，分之有期，故知死时也。**微妙在脉，不可不察，察之有纪，从阴阳始，始之有经，从五行生，生之有度，四时为宜。**承上文而言脉应阴阳四时之微妙，不可不细察焉。纪，纲也。察脉之纲领，当从阴阳始，即冬至阳气微上，夏至阴气微下，阴阳上下，自有经常之理。然又从五行而生，如春木生夏火，火生长夏土，土生秋金，金生冬水，水生春木，生之有度，而四时合五行相生之宜。**补泻勿失，与天地如一，一得之情，以知死生。**夫四时有未至而至，至而不至，至而太过，至而不及，而与人亦应之，是以脉之不及则补之，太过则泻之，与天地四时之太过不及，治之如一，与天地阴阳之道，合之如一焉。得一之情，可以知死生矣。如《脏象论》之所谓[1]："谨候其时，气可与期[2]，失时反候，五治不分邪僻内生[3]，工不能禁。"此因天地四时之气，而为人之死生也。如《平脉篇》之所谓[4]："寸脉下不至关为阳绝"，"尺脉上不至关为阴绝"。此脉与天地四时之气，期而相失，而为死生也。**是故声合五音，色合五行，脉合阴阳。**

---

〔1〕《脏象论》：此系指《素问·六节脏象论》。

〔2〕气可与期：谓春时之气，可期而溢；夏时之气，可期而热；秋时之气，可期而凉；冬时之气，可期而寒。

〔3〕邪僻：指不正之气。

〔4〕《平脉篇》：此系指《订正伤寒论注·平脉法篇》。

声合天地之五音，色合天地之五行，脉合天地之阴阳，而始能得一之情，以知死生也。

【按语】本节论述诊察病脉及其主病。同时强调诊脉当合四时阴阳。

《通评虚实论》曰[1]：何谓虚实？曰：邪气盛则实，精气夺则虚。邪气者，风寒暑湿之邪。精气者，荣卫之气也。盖邪气有微盛，故邪盛则实；正气有强弱，故精夺则虚。夺，失也，或为邪所夺也。曰：虚实何如？曰：气虚者，肺虚也；气逆者，足寒也。非其时则生，当其时则死。虚实者，皆从物类始。如肺主气，其类金，五行之气先虚于外，而后内伤五脏。盖邪从表入里，在外之气血骨肉，先为邪病所虚，是以骨肉滑利，则邪不内侵，而里亦实；表气虚则内伤五脏，而里亦虚；此表里之虚实也。如气逆于上，则下虚而足寒，此上下之虚实也。如值其生旺之时则生，当其胜克之时则死，此四时之虚实也。余脏皆如此。夫肝主筋，其类木；心主血，其类火；脾主肉，其类土；肺主气，其类金；肾主骨，其类水。盖五脏之气，外合于五行；五行之气，岁应于四时；故脏有生旺克胜之气，而各有死生之分。

何谓重实？曰：所谓重实者，言大热病，气热，脉满，是谓重实。大热者，邪气盛也。气为阳，血脉为阴，邪盛而气血皆伤，故为重实。此论血气之阴阳虚实也。

曰：经络俱实何如？何以治之？此言经络之阴阳虚实也。夫肤腠气分为阳，经络血分为阴，然经络又有深浅阴阳之别，所谓阳中有阴，阴中有阳也。曰：经络皆实，是寸脉急而尺缓也，皆当治之。邪盛于络，则寸口脉急，缓为内热，热在于络，则尺脉缓也；皆当以针取之。此以寸尺而候血脉之阴阳也。

故曰：滑则从，涩则逆也。滑主气血皆盛，故为从。涩主血气皆少，故为逆。夫虚实者，皆从其物类始，故五脏骨肉滑利，可以长久也。五行者，天地之阴阳也。五脏者，人之阴阳也。《易》曰[2]："方以类聚，物以群分[3]。"皮肉、筋、骨，五脏之外合也。金、木、水、火、土，五脏之外类也。夫邪之中人，始于皮肤，次于肌肉，

---

〔1〕《通评虚实论》：为《素问》第二十八篇的篇名。是篇论述四时、五脏、经络、气血、脉证、治疗等的虚实，故名。

〔2〕《易》曰：此系指《易·系辞上》。

〔3〕方以类聚，物以群分：谓同类东西常聚在一起。

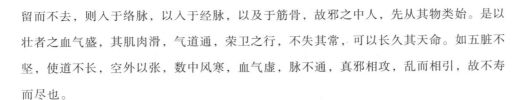

留而不去，则入于络脉，以入于经脉，以及于筋骨，故邪之中人，先从其物类始。是以壮者之血气盛，其肌肉滑，气道通，荣卫之行，不失其常，可以长久其天命。如五脏不坚，使道不长，空外以张，数中风寒，血气虚，脉不通，真邪相攻，乱而相引，故不寿而尽也。

络气不足，经气有余，何如？不足者，精气夺；有余者，邪气盛，此邪去络而入于经也。络气不足，经气有余者，脉口热而尺有寒也[1]。此论经络之气虚实也。寒热者，尺寸之肤寒热，以应于经络也。络脉外连皮肤为阳主外；经脉内连脏腑为阴主内。《经》云[2]："荣出中焦，卫出下焦。"卫气先行皮肤，先充络脉，络脉先盛，卫气已平，荣气乃洪，而经脉大盛，经脉之虚实也。以气口知之，故以尺肤候络，而以寸候经。秋冬为逆，春夏为从，治主病者。夫邪气之从外而内，犹藉正气之从内而外以捍御，使邪仍从肤而出。秋冬之气降沉，不能使邪外散，故为逆。春夏之气主浮，故为从也。邪病在经，当从其经而取之。此论外因之虚实也。曰：经虚络满何如？此论内因之虚实也。曰：经虚络满者，尺热满，脉口寒涩也。尺脉热满，故主络满。脉口寒涩，故主经虚。此春夏死，秋冬生也。春夏之气，生长于外，气惟外弛，而根本虚脱，故死。秋冬之气，收存于内，故生。盖外因之病，宜神机外运，内因之病，宜根本实坚。治此者奈何？曰：络满经虚，灸阴刺阳；经满络虚，刺阴灸阳。络为阳，经为阴。刺者，泻其盛满之气。灸者，启其陷下之气。盖不足者病，而太过者亦为病也。

曰：何为重虚？此论脉气皆虚也。上节论经络之实，即可类推于虚。此节论气分之虚，亦可类推于实也。曰：脉气上虚尺虚，是谓重虚。血者，神气也。荣气宗气行于脉中，卫气行于脉外，故曰脉气。盖以寸口之脉可以候血，而可以候气也。上虚者，寸口之脉气虚也；尺虚者，脉气虚于下也；上下皆虚，故曰重虚。何以治之？谓何以补其虚也。曰：所谓气虚者，言无常也，尺虚者，行步恇然；气者，谓阳明所生之荣、卫、宗气也。《经》曰[3]："谷始入于胃，其精微者，先出于胃之两焦，以溉五脏，别出两行，荣卫之道。

---

〔1〕而尺有寒也：《素问》原文，无"有"字。

〔2〕《经》：此系指《灵枢·营卫生会》篇。原文为"荣出于中焦，卫出于下焦"。本节引文少两个"于"字。

〔3〕《经》：此指《灵枢·五味》篇。

其大气之搏而不行者，积于胸中，命曰气海，出于肺，循喉咙以司呼吸[1]，是阳气者，阳明之所生也。言无常者，宗气虚而语言无接续也。《针经》曰[2]："尽泻三阳之气，令病人惕然。"惕，虚怯也。谓阳明之气虚于上，则言语无常；阳明之气虚于下，则令人行步惕然。盖气从太阳，出注于阳明，上行注足阳明，下行至跗上，故曰：身半以上，手太阴阳明皆主之；身半以下，足太阴阳明皆主之。盖知阳气生始之原，则知所以治矣。此论后天之主气也。**脉虚者，不象阴也。**气为阳，血脉为阴；阳明之生气为阳，少阴之精气为阴。盖言以寸尺之脉，以候阳明之生气，而不效象其阴之虚也。**如此者，滑则生，涩则死也。**夫气生于阳明，而发原在肾，少阴之气上，与阳明相合，阴阳相搏，其脉则滑，搏则水谷之精微而气生矣，故主生。涩则少气，生原已绝，故死矣。

　　寒气暴上，脉满而实，何如？曰：实而滑则生，实而逆则死。上节论生气之原，此以下复论发原之始。夫肾脏主水，在气为寒，寒气暴上者，水寒之气暴上，而满于脉也。实而滑者，得阳明之气相合，故生。逆者，少阴之生气已绝，故死。盖寒气上乘，则真气反下逆矣。**脉实满，手足寒，头热何如？曰：春秋则生，冬夏则死。**肾主生气之原，膀胱为太阳之腑，脉实满者，少阴之寒气充于外也；手足寒者，少阴之生气虚于内也；头热者，太阳之气发越于上也；肾与膀胱，阴阳并交，咸主生气，若盛于外，则反虚于内矣。春时阳气微上，阴气微下；秋时阴气微上，阳气微下；阴阳二气，交相资生，故主生。冬时阴气尽虚于外，夏时阳气尽虚于内，故主死。言阴阳之根气，不可虚脱者也。**脉浮而涩，涩而身反热者死**[3]。脉浮而涩，阴越于外而虚于内也。涩而身热，阳脱于内而弛于外也。此复言之精气脱者，皆为死症，非但冬夏死而春秋可生。**其形尽满何如？**肾为水脏，在气为寒。上节言寒气暴上，此复论其水体泛溢，故其形尽满也。形为皮肤肌腠，盖经脉之内，是有形之血，是以无形之气乘之；肌腠之间，主无形之气，是以有形之水乘之，而为肿胀也。**其形尽满者，脉急大坚，尺涩而不应也。**诸急为寒，寒水充溢于形身，故脉急而坚

---

[1] 循喉咙以司呼吸：《灵枢》原文为"循喉咽，故呼则出，吸则入"。本段引文有误。

[2]《针经》：系指《灵枢·小针解》篇。原文为"尽泻三阳之气，令病人惕然不复也"。引文有漏。

[3] 涩而身反热者死：《素问》原文为"涩而身有热者死"。"有"误作"反"。

大。水邪外溢，则少阴之正气不升，故尺涩而不应也。《灵枢经》曰[1]：脉坚大以涩者，胀也。如此者，故从则生，逆则死。夫少阴之气，从下而上合于阳明，戊癸合而化火，火土之气。故有如是之证者，得少阴之气，乃从下而上者生，逆而下者死。何谓从则生、逆则死？曰：所谓从者，手足温也；所谓逆者，手足寒也。手足温者，少阴之生气复也，生气复，则水土之气渐旺，水寒之邪渐消。手足寒者，少阴之生气已绝，故死。以上论生阳之气，发原于下焦。如寒水之邪实，则真阴之气虚。

乳子而病热[2]，脉悬小者何如？大热病者，皆伤寒之类也。凡伤于寒，借阳气以化热，热虽盛不死。然阳气生于精水之中，男子八岁，女子七岁，肾气始实。乳子天癸未至，肾气未盛。盖心主脉，而资生于肾，心肾主和之气，上下时交。肾气不能上资于心，则心悬如病饥。而寸口之脉悬绝小者，肾气未盛也。曰：手足温则生，寒则死。乳子之生阳，借后天之气也，四肢皆禀气于胃，故阳受气于四末。是以手足温者，胃气尚盛，故生；寒则胃气已绝，故死。乳子中风热，喘鸣肩息者，脉何如？曰：喘鸣肩息者，脉实大也；缓则生，急则死。此论后天所生之宗气，而亦不可伤也。宗气者，五脏六腑十二经脉之宗始，故曰宗气。肩息者，呼吸摇肩也。风热之邪，始伤皮毛，喘鸣肩息，是风热盛而内干肺气宗气，故脉实大也。夫脉之所以和缓者，得阳明之胃气也；急则胃气已绝，故死。

肠澼便血，何如？曰：身热则死，寒则生。上节言气之虚实，此复论其血焉。肠澼者，邪澼积于肠间，而为便利也。《经》言[3]："阳络伤则血外溢，血外溢则衄血；阴络伤则内溢，血内溢则便血。阳明之络伤[4]，则血溢于肠外，肠外有寒汁沫与血相搏，则合并凝聚，而积成矣[5]。是以肠澼便血者，阴络之血溢也。肠澼下白沫者，肠外之寒汁

---

〔1〕《灵枢经》：此系指《灵枢·胀论》篇。原文为"其脉大坚以涩者，胀也"。本节引文略有出入，当从《内经》更正。

〔2〕乳子：《张氏医通》："乳子，言产后以哺乳子时，非婴儿也。"陈氏作小儿解。一说，乳，产。乳子，即生子。《说文解字》："人及鸟生子曰乳，兽曰产。"当以后说为是。

〔3〕《经》：此系指《灵枢·百病始生》篇。

〔4〕阳明之络伤：《灵枢》原文"肠胃之络伤"。

〔5〕则合并凝聚，而积成矣：《灵枢》原文为"则合并凝聚不得散，而积成矣"。

沫也。肠澼下浓血者，汁沫与血相搏并合而下者也。夫便血，阴泄于内也；发热，阳脱于外也。本经曰[1]："阴阳虚，肠澼死。"此阴阳血气相离也。肠澼下白沫，何如？曰：**脉沉则生，脉浮则死。**下白沫者，阴液下注，故脉沉者为顺；如脉浮是经气下泄，脉气上浮，此经脉相离，故为死证。肠澼下脓血，何如？曰：**脉悬绝则死，滑大则生。**夫血脉始于足少阴肾，生于足阳明胃，主于手少阴心，输于足太阴脾。悬绝者，足少阴之阴液绝也。滑大者，足少阴之生气盛也。肠澼之属，身不热，脉不悬绝，何如？曰：**滑大者曰生，悬涩者曰死，**身不热者，阳不外脱也。脉不悬绝，阴不下绝也。悬涩者，阳明之生气已脱，故死。《辨脉篇》曰[2]："趺阳脉浮而涩，故知脾气不绝，胃气虚也。"悬则胃气绝矣。**以脏期之。**胃气已绝，则真脏之脉见矣，故当以脏期之。肝至悬绝十八日死，心至悬绝九日死，肺至悬绝十一日死，肾至悬绝七日死，脾至悬绝四日死，悬绝者，绝无阳明之胃气，而真脏孤绝矣。

癫疾何如？曰：脉搏大滑，久自己；脉小坚急，死不治。此论五脏之外合为病，而有虚实也。《灵枢经》曰[3]：肺脉急甚为癫疾，肾脉急甚为骨癫疾。骨癫疾者[4]，顑[5]、齿诸俞分肉皆满，而骨居[6]，汗出烦悗。呕多沃沫，气下泄，不治。筋癫疾者，身倦、挛急、呕沫、气下泄，不治[7]。脉癫疾者，暴仆，四肢之脉皆胀而纵[8]，……呕多沃沫，气下泄，不治。是肺合之形，肾合之骨，心合之脉，肝合之筋，为病于外，而有生死之分。脉搏大者，气盛于外，故生。小坚急者，气泄于下，故死。**癫疾之脉，虚实何如？曰：虚则可治，**

[1] 本经：此系指《素问·阴阳别论》篇。原文为"阴阳虚，肠辟死"。辟，通"澼"。

[2] 《辨脉篇》：此系指《订正伤寒论注·辨脉法篇》。

[3] 《灵枢经》：此系指《灵枢·邪气脏腑病形》篇及《灵枢·癫狂》篇。

[4] 骨癫疾者：以下语出于《灵枢·癫狂》篇。

[5] 顑（kǎn 坎）：即腮。

[6] 骨居：张志聪；"骨居者，骨肉不相亲也。"

[7] 身倦、挛急、呕沫，气下泄，不治：《灵枢·癫狂》篇原文为"筋癫疾者，身倦挛急大，刺项大经之大杼脉。呕多沃沫，气下泄，不治"。

[8] 四肢之脉皆胀而纵：《灵枢·癫狂》篇，本句之下尚有"脉满，尽刺之血，不满灸之挟项太阳，灸带脉于腰相去三寸，诸分肉本输"数语，本节引文在本句之下，应加"……"号。

实则死。《经》曰[1]："重阴则癫。"盖癫乃血实之证。故治癫疾者，泻出其血，置之壶瓠之中，是以脉坚实死，气大者生。上节之大小者，论气之虚实。此言血脉之虚实，盖癫乃阴盛之病，故宜气盛，而不宜血实也。

消瘅虚实何如？曰：脉实大，病久可治；脉悬小，病久不可治。此论五脏内因，而有虚实也。少俞曰[2]：五脏皆柔弱者，善病消瘅。消瘅者，五脏之精气皆虚，转而为热，热则消肌肉，故为消瘅也。脉盛大者，精血尚盛，故为可治。脉悬小者，精气渐衰，故为难治。上节论五脏之外实，此论五脏之内虚。《灵枢·病形》篇曰[3]：五脏之脉，微小为消瘅[4]。

【按语】本节论述虚实的病机。所谓"邪气盛则实，精气夺则虚"，是对虚实病机总的概括。书中以肺脏为例，说明其虚实及其与四时逆从的联系。并推论了各种虚实，如血气虚实、经络虚实、经虚络满、络虚经实、重虚、重实，以及脉证虚实、病情虚实等。同时还从脉证的虚实详细论述了乳子病热、肠澼便血、癫疾、消瘅等病的脉证虚实所表现的症状及预后。这些理论，很有临床指导意义。

《玉版》曰[5]：诸病皆有逆顺，可得闻乎？曰：腹胀、身热、脉大，是一逆也；逆伤于脾也。腹鸣而满、四肢清、泄、其脉大，是二逆也；逆伤于肾也。衄而不止、脉大，是三逆也；肝主存血，衄而不止，逆伤肝也。咳且溲血脱形，

---

〔1〕《经》：按此应指《难经·第二十难》。原文为"重阳者狂，重阴者癫"。

〔2〕少俞曰："少俞曰"以下，语出于《灵枢·五变》篇。原文为"少俞答曰：五藏皆柔弱者，善病消瘅"。

〔3〕《灵枢·病形》篇：为《灵枢·邪气脏腑病形》篇之误。

〔4〕五脏之脉，微小为消瘅：《灵枢·邪气脏腑病形》篇原文为"心脉……微小为消瘅"，"肺脉……微小为消瘅"，"肝脉……微小为消瘅"，"脾脉……微小为消瘅"，"肾脉……微小为消瘅"。陈氏注文引为"五脏之脉，微小为消瘅"，乃概括之语。

〔5〕《玉版》：为《灵枢》第六十篇的篇名。"玉版"即"玉简"。余伯荣谓："按《内经》论经脉之血气，曰藏之金匮；论皮肤分肉之血气，曰著之玉版。"

其脉小劲，是四逆也；肺朝百脉，输精于皮毛，咳而溲血形脱，其脉小劲，是逆伤于肺也。咳、脱形、身热、脉小以疾，是五逆也〔1〕。心主血脉，肺者，心之盖，咳、形脱、身热、脉小以疾，逆伤心也。夫血脉者，五脏之所生也，血气逆则失其旋转之机，而反伤其脏真也。如是者，不过十五日而死矣。此言血气之逆于经脉者，不过半月而死也。夫血气留滞，而成痈脓者，积微之所生，其所由来者渐矣。若失其旋转之机，又不待成痈，而有遄死之害〔2〕。诸病者，谓凡病多生于荣卫血气之不调，非独痈浓也。盖经脉应地之经水，水以应月，不过十五日而死者，随月之盈虚而死，不能终周天之数也。其腹大胀、四沫清、形脱、呕甚〔3〕，是一逆也；夫皮肤分肉之气血，从胃腑而注于脏腑之大络，从大络而出于孙络，从孙络而外渗于皮肤。如腹大胀、四肢清、形脱、泄甚，是逆于胃之大络，不得出皮肤充于四体也。清，治。腹胀、便血、其脉大、时绝，是二逆也；逆于肾络也。咳、溲血、形肉脱、脉搏，是三逆；逆于肺络也。呕血、胸满引背、脉小而疾，是四逆也；逆于心络也。咳呕、腹胀且餐泄〔4〕、其脉绝，是五逆也。逆于肝脾之脉也。如是者，不过一时而死矣。夫胃者，水谷血气之海也。五脏之大络，海之所以行云于天下之道路也。水火之气，上下相通，一昼一夜，绕地环转一周。如逆而不行，则开阖已息，是以不过一周而死矣。

【按语】本节论述病、脉之五逆。陈氏认为前者五逆，为血气之逆于经脉；而后者五逆，为气血之逆于血分，分别脉证之逆，以测知其预后。强调诊病施治，必明病之顺逆。

《五禁》曰：何谓五逆？曰：热病脉静，汗已出，脉盛躁，是一逆也；热病脉静者，阳病见阴脉也。汗已出、脉盛躁者，阳热之邪不从汗解，阴液去而邪反病盛也。病泄，脉洪大，是二逆也；病泄者，脉宜沉弱；反洪大者，阴泄于下，阳盛于上，阴

---

〔1〕是五逆也：《灵枢》原文为"是谓五逆也"。

〔2〕遄（chuán 船）：急速。

〔3〕形脱、呕甚：《灵枢》原文为"脱形，泄甚"。本段引文有误。

〔4〕餐泄：《灵枢》原文为"飧泄"。本段引文有误。

阳上下相离也。着痹不移[1]，䐃肉破[2]，身热，脉偏绝，是三逆也；着痹不移，䐃肉破、身热者，湿邪伤形，久而化热。脉偏绝者，脾胃之气败也。淫而夺形，身热，色夭白[3]，及后下血衃，衃笃重[4]，是谓四逆也；淫者，酷虐之邪。夺形者，邪伤形也。如但热不寒之虐，气内存于心，而外淫于分肉之间，令人消灼脱肉。夫心主血，而血脉荣于色，色夭然白，及后下血衃笃重者，形气消于外，血液脱于内，血气外内之相离也。寒热夺形，脉坚搏，是谓五逆也。脉坚搏者，寒热之邪盛，而正气伤也。此为五逆皆不可刺也。

【按语】 本节论述诊治必须辨别病情之"五逆"，即五种病与脉相逆的病情，皆为邪盛正伤的危笃证。

《邪气脏腑病形》篇曰：诸急者多寒；缓者多热；大者多气少血；小者血气皆少；滑者阳气盛，微有热；涩者多血少气[5]，微有寒。诸小者，阴阳形气俱不足。此言变化之病形，有缓急、大小、滑涩之六脉，此缘阴阳血气寒热之不和，而变见于脉也。寒气收劲，故脉急。热气散弛[6]，宗气荣气行于脉中，卫气行于脉外，故大主多气。如气血皆少，则脉小也。阳气盛而微有热，则脉行滑和[7]；气少则脉行涩滞，血随气行者也。

【按语】 本节论述脉之变化与病之变化的关系。着重指出诊脉之缓急、大小、滑涩可以测知病之寒热、阴阳、气血之不和。

---

〔1〕着痹：痹证的类型之一。《素问·痹论》："湿气胜者，为着痹也。"以肌肤麻木，关节重着，肿痛处固定不移为见证。

〔2〕䐃（jūn 军）：肘膝高起的筋肉结聚之处。

〔3〕色夭白：《灵枢》原文为"色夭然白"。漏一"然"字。

〔4〕衃笃重：《灵枢》原文为"血衃笃重"。漏一"血"字。

〔5〕涩者多血少气：张景岳："涩为气滞，为血少，气血俱虚，则阳气不足，故微有寒也。"录此备考。

〔6〕热气散弛：《黄帝内经灵枢集注》张志聪原注本句之下，尚有"故脉缓"三字。

〔7〕则脉行滑和：《黄帝内经灵枢集注》张志聪原注为"则脉行滑利"，当以此为是。

《根结》篇曰[1]：一日一夜五十营，以营五脏之精，不应数者，名曰枉生[2]。所谓五十营者，五脏皆受气。持其脉口，数其至也，五十动而不一代者，五脏皆受气；四十动一代者，一脏无气；三十动一代者，二脏无气；二十动一代者，三脏无气；十动一代者，四脏无气；不满十动一代者，五脏无气。予之短期[3]，要在终始。所谓五十动而不一代者，以为常也，以知五脏之期。予之短期者，乍数乍疏也。此言三阴三阳之气，外循于经脉，内荣于五脏。五脏，主存精者也。气荣五脏之精，五脏皆受气，精气之相合也。夫五脏生于五行，五行之气，本于十干合化，是以五脏五十动而不一代者，以为常也。代者，止而不还也。乍数乍疏者，死脉见也。要在终始者，大要在《终始》篇之生于六气[4]，而死于六经也。

【按语】本节论述切脉之至数及频律，可以测知五脏精气之盛衰，凡出现代脉或乍数乍疏的脉象，则为正气衰弱。

《至真要大论》曰：脉从而病反者，其诊何如？曰：脉至而浮[5]，按之不鼓，诸阳皆然。曰：诸阴之反，其脉何如？曰：脉至而从，按之鼓甚而盛也。此论脉病之有标本也。脉从者，阳病而得阳脉，阴病而得阴脉也。如太阳阳明之病，其脉至而浮，是脉之从也。其病反阴寒者，太阳之病从本化，阳明之病从中见之阴化也，故脉虽浮而按之不鼓也。如少阴厥阴之病，其脉至而沉，是脉之从也，其病反阳热者，少阴之病从标化，厥阴之病从中见之火化也，故脉虽沉，而按之鼓甚也。是脉有阴阳之化，而病有标本之从也。

【按语】本节重申脉与病的从与反理论。

---

〔1〕《根结》篇：为《灵枢》第五篇的篇名。是篇论述十二经脉之根与结，故名。
〔2〕枉生：《灵枢》原文为"狂生"。"枉"乃"狂"字之误。《类经》："狂，犹妄也。言虽生未可必也。"
〔3〕短期：离死期很近。李中梓："短，近也，死期近矣。"
〔4〕《终始》篇：为《灵枢》第九篇的篇名。是篇以五脏经络为纪及六经之络绝论述终始之道，故名。
〔5〕脉至而浮：《素问》原文为"脉至而从"。浮，"从"之误。

《六节脏象论》曰：故人迎一盛病在少阳，二盛病在太阳，三盛病在阳明，四盛已上为格阳。阳脉盛极而阴无以通，故曰格阳；阴脉盛极而阳无以通，故曰关阴。此论脏腑之六气，以应天地之六气也。左为人迎，右为气口，盖阳气从左而行于右，阴气从右而行于左，故以人迎以候三阳之气也。而言人之脏腑，以应三阴三阳之六气也。一盛病在少阳，少阳主春升之气也，太阳主夏，阳明主秋。四盛以上者，言人之阴阳，惟阳太盛名曰格阳。盖阳主在外，阳格于外，不得三阴中见之化以和之，此三阳之太过也。寸口一盛病在厥阴，二盛病在少阴，三盛病在太阴，四盛已上为关阴。寸口，手太阴之两脉口也，以候三阴之气。厥阴主乙木春生之气，故寸口一盛，病在厥阴，二之气少阴，三之气太阴，四盛以上者，人之阴阳，惟阴太盛名曰关阴。盖阴气主内，关阴于内，不得三阳中见之化以和之，此三阴之太过也。人迎与寸口俱盛四倍已上为关格，关格之脉阴阳盈，极于天地之精气[1]，则死矣。俱四倍以上者，阴阳俱亢极也。嬴[2]，盈同。极，至也。盖天有阴阳，地有阴阳，阳盛之下，阴精承之，阴盛之下，阳气承之；阴阳承制，而交相生化者也。人生于天地气交之中，阴阳和平，是为无病。如阴阳俱盛而不和，是不能及于天地阴阳之承制，则死矣。此即《六微旨论》所谓"亢则害，承乃制，制则生化。外列盛衰，害则败乱，生化大病也"。

【按语】 本节论述诊察人迎与寸口脉的异常亢盛，可以测知病在何经，同时说明脉之亢极对生命的危害，并据此测知疾病的预后。

《腹中论》曰[3]：何以知怀子之且生也？曰：身有病而无邪脉也。此论腹中之血气和平，而有生成之造化也。夫气主生物，血主成物，怀子者，血气之相和也。且生者，谓血气之所以成胎者，虚系于腹中，而无经脉之牵带，故至十月之期，可虚脱而出。常知月事怀妊之血，在气分而不在经脉也。身有病者，月事不来也。无邪脉者，血气和平也。

---

[1] 关格之脉阴阳盈，极于天地之精气：《素问》原文为"关格之脉嬴，不能极于天地之精气"。本节有误，当从《内经》更正。

[2] 嬴（yíng 盈）：《素问》原文为"嬴"。嬴，通"嬴"，又通"盈"。

[3] 《腹中论》：为《素问》第四十篇的篇名。是篇论述生于腹中诸病，故名。

按《易》曰[1]："至哉坤元，资生万物。"腹中之气，坤土之气也。是以白术补脾，为养胎之圣药。冲任之血，原于肾脏之精。阳主施化，阴主成形，是以芎、归、熟地，乃胎产之神方也。

【按语】此节论述妇女妊娠的脉证。

《至真要大论》曰：论言人迎与寸口相应，若引绳大小齐等[2]，命曰平，阴之所在，寸口何如？曰：视岁南北[3]，可知之矣。五运之中，少阴不司气化，随六气之阴阳，而上下左右，故曰阴之所在何如？圣人南面而立，前曰广明，后曰太冲，太冲之地，名曰少阴，少阴之上，名曰太阳。盖太冲，坎位也；广明，离位也。少阴主天一之坎水，而上为太阳之离火，是以北政之岁，随三阴而在坎；南政之岁，从三阳而在离，故有应不应之分焉。所谓南北者，阴阳也。五运之中，戊癸化火，以戊癸年为南政，甲、乙、丙、丁、己、庚、辛、壬为北政。五运之政，有南有北；少阴之气，有阴有阳，是以随之而上下也。寸尺，血脉也。血乃中焦之汁，流溢于下而为精，奉心神化赤而为血，故脉始于足少阴肾，而主于手少阴心，是以诊寸尺之阴阳，以微少阴之上下。**北政之岁，少阴在泉，随阴而居北。则寸口不应；厥阴在泉，少阴在左。则右不应；太阴在泉，少阴在右。则左不应。南政之岁，少阴司天，对阴而居阳。则寸口不应；厥阴司天，少阴在左。则右不应；太阴司天，少阴在右。则左不应。诸不应者，反其诊则见矣**[4]。谓不应者，左右之不应也。反其诊者，以人面南而北面诊之也。风、寒、暑、湿、燥、火，天之阴阳也。三阴三阳上奉之，以司主岁之六气。木、火、土、金、水、火，地之阴阳也。以司五行之运化，化运五岁而右迁。而五行之中有二火，故君火不司气化。然虽不主运，而有所居之位焉。少阴之上，君火主之。是少阴本于阴而主于阳，是以南政之岁居阳，北政之岁居于阴也。司

---

[1]《易》：此系指《易·坤象》。

[2] 若引绳大小齐等：《素问》原文为"若引绳小大齐等"。

[3] 视岁南北：即下云之南政北政。南政北政，解释如陈氏注："五运之中，戊癸化火，以戊癸年为南政，甲、乙、丙、丁、己、庚、辛、壬为北政。"

[4] 反其诊：张景岳："以南北相反而诊之。"张志聪："反其诊者，以人面南面北而诊之也。"

天在南，在泉在北，此天地之定位。人面南而诊之，寸为阳而在南，尺为阴而在北也。

尺候何如？曰：北政之岁，三阴在下，则寸不应；三阴在上，则尺不应。南政之岁，三阴在天，则寸不应；三阴在泉，则尺不应；左右同。故曰：知其要者，一言而终，不知其要，流散无穷，此之谓也。此总结上文之义，故问尺而兼论其寸焉。所谓三阴者，以少阴居二阴之中。上下者，以天在上，而泉在下也。左右同者，谓尺之左右不应，与寸之左右不应同也。不知其要，流散无穷者，如疏注之议论纷纷[1]，而茫无归着也。

【按语】本节论述南政与北政之岁，六气司天、在泉与寸尺左右不应的规律。

《大奇论》曰[2]：心脉满大，痫瘛筋挛。痫瘛，抽掣也。挛，拘挛也。心为火脏，火热太过，是以脉大而痫瘛拘挛。肝脉小急，痫瘛拘挛[3]。肝主筋，而主血，小则为虚，急则为寒，此肝脏虚寒而不能荣养于筋，故为挛急之病。此论筋之为病，有因心气之有余，有因肝气之不足，与风伤筋脉，筋乃应之为病不同也。肝脉骛暴[4]，有所惊骇[5]，惊，疾奔也，又乱驰也。言肝脉之来疾而暴乱也，必有所惊骇故也。此言因惊骇而致肝脉暴乱，非东方肝木，其病发惊骇也。脉不至若喑，不治自已。脉络阻于下，则音不出于上，脉络疏通，其音自复，故脉不至而喑者，不须治之，其病自已。此系经脉所阻之病，与邪伤阴音，则为喑不同也。肾脉小急，肝脉小急，心脉小急，不鼓皆为瘕。小急，虚寒之脉；瘕，聚也。脏气有所留聚，故脉小急而不鼓。肾、肝并沉为石水，肝乃东方春

---

〔1〕疏注：注，解释古文意义。疏，疏通注文意义。疏注，为注文和解释注文的文字的合称。

〔2〕《大奇论》：为《素问》第四十八篇的篇名。是篇论述较少见的病证脉象，故名。

〔3〕痫瘛拘挛：《素问》原文为"痫瘛筋挛"。

〔4〕肝脉骛暴：《素问》原文为"肝脉鹜暴"。骛，"鹜"字之误。鹜（wù 务）暴：即迅速奔驰而乱。张志聪曰："疾奔也，又乱驰也。"

〔5〕惊：乃"鹜"字之误。

生之木，主透发不令闭存之气[1]。如肝肾之脉并沉，是二藏之气皆遏，逆于下而为石水矣。石水者，肾水也，如石之沉，腹满而不喘。**并浮为风水，并虚为死**，肝主风木，肾主寒水。如肝肾之脉并浮，是二脏所主之气皆发于外，故名曰风水。如浮而并虚，是脉气不存而外脱，故死。此言脏肾之气过于闭存[2]，则沉而为水，过于发越，则浮而兼风，皆本脏所主之气，而自以为水为风。与本经之《热病论》《水热穴论》《灵枢·论疾诊尺》篇[3]，《金匮要略》诸经所论石水、风水之不同也。**并小弦欲惊**，小者，血气皆少，弦则减为寒，肝脏之气生于肾，脉并小弦，是二脏之气皆虚，而欲发惊也。前论肝壅之惊病有余，今弦小欲惊病不足，皆本脏本气之为病也。上节言虚脱于外者死，此言本虚于内者惊。**肾脉大急沉，肝脉大急沉，皆为疝**。大则为虚，急则为寒，沉为在下在里，故皆为疝。**心脉搏滑急为心疝，肺脉沉搏为肺疝**。心疝有形在少腹，其气上搏于心，故心脉搏而滑急也。肺脉当浮而反沉搏，是肺气逆聚于内而为肺疝也。**三阳急为瘕，三阴急为疝**，瘕者，假也，假物而成有形。疝字从山，有艮止高起之象，故病在三阳之气者为瘕，三阴之气者为疝。**二阴急为痫厥，二阳急为惊**。二阴，少阴也。痫厥者，昏迷仆扑，卒不知人，此水气乘心，是以二阴脉急。二阳，阳明也。阳明者，土也，土气虚寒，则阳明脉急，故发惊也。**脾脉外鼓沉为肠澼，久自已**。肠澼，下痢也。《著至教论》曰："并于阴则上下无常，薄为肠澼。"此三阳并至于薄脏阴，乃奇恒之为病，与外受六淫之邪迫于经络，而为下痢脓血者不同也。脾为阴中之至阴，故虽受阳邪之气，其病久而自已。**肝脉小缓，为肠澼，易治**。《经》云[4]："缓者多热，小者血气皆少。"此阳热之邪上迫脏液，而所存之血气下泄而虚，故其脉小缓也。肝主存血，故虚受阳邪，而病为易治。**血温身热者死**。夫阴阳和则生，偏害则死，三阳为阳，三阴为阴，气为阳，血为阴。三阳之热薄于阴血。血受热伤，故血温也。身热者，三阳盛而三阴之气绝也。**心肝澼亦下血，二脏同病者，可治**。此承上文而言阴血盛

---

〔1〕主透发不令闭存之气：《黄帝内经素问集注》张志聪的原注为"主透发冬令闭藏之气"。"冬"字误作"不"。

〔2〕此言脏肾之气过于闭存：《黄帝内经素问集注》为"此言肝肾之气过于闭存"。"肝"字误作"脏"字，今从原注更正。

〔3〕《热病论》：应为《素问·评热病论》篇。

〔4〕《经》：此系指《灵枢·邪气脏腑病形》篇。

者，虽受阳迫，尚为可治。盖重阴血以待阳也。夫心主生血，肝主存血，是以心肝二脏受阳盛之气，而为阳澼者，亦下血也。如二脏同病，则阴血盛而可以对待邪阳，故尚为可治之证。**其脉沉小涩为肠澼，其身热者死，热见七日死。**上节分血气为阴阳，此复以三阴三阳之气论阴阳也。脉小沉涩者，三阴之气为阳薄所伤也。其身热者，阳盛而气绝也。七日死者，六脏之阴气绝也。**胃脉沉鼓涩，胃外鼓大，心脉小坚急，皆膈偏枯。**阳明气血皆多，其脉当浮大，今脉沉而鼓动带涩。《灵枢经》曰[1]："涩为少气。"《伤寒论》曰："涩则无血。"是血气虚于内矣。推而外之，胃外以候形身之中，其脉鼓大，大则为虚，此血气虚于外矣。是以成膈偏枯。膈者，里之膈肉，前连于胸，旁连于胁，后连于脊之十一椎。盖荣卫血气，皆从此内膈而外达于身。荣卫不足，则膈气虚矣。膈气虚，是以胸胁脊背之间，而成麻痹不仁之证，故名曰膈偏枯也。夫心主血脉之气，小则血气皆少，坚急为寒，心气虚则血脉不行，筋骨无所荣养，而亦成膈外之偏枯。夫邪之偏中于身，及风之伤人而成偏枯者，乃外受之邪，当主半身不遂。此由在内所生之血气虚逆，故主于膈偏枯。膈偏枯者，止病在胸胁腰脊之间，而不及周身之上下也。**男子发左，女子发右，**左右者，阴阳之道路也。男子血气从左而转，女子气血从右而旋，是以男子之病发于左，而女子之病发于右也。**不喑舌转，可治，三十日起。**夫荣卫气血，虽生于阳明，主于心脏，然始于先天之肾中。少阴之脉，贯肾系舌本，不喑舌转，是先天之根气不伤，故为可治。偏枯而至三十日起者，言其愈之速也。**其从者喑，三岁起。**从，顺也。谓男子发左，女子发右，阴阳血气虽顺，而喑者，至三岁之久，而后能复也。按[2]：不喑舌转，先天之气在也。其从者喑，后天之气血复也。**年不二十者，三岁死。**年不满二十者，脏腑正盛，血气方殷，而反有此衰败之证，比及三年，五脏胃腑之气渐次消灭而死矣。按：如外感风邪者，值此少壮之年，更易愈，此因于内损，故名之曰膈偏枯矣。**脉至而搏，血衄身热者死。脉来悬钩浮为常脉。**血衄，血出于鼻也。脉搏击而血衄者，经热盛而迫血妄行血道，故身热也。脉来悬钩者，心之脉也。浮者，肺之脉也。心主血脉；肺主皮肤，而开窍在鼻，心脉来盛，上乘于肺而致

---

〔1〕《灵枢经》曰：此系指《灵枢·邪气脏腑病形》篇。原文为"涩者多血少气"。与本节引文有出入，录此备考。

〔2〕按：查此系《黄帝内经素问集注》张兆璜话。以下"按"字同此。

衄者，此血衄之常脉也。夫因外感风寒，表阳盛而迫于经络之衄者，自愈。若心脉盛而迫于皮肤之血以致衄者，为常脉。此表里阴阳，外内出入，而皆为衄病之常。若脏气不守，经血沸腾，脉至而搏击应手者，此热盛而血流妄行，一丝不续，则穿壤判矣[1]。脉至如喘，名曰暴厥，暴厥者，不知与人言。如喘者，脉来滑急也。此痰水上壅，故脉来急滑，名曰暴厥。暴厥者，一时昏厥而不能与人言也。脉至如数，使人暴惊，三四日自已。夫有形之邪上乘，则脉至如喘；无形之气上逆，则脉至数疾。邪薄心下，故发惊也。盖心不受邪，至三四日，邪自下，而惊厥之病自已。非比外淫卒厥之难愈也。

脉至浮合，浮合如数，一息十至以上，是经气予不足也，微见九、十日死；此论脏腑经络之气不足，而各有死期也。浮合者，如浮波之合，来去之无根。浮合如数，而一息十至以上，是经气予之不足也。微见此脉，至九日十日之交而死。若九日者阳之终，十日阴之尽，此三阴三阳、十二经脉之气终也。脉至如火薪然，是心精之予夺也，草干而死；如火薪然者，心气不足，虚炎之极也。心者，五脏主，存精，谓所与之精气者，曰夺、曰虚、曰不足者，谓夺其与之精气以致虚，故不足也。草乾，冬令之时，盖遇胜克之气而死也。脉至如散叶，是肝气予夺虚也，木叶落而死。散叶，飘零虚散之象，肝木之气虚，故主至秋令之时而死。脉至如省客，省客者，脉塞而鼓，是肾气予不足也，悬去枣花而死[2]；脉塞而鼓，谓脉沉塞于指下，旋即鼓动而去，有如省问之客，方及门而即去也。悬，隔也。悬去枣华者，谓相去于枣之时而死也。脉至如丸泥，是胃精予不足也，榆荚落而死；丸泥者，如泥丸而不滑也。胃为阳土，位居中央，其性柔，其体圆，故曰脉弱以滑，是有胃气。盖往来流利如珠曰滑，如丸泥者，无滑动之象，胃将死败之徵也。榆荚至春而落，木令之时也。脏腑之气，生于胃腑水谷之精，故曰精予不足。脉至如横格，是胆气予不足也，禾熟而死；胆属甲子，主一阳初生之气，胆气升则诸脏腑之气皆升。如横格者，有如横柜而不得上下，是胆气虚而不能升也。《灵枢经》曰[3]：其

---

〔1〕穿（qióng 穷）壤：即天地的意思。

〔2〕悬去枣花而死：《素问》原文为"悬去枣华"。花，通"华"。张景岳："悬，是花开；去，是花落；"华"与"花"通。枣花之候，初夏之时也。"

〔3〕《灵枢经》：此处系指《灵枢·师传》篇。原文为"目下果大，其胆乃横"。

胆乃横，是胆气横而脉亦见其横格也。禾熟，深秋之时也。脉至如弦缕，是胞精予不足也，病善言，下霜而死，不言可治；弦缕者，精血虚而如缕之细也。胞经[1]，胞络之精气也。胞络者，系于肾少阴之脉，贯肾系舌本。善言者，胞气泄也。霜，九月之时也。九月万物尽衰，则气去阳而之阴，应收存之气而反泄于外，故死。胞主存精血，故曰精予不足。脉至如交漆，交漆者，左右齐至也[2]，微见三十日死；此承上文而言冲任之脉绝也。冲任起于胞中，循腹上行，为畜血之海。胞精不足，冲将特绝矣。交，绞也。如交绞漆之左右旁流，无中一贯之象，是循中之冲任绝矣。精血为阴，故至三十日而死。三十日者，月之终也。脉至如涌泉，浮鼓肌中，太阳气予不足也，少气，味韭英而死[3]。至于涌泉，来盛而不返也。浮鼓肌中，无根外脱之象也。太阳，巨阳也，为诸阳主气，而生于膀胱之水中，是以标阳而本寒。夫水为阴，火为阳，阳为气，阴为味，少气味者，太阳之标本皆虚也。盖言太阳之气不足，而水腑之气未虚，阳生于阴，尚有根可复。如标本皆少，不免于死亡矣。韭乃肝之菜，至春而英，韭英之时，更疏泄其本气而死矣。

脉至如颓土之状，按之不得，是肌气予不足也，五色先见黑，白蔂发死[4]；颓土，倾顽之颓土也[5]。脾主肌肉，如颓土而按之不得者，无来去上下之象，是肌气受所予之不足也。土位中央，而分主于四季，当五色俱见而先主黄。若五色之中而先见黑，是土败而水气乘之矣。马氏曰[6]：蔂者，葛之属也。葛色白，而发于春，白蔂发时，木气旺而颓土之气绝矣。脉至如悬雍，悬雍者，浮揣按之益大[7]，是十二俞之予不足也，水凝而死；悬雍者，如悬雍也。揣，度也。先至浮而度之，再重按而切之，

---

〔1〕胞经：为"胞精"之误。

〔2〕左右齐至也：《素问》原文为"左右傍至也"。

〔3〕味韭英而死：马莳："当至味韭英之时而死。"英，叶子；韭英，即韭菜的叶子。意即死于尝到新韭菜的时候。

〔4〕白蔂（lěi 磊）：蔂，同"垒"。《素问》原文为"白垒"。马莳："垒，当作蔂。诗经：绵绵葛蔂。"

〔5〕颓土，倾顽之颓土也：《黄帝内经素问集注》为"颓土，倾颓之顽土也"。

〔6〕马氏：此系指马莳，字玄台，明代医学家。著有《素问注证发微》《灵枢注证发微》等书。

〔7〕浮揣按之益大：《素问》原文为"浮揣切之益大"。切，误作"按"。

其本益大，言悬雍之头全而本益大，此脏腑十二俞气之不足也。夫经俞之气，昼夜环转，俞予之不足，是以脉雍滞而有如雍之象也。天寒地冻，则经水凝泣，悬雍之脉，再为凝泣，死无生动之授矣[1]。脉至如偃刀，偃刀者，浮之小急，按之坚大急，五脏菀熟[2]，寒热独并于肾也，如此其人不得坐，立春而死；偃，仰也。脉如仰起之刀口，利锐而背坚厚，是以浮之小急而按之坚大也。夫五脏相通，精气各循序而传予之。肾为水脏，又独受五脏之精而存之，是以传与之外，而又有邪气独并于肾之奇病也。有如此之脉病者，其人当至立春而死。《灵枢经》曰[3]：肾是动病"喝喝而喘，坐而欲起"。其人不得坐者，肾气伤也。冬令闭存，以奉春生之气，肾气已伤，再至春而泄之，肾气绝矣。脉至如丸滑不直手，不直手者按之不可得也，是大肠气予不足也，枣叶生而死；直，值同。如丸滑而不值手者，圆活流利，似于无形，故按之不可得也。大肠为肺之腑而属庚金，其脉宜软弱轻浮，气予不足，故脉至若此。枣叶生于夏，火旺则金铄矣[4]。脉至如华者，令人善恐，不欲坐卧，行立常听，是小肠气予不足也，季秋而死。脉至如华者，如华之轻微也。小肠为心之腑，而属丙火，其脉当来盛。反如华者，气予不足也，腑气不足，则心脏之气亦虚，心存神，神虚则恐惧自失，神志不宁，故坐卧不欲也。小肠之脉入耳，中属听宫，常有所听者，如虫鸣人语，或如钟鼓声，皆虚证也。遇金水生旺之时而死。

【按语】本节论述各种少见的病证脉象，阐明其病理及预后。根据临床实践，总结和描绘了十二经脉经气和五脏精气虚竭时所出现的各种死脉的脉象，从而推测疾病的死亡日期。这是后代脉学中关于论述"怪脉"的理论依据。

《阴阳应象大论》曰：善诊色，察色按脉，先别阴阳；审清浊而知部分；夫色有精明，有浊暗，五色之见于面也，各有部分。审清浊则知病之所从来；知部分，则知

---

[1] 死无生动之授矣：《黄帝内经素问集注》为"绝无生动之机矣"。
[2] 菀（yù 郁）熟：菀，同"郁"。王冰："菀，积也；熟，热也。"
[3] 《灵枢经》：此系指《灵枢·经脉》篇。
[4] 铄（shuò 朔）：熔化。

病之所在也。窥喘息〔1〕、听音声而知所苦；此以望闻而知其病之所在也。望色法详前，闻音之法详《金匮》类证内〔2〕。观权衡规矩，而知病所主；观四时所应之脉，而知病之所主者何脏。按尺寸，观浮沉滑涩，而知病所生；以治审察脉之上下、表里、气血，而知病之生于阳、生于阴，而以法治之也。无过，以诊则不失矣。夫诊有五过，诊无差误，则治之不失矣。

【按语】 本节强调"察色按脉，先别阴阳"的道理。

《生气通天论》曰〔3〕：善为脉者，谨察五脏六腑，一逆一从，阴阳、表里、雌雄之纪，存之心意，合心于精，非其人勿教，非其真勿援〔4〕，是谓得道。此总结经脉之道，生于五脏，连于六腑，外合于五方、五行、阴阳、六气、表里，循环有顺、有逆。善为脉者，存之心意，合于精神，得之于心，应之于手，不可以言语相传，故曰非其真勿授，是谓得脉之道者也。

---

〔1〕窥喘息：《素问》原文为"视喘息"。视，误作"窥"。

〔2〕《金匮》类证：指《金匮要略方论·脏腑经络先后病脉证第一》中论闻诊的内容。

〔3〕《生气通天论》：本节经文乃《素问·金匮真言论》篇的原文。本书误作《生气通天论》。

〔4〕非其真勿援：《素问》原文为"非其真勿授"。授，误作"援"。

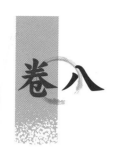

卷八

病　机

《六节脏象论》曰：五气更立[1]，各有所胜，盛虚之变，此其常也。

五运之气，五岁更立。太过之年，则胜己所胜，而侮所不胜；不及之年，则为己所不胜而胜之，己所胜而侮之，故各有所胜也。所胜之气，不务其德，则反虚其本，而复受其侮，此盛虚之变，乃理之常也。

曰：何谓所胜？春胜长夏，长夏胜冬，冬胜夏，夏胜秋，秋胜春，所谓得五行时之胜，各以气命其脏。春应木，木胜土；长夏应土，土胜水；冬应水，水胜火；夏应火，火胜金；秋应金，金胜木，所谓得五行之主时而为胜也。春木合肝，夏火合心，长夏土合脾，秋金合肺，冬水合肾，各以四时五行之气以名其脏焉。曰：何以知其胜？曰：求其至也，皆归始春[2]，未至而至，此谓太过，则薄所不胜[3]，而乘所胜也，命曰气淫不分，邪僻内生[4]，工不能禁；此二句，宜在气迫之下，以结全节，是翻刻之讹，倒移于此。气至谓之至，气分谓之分，至则气同，分则气异，所谓天地之正纪也。如所主岁运之气，惟太过淫胜而不分，则民之邪僻内生，虽有良工，不能禁也。至而不至，

---

[1] 五气更立：谓五运化气，更迭主时。更，交替也。

[2] 始春：王冰："谓立春之日也。春谓四时之长，故候气皆从立春前之日也。"

　　张景岳："一日在春前十五日，当大寒节为初气之始，亦是。"

[3] 薄：通"迫"。

[4] 邪僻：指不正之气。

此谓不及，则所胜妄行，而所生受病，所不胜薄之也，命曰气迫。木火之气虚，则己所不胜之金气薄而侮之也，名曰气迫。谓主气不及，而所胜所不胜之气，交相迫也。

【按语】本节论述自然界四时气候的五行相胜规律，并指出太过、不及所产生的乘、侮的异常变化，其推演于病机亦然。

《阴阳应象大论》曰：阴阳者，天地之道也，万物之纲纪，总之曰纲，周之曰纪。变化之父母[1]，物生谓之化，物极谓之变。生杀之本始，天以阳生阴长，地以阳杀阴存。神明之府也，阴阳不测之谓神；明者，阴阳合而灵显昭著也。治病必求于本。人之脏腑、气血、表里、上下皆本乎阴阳[2]；而外淫之风、寒、暑、湿、四时、五行，亦总属阴阳之二气；致于治病之气味，用针之左右，诊别色脉，引越高下，皆不出乎阴阳之理也。故积阳为天，积阴为地。阴静阳躁，地之阴，主静而有常；天之阳，主动而不息。阳生阴长，阳杀阴存。阳化气，阴成形。寒极生热，热极生寒，寒热乃阴阳之正气。寒气生浊，热气生清；清气在下，则生餐泄[3]；浊气在上，则生䐜胀。此阴阳反作，病之从逆也[4]。寒气下凝，故生浊阴；阳气上散，故生清阳。

故清阳为天，浊阴为地。地气上为云，天气下为雨；雨出地气，云出天气。此言阴阳之气上下相交，然后云行雨施，而化生万物矣。故清阳出上窍，浊阴出下窍；此言人之阴阳，犹云之升、雨之降，通乎天地之气也。清阳发腠理，浊阴走五脏；腠者，三焦通会元真之处[5]；理者，皮肤脏腑之文理。清阳实四肢，浊阴归六腑。此言阴阳所生之清阳，充实于四肢，而浑浊者，归于六腑也。

水为阴，火为阳；阳为气，阴为味。此以水火而征兆气味之阴阳也。味归形，形归气，气归精，精归化；精食气，形食味，化生精，气生形；味伤形，

---

〔1〕父母：高士宗："本始，父母之谓也。"此处作为起始或根源解。

〔2〕本乎：本于。

〔3〕则生餐泄：《素问》原文为"则生飧泄"。餐，"飧"之误。

〔4〕病之从逆也：《素问》原文为"病之逆从也"。从逆，张景岳："顺则为从，反则为逆。"

〔5〕元真：指元气或真气。

气伤精，精化为气，气伤于味。此论饮食之阴阳、气味以生精气之阴阳，而养此形。

阴味出下窍，阳气出上窍。味有质，故下流于便泄之窍；气无形，故上出于呼吸之门。味厚者为阴，薄为阴之阳；气厚者为阳，薄为阳之阴。此阴阳之中而又分阴阳也。味厚则泄，薄则通；气薄则发泄，厚则发热。味厚为阴中之阴，降也，故主下泄。味薄为阴中之阳，升也，故主宣通。气薄为阳中之阴，降也，故主发泄。气厚为阳中之阳，升也，故主发热。此节论气味之阴阳、升降。壮火之气衰，少火之气壮，壮火食气，气食少火，壮火散气，少火生气。夫气为阳，火为阳，合而言之，气即火也。少阳三焦之气，生于命门，游行于外内，合于包络而为相火。然则少阳初生之气也，归于上焦而主纳，归于中焦而主化，纳化水谷之精微，而生此精，以养此形。如五味太过，则有伤于气，而阴火太过，亦有伤于阳矣。盖气生于精，而精之所生，由气之所化。形食其味，而味之入胃，亦由气化以养此形，是气之不可伤也。故曰：壮火之阳衰，少火之气壮。盖阳亢则火旺而生气反衰，阳和则火平而气壮盛矣。如火壮于内则食气，气盛于内则食火。食，犹入也。言火壮则气并于火，气盛则火归于气，气火之合一也。如火壮于外则散气，火平于外则生气，故曰相火为元气之贼。欲养此精、气、形者，又当平息其火焉。气味辛甘发散为阳，酸苦涌泄为阴。阴胜则阳病，阳胜则阴病。阳胜则热，阴胜则寒。马注曰[1]：用酸苦之味，至于太过，则阴胜矣。阴胜则吾人之阳分不能敌阴寒，而阳斯病也。用辛甘之味，至于太过，则阳胜矣。阳胜则吾人之阴分不能敌阳热，而阴斯病也。重寒则热，重热则寒。苦化火，酸化木，久服酸苦之味，则反有木火之热化矣。辛化金，甘化土，久服辛甘之味，则反有阴湿之寒化矣。寒伤形，热伤气；气伤痛，形伤肿。阳化气，阴成形。寒则阴甚，故伤形；热则阳盛，故伤气；气无形，故痛；阴有形，故肿也。故先痛而后肿[2]，气伤形也；先肿而后痛者，形伤气也。夫形归气而气生形，阴阳、形气之相合也。故气伤则转及于形，形伤则病及于气矣。以上论气味阴阳、寒热偏胜之为病也如此。

风胜则动[3]，热胜则肿，燥胜则干，寒胜则浮[4]，湿胜则濡泻。风热，

---

〔1〕马注：指马莳校注的《黄帝内经素问注证发微》
〔2〕故先痛而后肿：《素问》原文为"故先痛而后肿者"，漏一"者"字。
〔3〕动：作动摇痉挛解。马莳："振掉摇动之类。"
〔4〕浮：这里可作浮肿解。

天之阳气也。燥湿，天之阴气也。此以下天之四时五行，人之五脏五气，外感六淫之邪，内伤五志，亦有阴阳寒热之为病也。

天有四时五行，以生、长、收、存，以生寒、暑、燥、湿、风；此言天之四时、五行成象成形者，而应乎阴阳也。人有五脏化五气，以生喜、怒、忧、悲、恐。此言人之五脏，化生五气、五志有形无形者，而应乎阴阳也。故喜怒伤气，寒暑伤形。喜怒由内发，故伤阴阳之气；外淫之邪，由皮毛而入于肌络脏腑，故伤形。马氏曰：举喜怒而忧、悲、恐可知矣；举寒暑而燥、湿、风可知也。暴怒伤阴，暴喜伤阳。厥气上形[1]，满脉去形。此言寒暑伤在外形身之阴阳，喜怒伤于内脏气之阴阳也。喜怒不节，寒暑过度，生乃不固。故重阴必阳，重阳必阴。此言天有四时之寒暑，人有五气之阴阳，合而论之，在天阴阳之邪，又由吾身之阴阳气化也。是以受天之阴邪而必阳也，受阳邪而必阴也。故曰：冬伤于寒，春必温病；春伤于风，夏生飧泄；夏伤于暑，秋必痎疟；秋伤于湿，冬生咳嗽。秋冬，时之阴也。寒湿，气之阴也。冬伤寒，秋伤湿，谓之重阴。冬伤寒而春必温，秋伤湿而冬咳嗽，乃重阴而变阳病也。春夏，时之阳也；风暑，气之阳也。春伤风而夏伤暑，谓之重阳。春伤风而飧泄，夏伤暑而秋病痎疟，乃重阳而变阴病也。此寒邪伏存，春时阳气外出，化寒而为温热也。暑气伏存，秋时阴气外出，化热而为阴疟也。此天之阴阳，又由吾身之阴阳而变化也。

曰：法阴阳奈何[2]？曰：阳胜则身热，腠理闭，热在表。喘粗，热在里。为之俯仰。阴胜在腹，则为之俯；阳胜在背，则为之仰。齿干以烦冤[3]，肾主精液，齿干则精液竭矣。心主血液，烦冤则血液枯矣。腹满死，中焦之气绝矣。能冬不能夏[4]；然能苟延于冬，而不能幸免于夏。阴胜则身寒，汗出，阳虚。身常清，阴寒在表。数栗而寒，阴寒在里。寒则厥，表里伤寒，四肢皆冷。厥则腹满死，能夏不能冬。

---

〔1〕厥气：张景岳："厥，逆也。"厥气，即逆行之气。

〔2〕法：即取法、运用之意。张景岳："法，则也，以辨病之阴阳也。"

〔3〕齿干以烦冤：《素问》原文，本句之上还有"汗不出而热"五字。烦冤，即闷乱。张景岳："冤，郁而乱也。"

〔4〕能：通"耐"。

此阴阳更胜之变^[1]，病之能行也^[2]。乃阴寒偏胜之死症，得夏月之阳热，乃可救其阴寒。

【按语】 本节运用阴阳基本理论，从生理、病理、药物气味等各方面，论述治病必求于本的重要意义。并阐明人体阴阳的变化，举出味、精、气、形四者之间在生理上复杂的转化关系，在病理上相互影响的关系。指出病邪的性质有阴阳，气味的性能有阴阳，天之六气有阴阳，地之五味有阴阳，人身之精、气、形、味有阴阳，病之形能亦有阴阳，产生疾病是由于阴阳反作，病的机制不外是阴阳的偏胜或偏衰，其相应地出现各自的临床见证，而治病则必求于阴阳。

《太阴阳明论》曰^[3]：阴阳异位，更虚更实，更逆更从^[4]，或从内，或从外，所从不同，故病异名也。阳者，天气也，主外；阴者，地气也，主内，天包于地，故阳外而阴内。故阳道实，阴道虚^[5]。阳刚阴柔，故阳道常实，阴道常虚。故犯贼风虚邪者，阳受之；食饮不节，起居不时者，阴受之。贼风，贼寒之风也。虚邪，不正之邪也。阳受之则入六腑，阴受之则入五脏；入六腑则身热，不时卧^[6]，上为喘呼。入六腑者，谓阳明之行气于三阳；阳明病则六腑之气皆为之病矣。阳明主肉，故身热不时卧也。胃者，六腑之海，其气亦下行；阳明逆不得从其故道，

---

〔1〕更胜：张景岳："更胜，迭为胜负也，即阴胜阳病，阳胜阴病之义。"
〔2〕病之能行也：《素问》原文为"病之形能也"。"能行"乃"形能"之误。能，同"态"。病之形能，作疾病的形态解。
〔3〕《太阴阳明论》：为《素问》第二十九篇的篇名。是篇论述太阴、阳明两经的表里关系及异位、异病、异名等，故名。
〔4〕更虚更实，更逆更从：杨上善："春夏阳明为实，太阴为虚；秋冬太阴为实，阳明为虚，即更逆更从也。"
〔5〕阳道实，阴道虚：张景岳："阳刚阴柔也。又外邪多有余，故阳道实；内伤多不足，故阴道虚。"
〔6〕不时卧：张景岳："不能以时卧也。"

故不得以时卧。《经》曰[1]：胃不和则卧不安，此之谓也。阳明气厥，则上为喘呼。入五脏则腹满闭塞，下为飧泄，久为肠澼。入五脏者，谓太阴为之行气于三阴。太阴病，则五脏皆为之病矣。总属太阴阳明之所主也。腹，胀也。脾气逆则胀满，太阴为开，开折则仓廪无所输，而为飧泄，久则肠澼矣。故喉主天气，咽主地气；喉乃太阴呼吸之门，主气而属天。咽乃阳明水谷之道路，属胃而主地。故阳受风气，阴受湿气。手太阴主气，而主皮毛，故风气乘之。身半以下，足太阴阳明皆主之，故感地之湿气。故阴气从足上行至头，而下行循臂至指端；阳气从手上行至头，而下行至足。故曰：阳病者，上行极而下；阴病者，下行极而上。故伤于风者，上先受之；伤于湿者，下先受之。上受之者，言邪气之中人也高，故阳气在上也。下先受之者，言清湿地气中人也，必从足始，故清气之在下也。

【按语】本节论述脾与胃虽为表里，但因阴阳异位、虚实逆从的不同，感邪不一，而产生的疾病及其症状亦各有异。"阳道实，阴道虚"是对其总的概括。

《调经论》曰[2]：经言阳虚则外寒[3]，阴虚则内热，阳盛则外热，阴盛则内寒，余已闻之矣，不知其所由然也。此论表里阴阳者，有寒热虚实之别。曰：阳受气于上焦，不通[4]，上焦不通，则寒气独留于外，故寒栗。凡伤于寒则为病热，得阳气以化热也。寒栗而不能为热者，上焦之气不通也。阴虚生内热奈何？曰：有所劳倦，形气衰少[5]，谷气不盛，上焦不行，下脘不通，胃气热，热气熏胸中，故内热。夫饮食劳倦则伤脾，脾主肌肉，故形气衰少也。水谷入胃，由脾

---

〔1〕《经》：系指《素问·逆调论》篇。该篇载："下经曰：'胃不和则卧不安。'"

〔2〕《调经论》：为《素问》第六十二篇的篇名。是篇论述经脉气血虚实失调的病理变化及治病须调其经络，故名。

〔3〕经言：张景岳："经言，引古经语也。经，是指古代的经书。"

〔4〕不通：《素问》原文"不通"之上尚有"以温皮肤分肉之间，今寒气在外，则上焦"十六字。

〔5〕形气衰少：吴昆："形气，阴气也；衰少，虚也。"

阳之转输，脾不运行，则谷阳不盛矣。上焦不能宣五谷之味，下焦不能生水谷之精。胸为阳热之府，气留而不行，则热气薰于胸中而为内热矣。

曰：阳盛生外热奈何？曰：上焦不通利，则皮肤致密，腠理闭塞，玄府不通，卫气不得泄越，故外热。上焦为宗气之海，宗气积于胸中，上出于肺，以司呼吸，肺主气而上合于皮毛。是以上焦通利，则充肤泽毛，有若雾露之溉；上焦不通，则皮肤致密，腠理闭塞，元府不通矣。元府，毛窍之汗空也。毫毛之腠理闭塞，则卫气不得泄越而为热矣。曰：阴盛生内寒奈何？曰：厥气上逆，寒气积于胸中而不泻，不泻则温气去[1]，寒气独留则血凝泣，凝则脉不通，其脉盛大以涩，故中寒。厥，气上逆，下焦之阴气厥逆于上也。阴寒之气积于胸中而不泻，则中上二焦之阳气消，而寒气独留于上，寒则血凝泣，而脉不通矣。阴盛则脉大而凝泣，故脉涩也。阳热去而寒独留，故中寒也[2]。

【按语】本节论述阴阳虚实所产生内外寒热的病理机制。

《生气通天论》曰：阳气者，若天与日，失其所，则折寿而不彰。故天运当以日光明[3]，是故阳因而上，卫外者也。此言人之阳气，又当知天与日焉。若失其所居之位、所运之机，则短折其寿而不能彰著矣，夫天气，清静光明者也。然明德惟存，而健运不息；故天运当以日光明。天之存德不下，故人之阳气亦因而居上，天之交通，表彰于六合九州之外，故人之阳气，所以卫外者也。因于寒，欲如运枢[4]，起居如惊，神气乃浮；夫阳气生于至阴，由枢转而外出，风寒之邪，皆始伤皮毛气分。是故因于寒，而吾身之阳气，当如运枢以外应，阳气司表，邪客在门，故起居如惊，而神气乃浮出以应之。神气，神脏之阳气也。因于暑，汗、烦则喘喝[5]，静则多言，体若燔炭，汗出而散。天之阳邪，伤人阳气，气外驰，故汗出也。气分之邪热盛，则迫及所生。心主脉，

〔1〕温气：即阳气。
〔2〕中寒：即内寒也。
〔3〕天运：天体的运行。
〔4〕运枢：枢运，枢转。枢，门上的转轴。
〔5〕喘喝：喘，呼吸困难。喝，因喘促而发出的一种声音。

故心烦；肺乃心之盖，故烦则喘喝也。如不烦则静，此烦仍在气分，而气伤神，气虚故多言也。《脉要精微论》曰："言而微，终日乃复言者，此夺气也。"天之阳邪，伤吾之阳气，两阳相搏，故体若燔炭；阳热之邪，得吾身之阴液而解，汗出乃散也。因于湿，首如裹，湿热不攘[1]，大筋緛短[2]，小筋弛长[3]，緛短为拘急，弛长为痿。阴病者，下行极而上，阴湿之邪，上于阳气而冒明，故首如裹也。湿伤阳气，则因阳而化热矣。阳气者，柔则养筋，阳气伤而不能荣养于筋，故大筋緛短，小筋弛长。盖大筋连于节骨之内，故郁热而緛短；小筋络于骨肉之外，故因湿而弛长。短则为缩、急，而为拘挛；长则放纵而为痿弃。此言寒、暑、湿邪伤人阳气者如此。因于气，为肿，四维相代，阳气仍竭。此因外淫之邪，有伤于气，则为肿矣。《阴阳别论》曰[4]："结阳，肿四肢。"盖阳气伤而不能并行[5]，则荣血泣而为肿矣。四维，四肢也。四肢为诸阳之本，气为邪伤，是以四肢之阳，交相代谢，而阳气乃竭也。

　　阳气者，烦劳则张，精绝，辟积于夏[6]，使人煎厥[7]；目盲不可以视，耳闭不可以听，溃溃乎若坏都，汩汩乎不可止[8]。此言烦劳而伤其阳气也。按《金匮要略》曰[9]："劳之为病，其脉大[10]，手足烦，春夏剧，秋冬瘥，阴寒精自出，酸削不能行。"盖阴阳之要，阳密乃固，烦劳则阳气外张，阴不得阳之温固，则精自出而绝于内也。

---

〔1〕攘（rǎng 壤）：排除。

〔2〕緛（ruǎn 软）：收缩。

〔3〕弛（chí 迟）：松懈。《说文》："弓解也。"即伸而不屈。

〔4〕《阴阳别论》：即《素问·阴阳别论》篇。原文为"结阳者，肿四肢"。本节引文漏一"者"字。

〔5〕盖阳气伤而不能并行：《黄帝内经素问集注》为"盖阳气伤而不能运行"。并，"运"之误。

〔6〕辟积：即重复的意思。辟，同"襞"，裙褶。

〔7〕煎厥：病名，其病因如物之煎熬，故称。高士宗："如火之焚而热故也。"煎，为形容词。

〔8〕汩（gǔ 古）汩乎：形容流水不止的样子。张景岳："汩音骨，逝而不返也。"

〔9〕《金匮要略》：此系指《金匮要略方论·血痹虚劳病脉证并治第六》。

〔10〕劳之为病，其脉大：《金匮要略》原文为"劳之为病，其脉浮大"。本节引文漏一"浮"字。

秋冬之阳气，内而收存，夏则阳气张浮于外，故益虚而煎厥也。肾精上注于目，开窍于耳，精气虚，故目盲不可以视，耳闭不可以听也。膀胱者，州都之官，精液存焉，而又属太阳之府，太阳为诸阳主气，阳气伤，则坏其府矣。溃，漏也；言其州都之坏，而不能存精。泪，流貌；言其阴寒精出，而不可止也。阳气者，大怒则形气绝，而血菀于上，使人薄厥。有伤于筋，纵，其若不容。此因怒而伤其阳气也。大怒则阳气上逆，而形中之气，绝其旋转之机矣。菀，茂貌，血随气行而茂于上矣。薄，迫也，气血并逆而使人迫厥也，血逆则筋伤，筋伤而弛纵，则四体有若不容我所用也。汗出偏沮[1]，使人偏枯。汗出见湿，乃生痤疿。高粱之变，足生大丁，受如持虚。劳汗当风，寒薄为皶，郁乃痤。(沮，音疽。痤，坐平声。疿，音费。皶，音作。) 沮，湿也。痤，小节也。疿，如疹之类。皶，面鼻赤瘰也。如汗出而止半身湿者，是阳气虚而不能充身偏泽，必有偏枯之患矣。如汗出见湿，湿热郁于皮肤之间，则生痤、疿矣。高粱，厚味也。厚味伤形，气伤于味，形气伤则肌腠虚矣。高粱所变之热毒，逆于肉理，而多生大疔。盖肤腠虚而热毒乘之，有如持虚之器而受之也。劳汗当风，寒湿迫于皮肤之间，则为皶为痤矣。

阳气者，精则养神，柔则养筋。开阖不得，寒气从之，乃生大偻；陷脉为瘘，留连肉腠，俞气化薄，传为善畏，及为惊骇；营气不从，逆于肉理，乃生痈肿；开者，一日而主外；阖者，暮而收引也。如失其开阖之机，则寒气从而内薄矣。背为阳，阳虚则寒邪痹闭于背而形体为之俯偻，《金匮》所谓"痹侠背行"是也[2]。如阳虚不能为荣血之卫，邪陷脉中而为瘘，留连于肉腠之间，《金匮》所谓"马刀侠瘿"是也[3]。如经俞之气化虚薄，则传及于内，而干及脏神矣。心主脉，神伤则恐惧自失。肝主血，故其病发惊骇也。如邪逆于肉理气分，而阴阳不和，则生痈肿。《经》曰[4]："阳气有余，阴气不行，乃发为痈[5]。阴阳不通，两热相搏，乃化为脓。"魄汗未尽，形弱而气烁，

---

〔1〕沮：高士宗："沮，犹湿也。"

〔2〕《金匮》：此系指《金匮要略方论·血痹虚劳病脉证并治第六》。

〔3〕马刀侠瘿：结核生于腋下名马刀，生于颈旁名侠瘿，二者常相联系，或称为瘰疬。

〔4〕《经》：此系指《灵枢·玉版》篇。

〔5〕阳气有余，阴气不行，乃发为痈：《灵枢》原文为"阴气不足，阳气有余，营气不行，乃发为痈疽"。本节引文略有差异。

穴俞以闭，发为风疟。魄汗未尽[1]，表邪未去也。形弱，肌腠虚也。腠理空疏，则表阳邪气同陷于其间，寒邪在表，则随阳而化热，故灼也。邪虽陷于肌腠，而表气不入于经，是以穴俞以闭。风疟，但热不寒之症也。此言表气与邪气并陷于肌腠之间而为疟也。

故风者，百病之始也；清静则肉腠闭拒[2]，虽有大风苛毒，弗之能害，此因时之序也。人能顺苍天清净之气而调摄其元神，则肉腠固密，虽有大风苛毒，勿之能害也。

故病久则传化，上下不并，良医弗为。故阳畜积病死，而阳气当隔，隔者当泻，不亟正治，粗乃败之。病久者，邪留而不去也。传者，始伤皮毛；留而不去，则入于肌腠；留而不去，则入于经脉冲俞；留而不去，则入于募原脏腑。化者，或化而为寒，或化而为热，或化而为燥结，或化而为湿泻。盖天有六淫之邪，而吾身有六气之化也。久而传化，则上下阴阳，不相交并，虽有良工，勿能为已。故病在阳分而畜积至死者，以其病久而传化也。故病在阳分，而良工当亟助阳气[3]，以隔拒其邪，勿使其传化。隔者当泻却其邪，更勿使其留而不去也。若不急用此正治之法，皆粗工之败乃事也。故阳气者，一日而主外，平旦人气生，日中而阳气隆，日西而阳气已虚，气门乃闭[4]。是故暮而收拒，无扰筋骨，无见雾露，反此三时，形乃困薄。盖阳气之有开有阖，然又重其卫外而为固也。《灵枢经》云[5]："春生夏长，秋收冬存，是气之常也。人亦应之，以一日分为四时，朝则为春，日中为夏，日入为秋，夜半为冬。朝则人气始生，故旦慧[6]；日中人气长，长则胜邪[7]；夕则人气始衰[8]，夜半人气入脏。"是故暮而收敛其气，隔拒其邪，

---

〔1〕魄汗：汗之透发与肺气有关，肺藏气，气舍魄，故称魄汗。

〔2〕清静：喻善于保养身体。王冰："嗜欲不能劳其目，淫邪不能惑其心，不妄作劳，是为清静。"

〔3〕亟：急。

〔4〕气门：汗孔。汗孔为阳气散泄之门户，故称气门。

〔5〕《灵枢经》：此系指《灵枢·顺气一日分为四时》篇。

〔6〕故旦慧：《灵枢》原文"故旦慧"之上，漏"病气衰"三字。

〔7〕长则胜邪：《灵枢》原文"长则胜邪"之下，漏"故安"二字。

〔8〕夕则人气始衰：《灵枢》原文"夕则人气始衰"之下，漏"邪气始生，故加"六字。

无扰筋骨，无烦劳也。无见雾露，宜清净也。若反此，而欲加三时之动作，则形体乃为邪所困薄矣。气门，玄府也。三时，平旦、日中、日西也。

阴者，存精而起亟也；阳者，卫外而为固也。生之本，本于阴阳，阳生于阴也。亟，数也。阴者主存精，而阴中之气，亟起以外应。阳者主卫外，而为阴之固也。阴不胜其阳，则脉流薄疾[1]，并乃狂[2]；气为阳，血脉为阴，阳胜而阴不能胜之，则脉行急迫也。阳盛则狂，阳甚则自亦为病，故曰并乃狂。阳不胜其阴，则五脏气争，九窍不通。五脏为阴，九窍为水注之气，乃积气所注之门户，如阴甚而阳不能胜之，则五脏之气交争于内，而九窍为之不通。盖五脏之气，出而为阳，在内为阴也。夫脏为阴，精血为阴；气为阳，九窍为阳；内为阴，外为阳；五脏主藏精者也。膀胱者，州都之官，精液存焉。表阳之气，生于膀胱之精水。肌腠之气，乃五脏之元真，是阳气生于阴精也。

风客淫气，精乃亡，邪伤肝也。风为阳邪，客于肤表，则淫伤于气矣。阳气伤，则阴寒精自出矣。风木之邪，内通肝气，肝主存血，肝气受邪，则伤其血矣。此言阳为阴存精血之固。因而饱食，筋脉横解[3]，肠澼为痔；因而大饮，则气逆；因而强力，肾气乃伤，高骨乃坏。夫肝主血而主筋。食气入胃，散精于肝，淫气于筋；邪伤肝而复饱食，不能淫散其食气，而筋脉横解于下矣。食气留滞，则湿热之气，澼积于阳明大肠而为痔。盖肠胃相通，入胃之食，不能上淫，则反下泆矣[4]。夫饮入于胃，脾为转输，肺气通调，肺主周身之气，气为邪伤，而复大饮，则水津不能四布，而气反逆矣。夫精已亡，而复强用其力，是更伤其肾气矣。高骨，腰高之骨。腰者，肾之腑。高骨坏而不能动摇，肾将惫矣。此言外淫之邪伤人阳气，复因饮食劳伤，而更伤其阴也。

凡阴阳之要，阳密乃固。盖阳密则邪不外淫，而精不内亡矣。无烦劳则阳不外张，而精不内绝矣。两者不和，若春无秋，若冬无夏；因而和之，是谓圣度。阴阳和平，而后能升降出入。如两者不和，有若乎惟升而无收降，惟闭存而无浮长矣。故阳强不能密，阴气乃绝；阳强，邪客于阳，而阳气盛也。阳病而不能为阴之固密，则阴气乃绝于内矣。

---

〔1〕薄疾：急迫的样子。

〔2〕并：合并、加重的意思。

〔3〕解（xiè 械）：通"懈"，懈怠，松弛。

〔4〕泆（yì 益）：通"溢"，水满出。

阴平阳秘，精神乃治；阴阳离决，精气乃绝。调养精、气、神者，当先平秘其阴阳，惟圣人能敷陈其阴阳之和平也[1]。

【按语】 本节论述人体阳气在生命活动中的重要作用。并详细阐明由于各种病因导致阳气受伤所引起病变的病机与症状。如六淫伤人的特点、病机和症状，由于劳倦内伤、饮食不节、起居无常损伤阳气所导致种种病机等，指出阳气和阴精在生理活动上相互为用，在病变上相互影响，强调了人体的阴阳平衡，是维持人体生命活动的必要条件，突出了"阴平阳秘，精神乃治；阴阳离决，精气乃绝"的基本论点，创立了以阴阳协调与偏颇为理论的生理观与病理观。

《宣明五气篇》曰：五病所发，阴病发于骨，肾为阴脏，在体为骨，故肾阴之病而发于骨也。阳病发于血，心为阳中之太阳，在体为脉，故心阳之病发于血也。阴病发于肉，脾为阴中之至阴，在体为肉，是以太阴之病而发于所主之肌肉也。阳病发于冬，肝为阴中之少阳，逆冬气则奉生者少，春为痿厥，故肝脏之阳病发于冬。阴病发于夏，肺为牝脏，逆夏气则奉收者少，秋为痎疟，故肺脏之阴病而发于夏也。是为五发。谓五脏皆有所发之处，各有所发之因。

五邪所乱：言正气为邪气乱。邪入于阳则狂，邪入于阳，则阳盛，阴不胜其阳，则脉流薄疾，并乃狂。又四肢诸阳之本，阳盛则肢实，实则能登高也。热盛于外，则弃衣而走也。阳盛则使人骂詈，不避亲疏也。邪入于阴则痹，痹者，闭也，痛也。邪入于阴，闭而不行，则留着而为痹痛之证。故曰：病在阳者名曰狂，病在阴者名曰痹。搏阳则为巅疾，气上不下，头痛巅疾。盖邪气与阳气搏击于上，则为头痛巅顶之疾也。搏阴则为暗，足之少阴，上系于舌，络于横骨，终于会厌。邪搏于阴，则厌不能发，发不能下至，其开阖不致，故为暗。阳入之阴则静，阳分之邪，而入之阴，则病者静，盖阴盛则静也。阴出之阳则怒，阴分之邪，而出之阳，则病者多怒，盖阳盛则怒。是谓五乱。谓邪气乱于五脏之阴阳。

---

[1]陈：张志聪："陈，敷布也。"

五气所病：五脏气逆为病。心为噫[1]，噫，不平之气也。本经曰[2]："所谓上走心为噫者，阴气而上走于阳明，阳明络属心，故也走心为噫[3]。"肺为咳，肺变动为咳。肝为语，肝气欲达则为语。脾为吞，脾主为胃行其津液，脾气病而不能灌溉于四脏，则津液反溢于脾窍之口，故为吞咽之证。肾为欠、为嚏，少阴之气在下，病则反逆于上，而欲引于下，欲引于下则欠，反逆于上则嚏。盖肾络上通于肺也。胃为气逆、为哕、为恐，《口问》篇曰[4]：人之哕者……谷入于胃，胃气上注于肺，今有故寒气与新谷气，俱还入于胃府，故相乱[5]，真邪相攻，气并相逆，复出于胃，故为哕也[6]。哕，呃逆也。大肠、小肠为泄，大肠、小肠受盛之官，变化糟粕，病则不能化粕而为浊矣。下焦溢为水，下焦如渎，水道出焉，病则反溢而为水病。膀胱不利为癃，不约为遗溺，《灵枢经》曰[7]："三焦下俞，出于委阳，入太阳之正，入络膀胱，约下焦，实则闭癃，虚则遗溺，遗溺则补之，闭隆则泻之也。"胆为怒，胆为中正之官，性秉过大[8]，病则气郁为怒。是谓五病。谓病五脏五行之气，而六腑亦配合于五行。

五精所并：谓五脏之精气相并，精气并于心则喜，多阳者多喜，心为阳脏，阴精并之，故喜。本经曰[9]："神有余则笑不休。"并于肺则悲，肝悲哀动中则伤魂，肺

---

〔1〕噫：即嗳气。说文："饱食息也。"嗳，即"噫"之俗字。

〔2〕本经：此处系指《素问·脉解》篇。

〔3〕故也走心为噫也：《素问·脉解》篇原文为"所谓上走心为噫者，阴盛而上走于阳明，阳明络于心，故曰上走心为噫也"。"阴盛"误作"阴气"，"故曰上走心"误作"故也走心"。

〔4〕《口问》篇：即《灵枢·口问》篇。

〔5〕俱还入于胃府，故相乱：《灵枢》原文为"俱还入于胃，新故相乱"。府，"新"之误。

〔6〕故为哕也：《灵枢》原文为"故为哕"，无"也"字。

〔7〕《灵枢经》：此系指《灵枢·本输》篇。其原文为"三焦者，……出于委阳，并太阳之正，入络膀胱，约下焦，实则闭癃，虚则遗溺，遗溺则补之，闭癃则泻之"。本节引文有小异。

〔8〕性秉过大：《黄帝内经素问集注》张志聪原注为"性秉刚决"，医理文义均是，"过大"应为"刚决"之误。

〔9〕本经：此系指《素问·调经论》篇。

虚而肝气并于肺则悲。并于肝则忧，脾忧愁不解则伤意，肝虚而脾气并于肝则忧。并于脾则畏，恐惧不解则伤精，脾虚而肾气并于脾则畏。并于肾则恐，本经曰[1]："所谓恐，如人将捕之者，……阴气少，阳气入于阴，阴阳相薄，故恐也。"盖心肾为水火阴阳之主宰，是以心虚而阴精并之则喜，肾虚而阳气并之则恐。此水火二气上下交并，其余三脏，皆所胜之气相并，所谓气不及则所胜妄行。是为五并，虚而相并者也。所申明并者，因虚而相并也。

五劳所伤：劳，谓太过也。久视伤血，久视损神，故伤血。久卧伤气，久卧则气不行，故伤气。久坐伤肉，脾喜运动，故久坐伤肉。久立伤骨，久立则伤腰、肾、膝、胫，故伤骨。久行伤筋，行走罢极则伤筋。是谓五劳所伤。是五劳而伤五脏所主之血气筋骨也。

【按语】 本节论述"五病所发""五邪所乱""五气所病""五精所并""五劳所伤"的病机及症状。陈氏注文阐明其病理机制，其理益明。

《金匮真言论》曰[2]：春善病鼽衄，所谓善病者，言五脏之经俞在外，风伤肌腠，则易入于经也。鼽衄，头面之经证也。仲夏善病胸胁[3]。心之经俞在胸胁也。长夏善病洞泄、寒中，夏时阳气在外，里气虚寒，长夏湿土主气，风入于经俞，即内薄而为洞泄，风木乘虚而胜土也。脾为阳中之至阴，不能化热而为寒中也[4]。秋善病风疟，秋时阳气西收阴气外出。《疟论》云[5]："风气留其处"，"疟气随经络"。风入于经，即欲内薄，经脉之阴气外出，邪正相持，故成风疟也[6]。冬善病痹厥。四肢为诸阳之本，冬时阳气

---

〔1〕本经曰：此系指《素问·脉解》篇。原文为"所谓恐如人将捕之者，秋气万物未有华去，阴气少，阳气入，阴阳相薄，故恐也"。

〔2〕《金匮真言论》：为《素问》第三篇的篇名。是篇论述内容多属学术上的原则问题，十分珍秘，故名。

〔3〕仲夏：为夏季之中，即阴历五月。仲，居中的。

〔4〕寒中：此处作寒气在中解，即里寒证。

〔5〕《疟论》：即《素问·疟论》篇。

〔6〕故成风疟也：本节引文并非原文，系引其大意。《素问·疟论》原文为"夫风之与疟也，相似同类；而风独常在，疟得有时而休者，何也？岐伯曰：风气留其处，故常在；疟气随经络而沉以内薄，故卫气应乃作"。录此备考。

下存，经气外虚，风入于经，故手足痹厥也。《金匮要略》曰^[1]："但臂不遂者，名曰痹；手足逆冷者，名曰厥也。"

【按语】本节论述四时常见的疾病。

《调经论》曰：神有余则笑不休，神不足则悲。神者，心之所存也，心存脉，脉合神，心在志为喜，在声为笑，故有余则笑不休，不足则金气反胜而为悲。

形有余则腹胀，泾溲不利^[2]；形不足则四肢不用。腹乃脾土之郛郭，故有余则胀，脾气实则泾溲不利。盖土气盛实，则克制其水而不流。脾主四肢，故虚则不用。

气有余则喘咳上气，不足则息利少气^[3]。肺主气而司呼吸，故有余则喘咳，上逆不足，则呼吸不利而少气也。

血有余则怒，不足则恐。肝志怒，肾志恐，故血有余，则肝气盛而主怒。不足，则母气衰而并于脾，故为恐也。

志有余则腹飧泄，不足则厥。肾者，胃之关也。关门不利，则聚水而为腹胀毋泄矣。肾为生气之原，故不足则厥逆而冷。

【按语】本节论述"神""气""血""形""志"五者有余、不足所产生的病证。所谓"神""气""血""形""志"五者，实际上就是心、肺、肝、脾、肾五脏的同义词（可参见《灵枢·本神》篇）。《素问·调经论》原文的次序为"神""气""血""形""志"，本节节录次序有误。

---

〔1〕《金匮要略》：此系指《金匮要略方论·中风历节病脉证并治第五》。原文为"夫风之为病，当半身不遂，或但臂不遂者，此为痹"。本节引其大意，并非全文。录此备考。

〔2〕泾溲不利：泾，沟渎。溲，便溺。吴昆："泾，水行有常也；溲，溺溲也。"泾溲不利，言常行之小便不利也。

〔3〕息利少气：言呼吸虽通利而气息短少。

《百病始生论》曰[1]：人百病之始生也[2]，皆生于风雨、寒暑、清湿、喜怒。喜怒不节则伤脏，风雨则伤上，清湿则伤下。三部之气，所伤异类，愿闻其会。曰：三部之气各不同，或起于阴，或起于阳，请言其方。喜怒不节，则伤脏，脏伤则病起于阴也；清湿袭虚，则病起于下；风雨袭虚，则病起于上，是谓三部。至于其淫泆，不可胜数。按本经曰[3]："风寒伤形，忧恐忿怒伤气。气伤脏，乃病脏；寒伤形，乃病形；风伤筋脉，筋脉乃应。此形气外内之相应也。"又曰[4]："邪气在上者，言邪气之中人也高，故邪气在上也。清气在下者，言清湿地气之中人也必从足始，故清气在下也。"是风雨、清湿之邪病在外，而伤于形之上下。喜怒不节则伤脏，而病起于阴。夫形者，皮、脉、肉、筋、骨五脏之外合也。

曰：风雨寒热，不得虚，邪不能独伤人。卒然逢疾风暴雨而不病者，盖无虚，故邪不能独伤人。此必因虚邪之风，与其身形，两虚相得，乃客其形。两实相逢，众人肉坚。其中于虚邪也，因于天时，与其身形，参以虚实，大病乃成。气有定舍，因处为名，上下中外，分为三员。此言风雨之邪，客于形而不伤气者，得舍于内而成积也。《金匮要略》云[5]："一者，经络受邪，入脏腑为内所因。"此言邪伤六经之气而内入于脏腑者也。盖三阴三阳之气主于肤表，而合于六经，故邪伤于气，则折毛发理，使正气横倾，淫邪泮衍于肌腠络脉之间[6]，而传溜于血脉经脉，内连脏腑，是

---

〔1〕《百病始生论》：应为《百病始生》篇。为《灵枢》第六十六篇的篇名。是篇论述病因，即论百病之始生，故名。

〔2〕人百病之始生也：《灵枢》原文为"夫百病之始生也"。"夫"误作"人"。

〔3〕本经：此系指《灵枢·寿夭刚柔》篇。

〔4〕又曰：此系指《灵枢·小针解》篇。其原文为"邪气在上者，言邪气之中人也高，故邪气在上也。浊气在中者，言水谷入于胃，其精气上注于肺，浊溜于肠胃，言寒温不适，饮食不节，而病生于肠胃，故命曰浊气在中也。清气在下者，言清湿地气之中人也，必从足始，故曰清气在下也"。本节引文系节录其文，故录此备考。

〔5〕《金匮要略》：此系指《金匮要略方论·脏腑经络先后病脉证第一》。

〔6〕泮衍：即分开漫延的意思。泮，冰化开，引申为分开。衍，漫延。

以大邪入脏，腹痛下淫，可以致死，而不可以致生也。是故虚邪之中人也，始于皮肤，皮肤缓则腠理开，开则邪从毛发入，入则抵深，深则毛发立，毛发立则淅然[1]，故皮肤痛。留而不去，则传舍于络脉，在络之时，痛于肌肉，其痛之时息，大经乃代[2]。留而不去，传舍于经，在经之时，洒淅喜惊[3]。留而不去，传于腧[4]，在腧之时，六经不通，四肢则肢节痛，腰脊乃强。留而不去，传舍于伏冲之脉[5]，在伏冲之时，体重身痛。留而不去，传舍于肠胃，在肠胃之时，贲响腹胀[6]，多寒则肠鸣飧泄，食不化，多热则溏出糜[7]。留而不去，传舍于肠胃之外，募原之间，留着于脉，稽留而不去，息而成积，或着孙脉，或着络脉，或着经脉，或着腧脉，或着于伏冲之脉，或着于膂筋，或着于肠胃之募原，上连于缓筋[8]，邪气淫泆，不可胜论。此言风雨虚邪伤于形身之上，从形身传舍于内而成积也。

其着孙络之脉而成积者，其积往来上下，臂手孙络之居也，浮而缓，不能拘积而止之；故往来移行肠胃之间，水湊渗注灌，濯濯有音[9]，有寒则䐜满雷引，故时切痛。其着于阳明之经，则挟脐而居，饱食则益大，饥则益小。其着于缓筋也，似阳明之积，饱食则痛，饥则安。其着于肠胃之募原也，

---

〔1〕淅然：形容怕冷的样子。

〔2〕大经乃代：大经指经脉。大经乃代，指经脉代替络脉受邪。张景岳："络浅于经，故痛于肌肉之间，若肌肉之痛时渐止息，是邪去络而深，大经代受之矣。"

〔3〕洒淅喜惊：洒淅，形容外感恶寒怕冷的状态。喜惊，指外感发热时容易发惊。

〔4〕腧：《灵枢》原文作"输"，即下文"输脉"。张志聪："输者，转输血气之经脉。"

〔5〕伏冲之脉：指冲脉隐行于脊柱内的部分，部位较深，故称伏冲之脉。张景岳："伏冲之脉即冲脉之在脊者，以其最深，故曰伏冲。"

〔6〕贲响腹胀：即肠鸣腹胀。

〔7〕溏出糜（mí 迷）：溏，指大便稀薄。糜，同"糜"，指大便糜烂、腐败、恶臭难闻。

〔8〕膂筋：即行于脊柱的筋膜。 缓筋：即挟脐两旁的筋膜。张志聪："膂筋者，附于脊膂之筋。缓筋者，循于腹内之筋也。"

〔9〕濯（zhuó 浊）濯：水声。

痛而外连于臂筋[1]，饱食则安，饥则痛。其着于伏冲之脉者，揣之应手而动，发手则热气下于两股，如汤沃之状。其着于臂筋在肠后者，饥则积见，饱则积不见，按之不得。其着于腧之脉者，闭塞不通，津液不下，孔窍干塞[2]。此邪气之从外入内、从上下也。此申明留着而成积者，各有形证也。

积之始生[3]，至其已成奈何？曰：积之始生，得寒乃生，厥乃成积也。此承上启下之文。风雨者，在天之邪而伤上；清湿者，在地之邪而伤下。在天曰生，在地曰成。故积之始生，得寒而生，清湿之邪，厥逆于下而成积也。其成积奈何？曰：厥气生足悗[4]，悗生胫寒，胫寒则血脉凝涩，血脉凝涩则寒气上入于肠胃，入于肠胃则䐜胀，䐜胀则肠外之汁沫迫聚不得散[5]，日以成积。卒然多食饮则肠满，起居不节，用力过度，则络脉伤。阳络伤则血外溢，血外溢则衄血；阴络伤则血内溢，血内溢则后血；肠胃之络伤，则血溢于肠外，肠外有寒汁沫与血相搏，则并合凝聚不得散而积成矣。卒然外中于寒，若内伤于忧怒，则气上逆，气上逆则六输不通，湿气不行[6]，凝血蕴里而不散，津液涩渗，着而不去，而积皆成矣。此言清湿之邪，伤下之形而成积也。悗，闷也。

【按语】本节论述外感、内伤等的病因、病因分类及其致病的一般规律。阐明外邪不得虚，则不能独伤人的基本原理。举出外邪之伤人，往往是按由浅而深、由表而里的规律传入于脏腑经络各部而发生多种疾病，并一一举出其辨证要点。最后还阐明了积病形成的病因及其病理。

《玉机真脏论》曰：风者，百病之长也[7]。风为阳邪，伤人阳气，为百病之

---

〔1〕痛而外连于臂筋：《灵枢》原文为"痛而外连于缓筋"。缓，误作"臂"。
〔2〕孔窍干塞：《灵枢》原文为"孔窍干壅"。壅，误作"塞"。
〔3〕积：指体内形成的包块。
〔4〕厥气生足悗：厥气，即上逆之气，指寒气从下上逆。足悗，指足部酸困、疼痛，活动不便。张景岳："寒逆于下，故生足悗，谓肢节痛滞不便利也。"
〔5〕汁沫：此指肠管外之津液。
〔6〕湿气不行：《灵枢》原文为"温气不行"。温，误作"湿"。温气，即阴气。
〔7〕风者，百病之长：王冰："言先百病而有之。"盖六淫之气始于风，故称之为长。

长者。言四时八方之邪风，虽从阳分而入，而前行数变[1]，乃为他病也。今风寒客于人，使人毫毛毕直，皮肤闭而为热，当是之时，可汗而发也。气主皮毛，风寒之邪，始伤阳气，故使人毫毛毕直。太阳之气主表而主开，病则反闭而为热矣。言风寒之邪，始伤表阳之时，可发汗而愈也。或痹不仁肿痛，当是之时，可汤熨及火灸刺而去之。气伤痛，形伤肿，痹不仁而肿痛者，气伤而病及于形也。如在皮腠气分者，可用汤熨；在经络血分者，可灸刺而去之。弗治，病入舍于肺，名曰肺痹，发咳上风[2]。皮毛者，肺之合也，邪在皮毛，弗以汗解，则邪气乃从其合矣。夫皮毛气分为阳，五脏为阴。病在阳者，名曰风病；在阴者，名曰痹。病舍于肺，名肺痹也。痹者，闭也。邪闭于肺，故咳而上气。弗治，肺即传而行之肝，名曰肝痹，一名曰厥，胁痛，出食，当是之时，可按若刺耳。失而弗治，肺即传其所胜而行之肝，病名肝痹。厥者，逆也。胁乃肝之分，逆于胁下而为痛，故一名厥胁痛。盖言痹乃厥逆之痛证也。食气入胃，散精于肝，肝气逆，故食反出也。按者，按摩导引也。木郁欲达，故可按而导之；肝主血，故若可刺耳。弗治，肝传之脾，病名脾风，发瘅[3]，腹中热，烦心，出黄，当此之时，可按、可药、可浴。失而弗治，肝因传之脾，病名曰脾风。盖肝乃风木之邪，贼伤脾土，故名脾风。瘅，火瘅也。风淫湿土而成热，故湿热而成瘅也。湿热之气上蒸于心，则烦心，夹火下淫则溺黄，盖热在中土而变及于上下也。夫病在形身者，可按、可浴；病在内者，可药。发瘅，湿热发于外也。腹中热、烦心、出黄，热在内也；是以当此之时，可按、可药、可浴而治之。弗治，脾传之肾，病名曰疝瘕，少腹冤热而痛[4]，出白[5]，一名曰蛊[6]，当此之时，可按，可药。在脾弗治，则土邪乘肾，病名疝瘕，邪乘下焦，故少腹冤热而痛，溲出淫浊也。蛊者，言其阴邪居下而坏事之极也。弗治，肾传之心，病筋脉相引而急，

---

〔1〕前："善"之误。

〔2〕发咳上风：《素问》原文为"发咳上气"。气，误作"风"。

〔3〕脾风，发瘅：吴昆："瘅，热中之名。"王冰："肝气应风木，胜脾土，土受风气，故曰脾风，盖为风气通肝而为名也。脾之为病，善发黄瘅，故发瘅也。"

〔4〕冤热：即热极而烦闷。马莳："烦冤作热。"

〔5〕出白：即小便出白色的浊液。吴昆："白，淫浊也。"

〔6〕蛊（gǔ 古）：病名，人腹中的寄生虫病。

病名曰瘛，当此之时，可灸、可药。弗治满十日，法当死。《灵枢》曰[1]："心脉急甚为瘛疭。"心主血脉而属火，火热盛则筋脉燥缩而手足拘急，当此危急之证，尚可灸，可药，言不可以其危笃而弃之。失而弗治，满十日，法当死。五传已周，当尽十干而死矣。肾因传之心，心即复反传而行之肺，发寒热，法当三岁死，此病之次也。心主神明，而多不受邪，如肾传之心，心不受邪则反传之肺，是从肺而再传矣。邪复出于皮肤络脉之间，阴阳气血相乘，是以发往来寒热，法当至三岁而死。盖心不受邪而复传，故又有三岁之久。此邪病复传之次第也。然其卒发者，不必治其传；卒发者，即《伤寒论》之中风伤寒，卒病三阴三阳之气，一时寒热交作，气脉不通，与病形脏之传邪而为瘕痹之证者不同，故不必以病传之法治之。或其传化有不以次，不以次入者，忧、恐、悲、喜、怒，令不得以其次，故令人有大病矣。风则伤卫，寒则伤营，营卫内陷，脏气逆传，而五脏相移亦皆有次。设不以次入者，此又因五志内伤，故令不得以次相传，致令人有大病矣。因而喜大虚，则肾气乘矣，怒则肝气乘矣，悲则肝气乘矣，恐则脾气乘矣，忧则心气乘矣，此其道也。喜为心志，喜大则伤心。如外因于邪始伤皮毛，内舍于肺，肺因传之肝，肝传之脾，脾传之肾，其间因而喜大，则心喜虚而肾气乘于心矣[2]。怒则肝气伤而肺气乘于肝矣；思则脾气伤而肝气乘于脾；恐则肾气伤而脾气乘于肾矣，忧则肺气伤而心气乘于肺矣。

【按语】本节论述外感、内伤疾病的传变情况，外感六淫与五志之病的传变有异，举出由于风寒伤人，治疗不当，传化脏腑而产生的各种病变及其预后，并运用五行理论论述了情志内伤与脏腑之间的相互关系。

《邪气脏腑病形》篇曰：邪气之中人也，奈何？曰：邪气之中人高也。曰：高下有度乎？曰：身半已上者，邪中之也；身半已下者，湿中之也。故曰：邪之中人，无有常，中于阴则溜于腑，中于阳则溜于经。此篇论脏腑、阴阳、色脉、气血、皮肤、经脉，外内相应，能参合而行之，可为上工。邪气者，风、雨、寒、暑，

---

〔1〕《灵枢》：此系指《灵枢·邪气脏腑病形》篇。
〔2〕则心喜虚：《黄帝内经素问集注》原注为"则心气虚"。气，误作"喜"。

天之邪也，故中人也高；湿乃水土之气，故中于身半以下。故天地之邪中于人身，而有上下之分。然邪之中人，又无有恒常，或中于阴，或中于阳，或溜于经，或溜于腑，或入于脏之无常。曰：阴之阳也[1]，异名同类，上下相会，经络之相贯，如环无端。邪之中人，或中于阴，或中于阳，上下左右，无有恒常，其故何也？曰：诸阳之会，皆在于面。中人也方乘虚时，及新用力，若饮食汗出，腠理腹而中于邪[2]。中于面则下阳明，中于顶则下太阳，中于颊则下少阳，其中于膺背、两胁亦中其经。曰：其中于阴者奈何？曰：中于阴者，常从臂胻始。夫臂与胻，其阴皮薄，其肉淖泽，故俱受于风，独伤其阴。曰：此故伤其脏乎？曰：身之中于风也，不必动脏。故邪入于阴经，则其脏气实，邪气入而不能客，故还之于腑。故中阳则溜于经，中阴则溜于腑。此论皮肤之气血，与经络相通，而内连脏腑也。阴之与阳者，谓脏腑之血气，虽有阴阳之分，然总属一气血耳。曰：邪之中人脏奈何？曰：愁忧恐惧则伤心。形寒寒饮则伤肺，以其两寒相感，中外皆伤，故气逆而上行。有所堕坠，恶血留内；若有所大怒，气上而不下，积于胁下，则伤肝；有所击仆，若醉入房，汗出当风则伤脾；有所用力举重，若入房过度，汗出入水则伤肾[3]。曰：五脏之中风奈何？曰：阴阳俱感，邪乃得往。帝曰[4]：善哉！此论脏气伤而邪中于脏也。夫邪中于阴而溜腑者，脏气实也。脏气者，神气也。神气内存，则血脉充盛。若脏气内伤，则邪乘虚而入矣。风为百病之长，善行而数变，阴阳俱感，外内皆伤也。

邪之中人，其病形何如？曰：虚邪之中身也，洒淅动形。正邪之中人也微，先见于色，不知于身，若有若无，若亡若存，有形无形，莫知其情。此论人气与天气之相合也。风、寒、暑、湿、燥、火，天之六气也，而人亦有此六气。是以正邪之中人也，微见于色。色，气色也。中于气，故微见于色，不知于身，若有若无，若亡若存。夫天之六气，有正有邪，如虚邪之中于身也，洒淅动形。虚者，八正之虚邪气。形者，皮肉

---

[1]阴之阳也：《灵枢》原文为"阴之与阳也"。漏一"与"字。

[2]腠理腹而中于邪：《灵枢》原文为"腠理开而中于邪"。开，误作"腹"。

[3]汗出入水：《灵枢》原文为"汗出浴水"。浴，误作"入"。

[4]帝曰：《灵枢》原文为"黄帝曰"，漏一"黄"字。

筋脉之有形。此节论天地之气中于人也，有病在气而见于色者，有病在形而见于脉者，有病在气而见于尺肤者，有病在形而见于尺脉者，有病在气而应于形者，有病在形而应于气者，邪之变化，无有恒常，而此身之有形无形，亦莫知其情。故能参合而行之者，斯可为上工也。

玉师曰："天之正气，而偏寒、偏热、偏湿、偏燥，故曰正邪。"

曰：余闻之，见其色，知其病，命曰明；按其脉，知其病，命曰神；问其病，知其处，命曰工。余愿闻见而知之，按而得之，问而极之，为之奈何？曰：夫色脉与尺之相应也，如桴鼓影响之相应也[1]，不得相失也，此亦本末根叶之出候也。故根死则叶枯矣。色脉形肉不得相失也，故知一则为工，知二则为神，知三则神且明矣。曰：愿卒闻之。曰：色青者，其脉弦也；赤者，其脉钩也；黄者，其脉代也；白者，其脉毛；黑者，其脉石也[2]。见其色而不得其脉，反得其相胜之脉，则死矣；得其相生之脉，则病已矣。夫精明五色者，气之华也。则五脏五行之神气而见于色也[3]。脉者，营血之所循行也。尺者，谓脉之气也[4]，循手阳明之络而变见于尺肤。脉内之血气，从手太阴之经，而变见于尺寸。此皆胃腑五脏所生之气血，本末根叶之出候也。形肉，谓尺肤也。知色、脉与尺之三者，则神且明矣。青、黄、赤、白、黑，五脏五行之气色也。弦、钩、代、毛、石，五脏五行之脉象也。如影响之相应者也，故色青者其脉弦，色赤者其脉钩，见其色而得脉之相应，犹坤道之顺承无也。如色青而反见毛脉，色青而反见石脉[5]，此阴阳五行之反胜，故死。如色青而得石脉，色赤而得代脉，此色生于脉，得阳生阴长之道，故其病已矣。曰：五脏之所生，变化之病形何如？曰：先定其五色五脉之应，其病乃可别也。曰：色脉已定，别之奈何？曰：调其脉之缓、急、小、大、滑、涩，而病变定矣。曰：调之奈何？脉急者，尺之皮肤亦急；脉缓者，尺之皮肤亦缓；脉小者，尺之皮肤亦减而少气；脉大者，尺之皮肤亦贲而起；脉滑者，尺之皮肤亦滑；脉涩者，

[1]桴（fú 扶）鼓：桴，鼓槌。桴鼓，以桴击鼓，鼓即发声。比喻相应。

[2]其脉石也：《灵枢》原文为"其脉石"。无"也"字。

[3]则：为"乃"字之误。

[4]尺者，谓脉之气也：《黄帝内经灵枢集注》为"尺者，谓脉外之气血"。

[5]色青而反见石脉：应为"色赤而反见石脉"。"色青"为"色赤"之误。

尺之皮肤亦涩。凡此变者，有微有甚。故善调尺者，不待于寸；善调脉者，不待于色。能参合而行之者，可以为上工，上工十全九；行二者，为中工，中工十全七；行一者，为下工，下工十全六。此论五脏所生之病，别其变化，先当调其五色、五脉，色脉已定，而后调其尺肤与尺寸之脉。夫尺肤之气血，出于胃腑水谷之精，荣行于脏腑经脉之中，变见于手太阴之两脉口，皆五脏之血气所注。故脉急者，尺之皮肤亦急，脉缓者，尺之皮肤亦缓，如桴鼓之相应也。故善调尺者，不待于寸口之脉；善调脉者，不待于五者之色，能参合而行之，斯可为上工矣。夫穀始于一奇二偶〔1〕，合而为三，三而两之为六，三而三之成九，此三才三极之道也。生于一而成于十，阴阳相得，而各有合，此河图之数也。知者，知天地阴阳变化始终之道，故能全九十之大数，水数成于六，火数成于七。水即是精血，火即是神气。中工仅知血气之诊，故能全水火之成。下工血气之诊亦不能全知矣。故曰能参合而行之者，可以为上工。行者，谓色脉应天地阴阳之理数也。

曰：愿闻六腑之病。曰：大肠病者，肠中切痛而鸣濯濯，冬日重感于寒即泄，当脐而痛，不能久立，与胃同候。大肠者，传道之官，故病则肠中切痛而鸣濯濯。阳明乘清金之气〔2〕，故冬日重感于寒，即泻，当脐而痛。大肠主津液，津液者，淖泽注于胃，故病而不能久立也。大肠属胃，故与胃同候。胃病者，腹䐜胀，胃脘当心而痛，上肢两胁〔3〕，膈咽不通，饮食不下〔4〕。腹者，肠胃之郭郛，胃脘在鸠尾内，正当心处，故病则腹䐜胀，胃脘当心而痛。上肢，心肺之分；两胁，肝之分也。食饮入胃，散积于肝〔5〕，浊气归心，输布于肺，胃病则气逆，而不能轮转〔6〕，是以上肢两胁，膈咽不通，饮食不下也。小肠病者，小腹痛，腰脊控睾而痛，时窘之后，当耳前热；若寒甚者〔7〕，独肩上热甚〔8〕，及手小指、次指之间热，若脉陷者，此

〔1〕穀：为"数"字之误。

〔2〕乘：为"秉"字之误。

〔3〕上肢：为"上支"之误。陈文作"上肢"解。

〔4〕饮食：《灵枢》原文为"食饮"。

〔5〕散积于肝：为"散精于肝"之误。

〔6〕轮转：为"转输"之误。

〔7〕若寒甚者：《灵枢》原文无"者"字。

〔8〕独肩上热甚：《灵枢》原文为"若独肩上热甚"。漏一"若"字。

其候也，手太阳病也。小肠病者，谓病小肠之腑气也。小肠名赤肠，为受盛之府，上接于胃，下通大肠，从阑门济泌别汁而渗入膀胱，其气与膀胱相通，是以小腹痛，腰脊控睾而痛。时窘之后，当耳前热者，病府气而痛窘之后，则入于手之经脉矣。手太阳之脉，起于小指之端，循臂出肩解，上颊入耳中。至目眦。脉陷者，此太阳之经脉病也。故首提曰：小肠病，末结曰手太阳病，是府气之从下而上，合于手太阳之经也。三焦病者，腹气满，小腹尤坚，不得小便，窘急，溢则水，溜而为胀[1]，候在足太阳之外大络，大络在太阳少阳之间，亦见于脉。三焦者，下约膀胱，为决渎之府。病则气不输化，是以腹气满而不得小便也。不得小便，则窘急而水溢于上，留于腹中而为胀。候在足太阳经外之大络，大络在太阳少阳经脉之间，其脉亦见于皮部也。膀胱者，小腹偏肿而痛，以手按之，即欲小便而不得，肩上热，若脉陷，及足小指外廉及胫踝后皆热。膀胱者，津液之府，气化则出。府气病，故小腹肿痛而不得小便也。肩上、足小指外廉及胫踝后，乃足太阳经脉之所循，若热而脉陷，此病府而及于经。胆病者，善太息，口苦，呕宿汁，心下澹澹，恐人将捕之，嗌中阶阶然[2]，数唾。胆病则胆气不升，故太息以伸出之。口苦呕宿汁者，胆汁也。心下澹澹恐人将捕之者，胆气虚也。嗌中阶阶然、数唾者，少阳之脉病也。足少阳经脉之本在下，其末在颈嗌之间也。

【按语】本节论述外感病邪，有阴阳、上下、经络、脏腑之分，而内伤疾病则有气血脏腑之别。强调诊病必须察色、按脉、问病合而参之，方为上工。并阐明寸口脉象与尺肤相应的原理，最后还论述了六腑疾病的一般症状及病理。

《脉度》曰：五脏常内阅于上七窍也，故肺气通于鼻，肺和则鼻能知臭香矣；心气通于舌，心和则舌能知五味矣；肝气通于目，肝和则目能辨五色矣；脾气通于口，脾和则口能知五谷矣；肾气通于耳，肾和则耳能闻五音矣；五脏不和则七窍不通，六腑不和则留为痈。故邪在腑则阳脉不和，阳脉不和则气留之，气留之则阳气盛矣。阳气太盛则阴脉不利，阴脉不利则血留之，

---

〔1〕溜而为胀：《灵枢》原文为"留而为胀"。留，误作"溜"。

〔2〕阶（gā 嘎）阶然：阶，通"嘎"，象声词，形容嗌中有声也。

血留之则阴气盛矣。阴气太盛，则阳气不能荣也，故曰关。阳气太盛，则阴气不能荣也[1]，故曰格。阴阳俱盛，不得相荣，故曰关格。关格者，不得尽期而死也。夫手足之六阳内通于六腑，六腑内通于六脏，十二经脉之血气由脏腑之所生，故虚者饮药以补之，是脏腑之气荣于脉内者也。此论脏腑之气通于脉外之皮肤、七窍，以应天地之纪。阅，历也。

【按语】本节论述五脏与五官七窍的关系，说明五脏功能正常则五官才能发挥正常的作用。并指出阴阳的偏盛偏衰导致发生"关格"的原理。

---

[1] 不能荣也：按《灵枢》原文此处"不"应为"弗"。

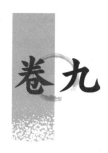

卷九

病　机

　　《刺志论》曰[1]：愿闻虚实之要。曰：气实形实，气虚形虚，此其常也，反此者病；形归气，气生形，形气之宜相应也。反此者，谓气盛身寒，气虚身热，皆为寒暑之所病。谷盛气盛，谷虚气虚，此其常也，反此者病；人受气于谷，谷入于胃，以传于肺，五脏六腑，皆以受气。清者为营，浊者为卫，是以谷之多少，与气之盛虚宜相应也。反此者，谓谷入多而气少，谷不入而气多，亦为邪病之所致。脉实血实，脉虚血虚，此其常也，反此者病。脉者，血之府，故虚实之宜相应也。反此者，或因饮中热，或风气留于脉中，亦因病之所致也。

　　曰：何如而反？曰：气虚身热，此谓反也；谷入多而气少，此谓反也；谷不入而气多，此谓反也；脉盛血少，此谓反也；脉少血多，此谓反也。盛者，实也；少者，虚也；脉盛者，脉大也；脉少者，脉小也。

　　脉盛身寒[2]，得之伤寒。气虚身热，得之伤暑。此申明形气虚实之相反者，为邪气之所伤也。气盛身热者，邪气实也。气虚身寒者，形气虚也。寒伤形，故气盛身寒。暑伤气，故气虚身热。谷入多而气少者，得之有所脱血，湿居下也。谷入少而气多者，邪在胃及与肺也。夫肾为生气之原，胃为血气之海。盖脱血者，阴气下泄，

---

〔1〕《刺志论》：为《素问》第五十三篇的篇名。马莳云："志者，记也。篇内言虚实之要及泻实补虚之法，当记之不忘，故名篇。"

〔2〕脉盛身寒：《素问》原文为"气盛身寒"。气，误作"脉"。

湿居下则下焦受伤，以致生原亏损而气少，病不在下焦[1]，故谷入多也。夫上焦主纳，中焦主化，邪在肺胃，则不能纳化水谷，而谷少矣，谷入少而反气多者，生气之原不伤也。此言气之发于下焦也。脉小血多者，饮中热也。脉大血少者，脉有风气，水浆不入，此之谓也。《经》云[2]："水入于经，而血乃成。"又曰[3]：中焦之汁，奉心化赤而为血。热者，心火之气也。饮中热，则饮食皆化赤而为血，故血多；脉中之气不盛，故脉小也。风气盛于脉中，故脉大，水浆不入，则血无所资生，故血少也。此言血之生于中焦也。夫实者，气入也；虚者，气出也。夫虚者须其实，气入则实矣。实者须其虚，气出则虚矣。此言气之开阖也。气实者热也，气虚者寒也。虚者补之，实者泻之。

【按语】 本节论述形与气、血与脉、饮食与气、气与身体的寒热等虚与实的常与变，并论及导致反常的病因与病机。

《脏气发时论》曰：肝病者，两胁下痛引少腹，令人善怒；病者，邪气实也。肝脉布胁肋抵少腹，故两胁下痛引少腹。《灵枢经》曰[4]："肝气实则怒。"盖肝为将军之官而志怒。肝气郁而不舒，故怒也。虚则目䀮䀮无所见，耳无所闻，善恐，如人将捕之。虚者，精气夺也。䀮，目不明也。肝存血而开窍于目，肝虚故䀮䀮而无所见；少阳经脉入耳中，故无所闻。胆病者，心下澹澹如人将捕之也。气逆则头痛，耳聋不聪，颊肿。厥阴与督脉会于巅，肝气逆，故头痛；少阳之气逆，故耳不聪而颊肿也。

心病者，胸中痛，胁支满，胁下痛，膺背、肩胛间痛，两臂内痛；手少阴心脉起心中，上挟咽，出胁下，循膈内，下肘中，循臂内后廉。手太阳小肠脉，上手臂，

---

[1] 病不在下焦：《黄帝内经素问集注》为"病不在上"。应以此为是。

[2]《经》：《灵枢·血络论》载："新饮而液渗于络，而未合和于血也，故血出而汁别焉；其不新饮者，身中有水，久则为肿。"《订正伤寒论注·平脉法篇》成无己注：《铖经》曰："饮而液渗于络，合和于血，是水入于经，其血乃成也。"据此，陈氏所引，似出成无己语，而非《内经》《铖经》原文。

[3] 又曰：《灵枢·决气》篇载："中焦受气取汁，变化而赤，是谓血。"《灵枢·营卫生会》篇载："中焦……此所受气者，泌糟粕，蒸津液，化其精微，上注于肺脉，乃化而为血。"据此，陈氏所引似非《内经》原文。

[4]《灵枢经》：此系指《灵枢·本神》篇。

循臑内，出肩解，绕肩胛。二经气实，故有是痛。胁支满者，少阴之支络满痛于胁下也。虚则胸腹大，胁下与腰相引而痛。心火气虚，则水浊上乘，故胸腹大。《经》云[1]："浊气在上，则生膜胀。"心气不能交于阴，故胁下与阴相引而痛也。

脾病者，身重，善肌，肉痿，足不收，善瘈，脚下痛；脾主肌肉，主通会元脏元真之气[2]。脾气伤，故身重而肌肉善痿。痿者，肌肉痿弃不仁也。足太阴经脉循胫膝，邪在经络，故足不收；气伤，故善瘈而痛也。虚则腹满肠鸣，飧泄食不化。此因脾气虚而不能转输水谷故也。

肺病者，喘咳气逆[3]，肩背痛，汗出，尻、阴、股、膝、髀、腨、胻、足皆痛；此言肺肾之经气相通也。夫肺主气而发原于肾，肾为本，肺为末，母子之经气相通。是以足少阴之脉，其直者，从肾上贯膈，入胁中[4]，循喉咙，挟舌本，病则气逆，故喘咳也。肺俞在肩背，气逆于上，则肩背痛而汗出；逆于下，则尻阴胫膝皆痛也。按五经之论，各有不同，俱当着眼。虚则少气不能报息[5]，耳聋嗌干。肾为生气之原，肺主周身之气，以司呼吸，生气衰于下，不能报息于上矣。肾气衰则耳聋，金水之气不足则嗌干也。

肾病者，腹大胫肿，喘咳身重，寝汗出，憎风[6]；肾脉起于足而上胫腨，侠脐，循腹里上行而入肺，病在经络，故腹大胫肿，水邪逆上则喘咳，生气衰于下则身重也。太阳之气司表，而下出于膀胱，经气逆则表气虚，故寝汗出而恶风也。虚则胸中痛，大腹小腹痛，清厥，意不乐。肾气虚而不能上交于心，故胸中痛。少阴之气上与阳明脉合，生气虚于下，故大腹小腹痛也。清厥，冷之轻者。肾气虚，故手足逆冷也。心有所忆谓之意。膻中者，臣使之官，代君行令，喜乐出焉。胸中之心气不足，故心意不乐也。

《五脏生成篇》曰：是以头痛巅疾，下虚上实，过在足少阴、巨阳，甚则入肾。少阴、太阳相为表里，阳气生于水脏水腑之中，而上出于巅顶。实者，邪实；

---

〔1〕《经》：此系指《素问·阴阳应象大论》篇。
〔2〕元脏元真：当为"五脏元真"之误。
〔3〕喘咳气逆：《素问》原文为"喘咳逆气"。"逆气"误作"气逆"。
〔4〕入胁中：按《灵枢》原文此处应为"入肺中"，"肺"误作"胁"。
〔5〕不能报息：张景岳："报，复也。不能报息，谓呼吸气短，难于接续也。"
〔6〕憎风：恶风。

虚者，正虚；是以头痛巅疾，乃邪气实于上，而使正气虚于下也。盖邪之中人，始于皮毛气分，留而不去，则转入于经，是以过在太阳[1]、少阴之经，而甚则入肾。盖经络之邪，则内干脏腑矣[2]。

《阴阳别论》曰：二阳之病发心脾，有不得隐曲[3]，女子不月；其传为风消[4]，其传为息肩者[5]，旁注：息肩者，喘而摇肩，气粗而息短也。死不治。此审别三阴三阳之发病也。二阳者，足阳明胃经也。夫人之精血，由胃腑水谷之所资生，脾主为胃行其津液者也。二阳病则中焦之汁竭，无以奉心神而化赤，则血虚矣。水谷之精，脾无转输于五脏，则肾无所存而精虚矣。男子无精，有不得为隐曲之事，在女子阴血[6]，则月事不得以时下矣。此病本于二阳，而发于心脾也。精血两虚，则热盛而生风，风热交炽，则津液愈消竭矣。火热灼金，而传为喘急息肩者，死不治。盖胃乃津液之生源，肺乃津液之化原也。

曰：三阳之病发寒热[7]，下为痈肿，及为痿厥腨痟；三阳者，太阳之为病也。太阳之气主表，邪之中人，始于皮毛，邪正相搏，发为寒热之病矣。太阳主开，病则开阖不得，邪气从之，逆于肉理，乃生痈肿。太阳为诸阳主气而主筋，筋伤则为痿，气伤则为厥也。腨，腨股也。痟[8]，酸疼也。此皆太阳筋脉之为病也。太阳之气主表，而经脉发原于下，是以始病寒热之在上在表，而渐为痈肿、痿厥、颓疝之在内在下也已。其传为索泽，其传为颓疝。太阳之经气生于膀胱。膀胱者，主存津液，气化则出。太阳之气，病热于表，传入于里，则水津枯索而泽竭矣。颓疝，小腹控卵肿痛。所谓膀胱疝也。盖始病治标而得本，

---

〔1〕过：病。

〔2〕干：关涉。

〔3〕隐曲：王冰："隐蔽委曲之事也。"

〔4〕风消：指热盛生风而津液消竭。马莳："血枯气郁而热生，热极则风生而肌肉自尔消烁矣。"

〔5〕息肩：《素问》原文为"息贲"。贲，误作"肩"。息贲（bēn 奔），高士宗："喘息奔迫也。"

〔6〕在女子阴血：应为"在女子无血"。阴，"无"之误。

〔7〕三阳之病：《素问》原文为"三阳之为病"。漏一"为"字。

〔8〕痟（yuān 渊）：酸疼。

始病气而及经脉与筋络也。

曰：一阳发病，少气，善咳，善泄；一阳者，少阳之气病也。少阳主初生之气，病则生气少矣。足少阳相火主气，气少则火壮矣。火灼金，故善咳。木火之邪，贼伤中土，故善泄也。**其传为心掣，其传为隔。**饮食入胃，浊气归心，脾胃受伤而为泄，故心虚而掣痛矣。《灵枢经》云[1]："脾脉微急为膈中。"又曰[2]："饮食不下，膈塞不通，邪在胃脘。"此皆少阳之木邪干土，亦始病气而后及经与腑也。

二阳一阴发病，主惊骇，背痛，善噫，善欠，名曰风厥；二阳一阴者，阳明、厥阴之为病也。东方肝木，其病发惊骇。足阳明之病脉[3]，闻木音则惕然而惊。背为阳，厥阴主春阳肝木，故引背痛也。邪气客于胃，故为噫也。欠者，胃引而上也。胃是动病，善伸数欠。此厥阴风木逆之为病也。风木为病干及胃土，故名风厥。二阴一阳发病，善胀，心满善气；二阴一阳者，少阴少阳之为病也。少阳之气，生于肾脏水中。《经》云[4]："肾气实则胀""三焦病者，腹气满，小腹尤坚[5]"。此肾气与生阳并逆，故善胀。心肾之气，不能相交，故心满善气也。善气者，太息也。心系急则气道约，故太息以伸出之。三焦，气也。此一阳之气病，故引论于三焦也。三阳三阴发病，为偏枯痿易，四肢不举。三阳三阴者，太阳太阴之为病也。偏枯者，半身不遂也。痿易者，委弃而不能如常之动作也。太阳为诸阳主气而主筋，阳气虚，则为偏枯，阳虚而不能养筋，则为痿，脾属四肢，故不举也。此水腑为病，而逆乘脾土也。

阴争于内，阳扰于外，高士忠曰[6]：此言阴阳之气不和，则为阳结、阴结之病也。魄汗未存，四逆而起，起则熏肺，使人喘鸣。此言阴和于阳，而阴液不宜外泄也。

---

[1]《灵枢经》：此处系指《灵枢·邪气脏腑病形》篇。原文为"脾脉……微急为隔中"。

[2]又曰：此系指《素问·风论》篇。原文为"胃风之状……食饮不下，膈塞不通"。

[3]足阳明之病脉：应以"足阳明之脉病"为是。

[4]《经》：此系指《灵枢·本神》篇。原文为"肾气虚则厥，实则胀"。

[5]三焦病者……小腹尤坚：本段引文出于《灵枢·邪气脏腑病形》篇。

[6]高士忠：为"高士宗"之误。高氏名世栻，字士宗。清代名医。著有《黄帝素问直解》。"阴争于内，阳扰于外"条下注："阴阳内外彼此相济，如阴中无阳，则争于内；阳中无阴，则阳扰于外。"陈氏引文系其大意，并非原文。

汗者，血之液也。魄汗，肺之汗也。夫经气归于肺，肺朝百脉，输精于皮毛，皮毛汗出，而精血仍存于阴。如魄汗未存，是夺汗而伤其精血矣。脏真高于肺，主行营卫阴阳。肺脏之阴液外泄，则四脏之阴并逆而起，起则上熏于肺，而使人喘息喉鸣。

阴之所生，和本曰和，阴之所生之阳脉，与所本之阴脉相和，而始名曰和。**是故刚与刚，阳气破散，阴气乃消亡；**刚与刚，是阳不与阴和矣。阳不归阴，则阳气破散，阳气外散，而孤阴亦内亡矣。**淖则刚柔不和，经气乃绝。**淖，和也。此言柔与柔而生气绝也。阴与阴和，而刚柔不和，则阴气所生之阳气绝矣。孤阴不生，则经气乃绝，不过三日、四日而死也。

死阴之属，不过三日而死；生阳之属，不过四日而死。五脏相克而传，谓之死阴；相生而传，谓之生阳。属，类也。如肝之心，心之脾，脾之肺，肺之肾，皆谓之生阳。如心之肺，肺之肝之类，皆谓之死阴也。以阳脏相生而传，故不过四日之偶数而死；以阴脏相克而传，故不过三日之奇数而死也。**所谓生阳、死阴者，肝之心，谓之生阳，心之肺，谓之死阴；**之，往也，传也。夫肝脉传肺，肺传大肠，大肠传胃，胃传脾，脾传心，心传小肠，小肠传膀胱，膀胱传肾，肾传心包络，包络传三焦，三焦传胆，胆传肝，一脏一腑，一雌一雄，阴阳相间，循环无端。如肝之心，心之肺，肺之肾，肾之脾，此皆经气绝而死不治者也。**肺之肾谓之重阴，肾之脾谓之辟阴，死不治。**肺之肾，亦生阳之属，因肺肾为牝脏，以阴传阴，故名重阴。辟，偏辟也。以水脏而反传所不胜之脾土，故谓之辟阴，此皆不治之死候也。

结阳者，《辨脉篇》曰：脉有阳结、阴结者，何以别之？答曰：其脉浮而数，能食不大便者，名曰阳结也；其脉沉而迟，不能食、身体重、大便反硬者，名曰阴结也。**肿四肢；**此言阴阳之气不和，自结而为病也。四肢为诸阳之本，气归形，气结故形肿。此概三阳而言也。**结阴者，便血一升，再结二升，三结三升；**阴气结于内而不得流行，则血亦留聚而下泄矣。一阴结，便血一升，二阴并结，便血二升，三阴俱结，便血三升，此概三阴而言也。**阴阳结斜，多阴少阳曰石水，少腹肿；**结斜者，偏结于阴阳之间也。夫外为阳，内为阴，胃为阳，肾为阴，此结于形身之内，脏腑之外，胃肾空廓之间而为肿也。石水，肾水也。肾者，胃之关，关门不利，故聚水皆从其类也。此多偏于肾脏，故为多阴少阳，而少腹肿也。**二阳结谓之消；**二阳，阳明胃气也。消，消渴也。盖阳明气结，则水谷之津液不生，以致消渴而为病也。按《灵枢经》以五脏之脉微为消瘅[1]，乃水谷之津液不资，则五脏之精气俱微弱矣。三阳结谓之隔，三阳，太阳也。太阳之气生于膀胱，从内膈而出于胸胁，从胸胁而达于肤表，表阳气结，则膈气不通，内膈之前，当胃脘贲门之处，膈气逆，则饮食亦膈塞而不下矣。三阴结谓之水；三阴，太阴脾土也。脾为转输之官，脾气结则胃之水液不行，水液不行则为液之病矣。一阴一阳结谓之喉痹。一阴一阳者，厥阴少阳也。厥阴风木主气，而得少阳之火化，风火气结，则金气受伤，是以喉痛而为痹也。痹者，痛也，闭也。

　　阴搏阳别，谓之有子；阴搏者，尺脉滑利而搏击应手也。阳别者，与寸口之阳似乎别出而不相贯，此当主有妊。盖有诸内，而是以尺脉滑利如珠也。阴阳虚，肠澼死；阴阳，指尺寸而言。肠澼，澼积下利也。夫营卫气血，皆内水谷之所资生[2]，胃为受纳之腑，肠为传导之官，阴阳两虚，而又失其所生之本，故无望其生机矣。阳加于阴谓之汗；汗乃阴液，由阳气之宣发，而后能充身泽毛。若动数之阳脉，加于尺部，是谓之汗。当知汗乃阳气之加于阴液，而脉亦阳脉之加于阴部也。阴虚阳搏谓之崩[3]。阴虚阳盛，则迫血妄行。

　　【按语】本节论述运用阴阳理论可以辨别疾病及测知病之预后，举出六经发病的常见脉象、症状及其预后。

　　《师传》篇曰[4]：夫中热消瘅则便寒，寒中之属则便热。胃中热则消谷，令人悬心善饥。脐以上皮热，肠中热，则出黄如糜。脐以下皮寒，胃中寒，则腹胀；肠中寒，则肠鸣飧泄。胃中寒，肠中热，则胀而且泄；胃中热，肠中寒，则疾饥，小腹痛胀。便者，所以更人之逆也。热者更之寒，寒者更之热也。热中寒中者，寒热之气皆由中而发，内而外也。脐以上皮热者，阳中热[5]；脐以下皮寒者，

---

〔1〕《灵枢经》：此处系指《灵枢·邪气脏腑病形》篇。
〔2〕内：为“由”字之误。
〔3〕崩：高士宗：“崩，血下堕也。”
〔4〕《师传》篇：为《灵枢》第二十九篇的篇名。是篇论述问诊，并谓其传之于先师，故名。
〔5〕阳中热：应为“肠中热”之误。肠，误作“阳”。

胃中寒；寒热外内之相应也。

【按语】本节论述胃肠寒热之病机与症状。

《脉解》篇曰[1]：太阳所谓腰脽痛者[2]，正月太阳寅，寅，太阳也。正月阳气出于上[3]，而阴气盛，阳未得自次也，故肿腰脽痛也。太阳为诸阳主气，生于膀胱水中，故以太阳之气为岁首。正月阳气虽出于上，而阴寒之气尚盛，阳气未得次序而出，则阳气尚为阴寒所郁，故肿腰脽痛也。病偏虚为跛者，正月阳气冻解地气而出也，所谓偏虚者，冬寒颇有不足，故偏虚为跛也。此言太阳之气生于冬令水中，寒水之气有所不足，以致太阳之气亦虚，而为偏枯跛足也。所谓强上引背者，阳气大上而争，故强上也。强上引背者，头项强而引于背也。所谓耳鸣者，阳气万物盛上而跃，故耳鸣也。春正月所谓发陈，天地俱生，万物以荣，天地万物之气，皆盛上而跃，而人之阳气，亦盛于上，是以经脉上壅，而耳所以鸣也。所谓狂巅疾者[4]，阳尽在上，而阴气从下，下虚上实，故狂巅疾也。此言阳气之盛极于上，而阴气从之于下，不得与阳气相和也。所谓浮为聋者，皆在气也。狂巅疾者，病在太阳之经也。聋者，病在太阳之气也。所谓入中为喑者[5]，阳盛已衰，故为喑也。阳盛已衰，入中之气不足，则阴虚而为喑矣。内夺而厥[6]，则为喑痱[7]，此肾虚也，内夺者，谓阳盛于外，内夺其所存之气，则肾虚矣。痱之为病，四肢不收。盖不能言而兼之四肢不收，此肾虚厥逆之所致也。少阴不至者，厥也。少阴之气，肾所主也。承上文而言，肾虚以

---

〔1〕《脉解》篇：为《素问》第四十九篇的篇名。是篇解释三阴三阳从其阴阳盛衰的变化而为经脉之病，故名。

〔2〕太阳所谓腰脽痛者：《素问》原文为"太阳所谓肿腰脽痛者"。"所谓"之下，漏一"肿"字。脽，臀肉。张景岳："脽，音谁，尻臀也。"

〔3〕正月阳气出于上：《素问》原文为"正月阳气出在上"。在，误作"于"。

〔4〕所谓狂巅疾者：《素问》原文为"所谓甚则狂巅疾者"。内漏"甚则"二字。

〔5〕入中：张景岳："声由气发，气者阳也。"入中，即进入内部的阳气。

〔6〕内夺：吴昆："内，谓房劳也；夺，耗其阴。"内夺，即房劳耗散精气的意思。

〔7〕喑痱：《素问》原文为"喑俳"。痱，通"俳"。张景岳："俳音排，……当作痱，正韵音沸，废也。"喑痱，即不能说话，四肢软弱，不能运动。

致少阴之气不至者，则手足厥冷也。

少阳所谓心胁痛者，言少阳盛也。盛者，心之所表也。少阳之气，当主七月：九月为首，九月少阴心脏主气，少阳为君火之相，故至九月而为心之表，其气更盛者也。九月阳气尽而阴气盛，故胁痛也[1]。少阳之上，相火主之，心主无为，相火代君行令，君相之火，为时所遏，故心胁痛也。少阴主心痛，少阳主胁痛。所谓不可反侧者，阴气存物也。物存则不动，故不可反侧也。九月之时，万物之气，俱收存于阴，物藏则不动矣。是以少阳之气，亦不能转枢，故不可反侧也。所谓甚则跃者，九月万物尽虚[2]，草木毕落而堕，则气去阳而之阴，气盛而阳之下长，故谓跃也[3]。此言少阳之气正盛，不肯随时而存于阴，故病多跳跃也。

阳明所谓洒洒振寒者，阳明者午也，五月盛阳之阴也，阳盛而阴气加之，故洒洒振寒也。阳明乃盛阳之气，故主五月为首。五月阳盛而一阴始生，故为盛阳之阴。阳盛之气为阴气加之，故洒洒振寒也。所谓胫肿而股不收者，是五月盛阳之阴也。阳者，衰于五月，而一阴气上，与阳始争，故胫肿而股不收也。五月阳气始衰而下，一阴始生而上，阴与阳交争，以致经脉不和，而为胫肿不收也。所谓上喘而为水者，阴气下而复上，上则邪客于脏腑间，故为水也；阴气下而复上者，谓冬至一阳初生，阴气下降，至五月而阴气复上也。邪，水邪也，谓阴气下归于水脏，至阴气复上而渐盛，则水邪随气而上升，上客于脏腑之间，故喘而为水也。所谓胸痛少气者，水气在脏腑也，水者，阴气也，阴气在中，故胸痛少气也。水火者，阴阳之兆征也，在天呈象，在地成形，诸病水者，阴气也。上节论有形水邪上客而为喘，此论无形之水邪上乘而为胸少气[4]。所谓甚则厥，恶人与火，闻木音则惕然而惊者，阳气与阴气相薄，水火相恶，故惕然而惊也；所谓甚者，谓阳气下之甚，阴气上之甚也。甚则阴阳相薄，水火相恶，而阳明之气厥矣。阳明气厥，则阳明之脉病矣。阳明脉病，则恶人与火，闻木音则惕然而惊

---

〔1〕故胁痛也：《素问》原文为"故心胁痛也"。漏一"心"字。

〔2〕九月万物尽虚：《素问》原文为"九月万物尽衰"。衰，误作"虚"。

〔3〕故谓跃也：《素问》原文为"故谓跃"。无"也"字。

〔4〕胸少气：应为"胸痛少气"之误。

也。所谓欲独闭户牖而处者[1]，阴阳相薄也，阳尽则阴盛，故独闭户牖而居；此言阳气尽归于下，阴气独盛于上也。所谓病至则欲乘高而歌，弃衣而走者，阴阳复争，而外并于阳，故使之弃衣而走也；此申明阴阳之气，有上下而复有表里也。阴阳复争者，谓阴阳之气上下相薄，而复变争于外内也。阴阳之气外并于阳，则阳盛而为病矣。阳盛，故使之乘高而歌、弃衣而走也。所谓客孙脉则头痛、鼻衄、腹肿者，阳明并于上，上者则其孙络太阴也，故头痛、鼻衄、腹肿也。此承上章而复申明阴阳之气、上下升降、内外出入，行于脉外之气分也。气分者，皮肤肌腠之间，上谓皮肤之上也。夫诸脉之浮而常见者，皆络脉也。足太阴之脉，亦见于皮肤之上，而无所隐，是以阳明之气并于上，则迫于阳明之孙络与太阴之经脉也。迫于阳明之孙络，则头痛、鼻衄；迫于太阴之经脉，则腹肿也。

太阴所谓病胀者，太阴子也，十一月万物气皆存于中，故曰病胀。太阴为阴中之至阴，故至阴尽之十一月也。十一月，万物之气皆存于中，故主病胀。胀，谓腹胀也。所谓上走心为噫者，阴盛而上走于阳明，阳明络属心，故曰上走心为噫也。阳明者，太阴之表也。太阴为阴中之至阴，阴极则复，故上走于阳明，阳明络属心，故上走心为噫。噫者，嗳噫也。所谓食则呕者，物盛满而上溢，故呕也。十一月万物气皆存于中，则盛满而上溢，故呕也。《经》云[2]："足太阴独受其浊。"太阴之清气上出则为噫，太阴之浊气上盛则为呕也。所谓得后与气则快然如衰者，十二月阴气下衰，阳气且出[3]，故曰得后与气，则快然如衰也。得后者，得后便也。气者，转矢气也。

少阴所谓腰痛者，少阴者，肾也，十月万物阳气皆伤，故腰痛也。少阴之经主九月、十月为首，十月寒水用事，并主于足少阴肾。少阴之上，君火主之，故九月主手少阴心，然阴阳六气，止合六经，皆从下而生，故不及于手。惟少阴主水火阴阳之气，有标本寒热之气[4]，故九月主手少阴，而十月主足少阴也。其余皆有阴阳，止论足而不论手。所谓呕咳上气喘者，阴气在下，阳气在上，诸阳气浮，无所依从，故呕咳上

---

〔1〕牖（yǒu 有）：窗户。

〔2〕《经》：此系指《灵枢·阴阳清浊》篇。

〔3〕阳气且出：《素问》原文为"而阳气且出"。漏一"而"字。

〔4〕有标本寒热之气：应为"有标本寒热之化"。气，"化"字之误。

气喘也。此言上下阴阳之气不相交合而为病也。少阴寒水在下，君火之气在上，上下水火不交，则诸阳之气上浮，而无所依从矣。是以阳气上逆，而为呕、咳、气喘之病矣。所谓色色不能，久立久坐，起则目䀮䀮无所见者，万物阴阳不定，未有主也。秋气始至，微霜始下，而方杀万物，阴阳内专〔1〕，故目䀮䀮无所见也，此节论少阳主七八月为首，因上首论少阳为心之表，其气正盛在九月，故不复提少阳二字。七月之交，阴气上升，阳气下降，万物阴阳不定，而未有所主，是以色色不能，而亦未定也。秋气始至，则阳气始下，而未盛于内，阴气正出，而阳气内虚，则阴阳之气夺于内矣。阳阳内夺，故目䀮䀮无所见也。高士宗曰：色色，犹种种也〔2〕。色色不能，犹言种种不能自如也。久立久坐而起，则目䀮䀮无所见，非色色不能之谓欤！所谓少气善怒者，阳气不治，阳气不治，则阳气不得出，肝气当治而未得，故善怒，善怒者，名曰煎厥。秋时阳气下降而不治于外，则少阳之气亦不得出，故少气也。厥阴肝气与少阳标本相合，少阳之气不得出，则肝气当治而未得矣。肝气内郁，故善怒。煎厥者，焦烦颠倒也。所谓恐如人将捕之者，秋气万物未有毕去，阴气少，阳气入，阴阳相薄，故恐也。秋时阳气虽入，而阴气尚少，故万物虽衰，而未尽去，阴气少，则阴气正出矣。阳气入，则与所出之阳相薄矣。阴阳相薄，则少阳厥阴之气皆伤。肝气虚则恐。胆病者，心下澹澹如将捕之。所谓恶闻食臭者，胃无气，故恶闻食臭也；秋深之时，阳尽而阴盛，是以胃无气而恶闻食臭也。论少阳而提胃气者，言奇恒所主之四时亦皆以胃气为本也。所谓面黑如地色者，秋气内夺，故变于血也〔3〕，秋时阴气正出，则内夺其所存之阴，阻气上乘，故面黑如生地色也。所谓咳则有血者，阳脉伤也，阳气未盛于上而脉满，满则咳，故脉见于鼻也〔4〕。阳气未盛于上者，言至九月而少阳始盛也。夫血随气行，气未盛而脉先满，则血留而上逆也。

厥阴所谓癫疝，妇人少腹肿者，厥阴者，辰也，三月阳中之阴，邪居中〔5〕，

---

〔1〕阴阳内专：《素问》原文为"阴阳内夺"。夺，误作"专"。

〔2〕色色，犹种种也：《内经素问直解》高士宗注："色色，二字衍文。"

〔3〕故变于血也：《素问》原文为"故变于色也"。色，误作"血"。

〔4〕故脉见于鼻也：《素问》原文为"故血见于鼻也"。血，误作"脉"。

〔5〕邪居中：《素问》原文为"邪在中"。在，误作"居"。

故为癫疝[1]，少腹肿也。厥阴木火主气，故主于三月四月之交。三月阳盛之时，而厥阴主气，故为阳中之阴，邪，谓阴气也。厥阴之气在内而未得尽出，故为癫疝腹肿也。按[2]：有因阳气正出而为时气所遏抑者，有因时气正盛而又当阴气所主者，当知奇恒之阴阳与四时相逆而为病也。所谓腰脊痛、不可以俯仰者，三月一振，荣华万物，一俯而不仰也。三月阳气振发，万物荣华，草木繁茂，枝叶下垂，一惟俛而不仰，人为万物之灵，是以腰脊痛而亦不可以俛仰也。所谓癫癃疝肤胀者，曰阴亦盛而脉胀不通，故曰癫癃疝也。阴亦盛者，厥阴之气亦盛于外也。阴盛而脉胀不通，故癫癃而肤胀也。癫癃疝者，阴器肿而不得小便也。所谓甚则嗌干热中者，阴阳相薄而热，故嗌干也。所谓甚者，谓阳气甚盛也。厥阴之气与甚阳相薄，则阴亦为热矣。热盛，故嗌干而热中矣。

【按语】本篇详细论述了三阴三阳经脉病变的病机及症状，故名"脉解"篇。但本篇对六经配合月份方面，与其他各篇不同。本篇是太阳配正月，阳明配五月，少阳配九月，太阴配十一月，少阴配十月，厥阴配三月，各主六十日。这种配合法，是根据三阴三阳四时之阴阳盛衰变化而定的。

《阳明脉解》篇曰[3]：足阳明之脉病，恶人与火，闻木音则惕然而惊，钟鼓不为动。闻木音而惊，何也？愿闻其故。此篇论阳明乃阳热之经，病则热盛而为狂也。《阴阳系日月论》曰[4]："寅者，正月之生阳也，主左足之少阳；未者，六月，主右足之少阳；卯者，二月，主左足之太阳；午者，五月，主右足之太阳；辰者，三月，主左足之阳明；巳者，四月，主右足之阳明；此两阳合于前，故曰阳明。"是阳明乃三阳合并，阳热独盛之矣。夫三部九候之道，总不外于脏腑阴阳血气虚实，是以《通评虚实论》曰癫疾，曰厥狂，曰痫惊。盖癫病者，三阴之实证也；厥狂者，三阳之热狂也；痫惊者，阴阳五行之实邪也，是以此篇独论阳盛之狂耳。曰：阳明者，胃脉也；胃者，土也；故闻木

---

[1] 故为：《素问》原文为"故曰"。

[2] 按：考《黄帝内经素问集注》，按，系指"张兆璜曰"。

[3] 《阳明脉解》篇：为《素问》第三十篇的篇名。是篇解释阳明经脉的病变症状及病机，故名。

[4] 《阴阳系日月论》：应为《阴阳系日月》篇。为《灵枢》第四十一篇的篇名。

音而惊者，土恶木也。阳明之所以热盛者，乃脉病也，阳明之脉者，乃胃之悍气别走阳明。悍热之气盛，则胃腑之气虚。胃者，土也，故闻木音而惊者，土恶木也。其恶火者何也？曰：阳明主肉，其脉血气盛，邪客之则热，热甚则恶火。此言三阳之气，主于皮肤肌腠之间，邪客之而易于为热也。太阳之气主皮毛，阳明之气主肌肉，少阳之气主胸膈，言三阳之气，主于肤腠气分之间者也。其邪之中人，始于皮毛，次于肌肉，以及于经脉。邪在肌腠，则合于阳明气分之阳，入于经脉。而阳明又多气多血，是以邪客之则热，热甚则恶火矣。其恶人何也？曰：阳明厥则喘而悗，悗则恶人。此言胃络上通于心也。悗，惊恐貌。厥气上逆于肺则喘，逆于心则惊。经言：阳气入阴，阴阳相薄则恐，如人将捕之。盖阳明之热上逆于少阴，阴阳相薄，则恐而恶人也。或喘而死者，或喘而生者，何也？曰：厥逆连脏则死，连经则生。连，谓脏腑经络之相连也。盖手太阴还循胃阳明之络通于心。如热邪厥逆于上，干于心肺之经而为喘悗者生，干于心肺之脏则死矣。

病甚则弃衣而走，登高而歌，或至不食数日，逾垣上屋[1]，所上之处，皆非其素所能也，病反能者何也？曰：四肢者，诸阳之本也，阳盛则四肢实，实则登高也。阴者主脏，阳者主腑，阳受气于四末，阴受气于五脏，故四肢为诸阳之本。阳盛四肢实，实则能登高矣。盖阳盛则升，四旁俱盛，故能升高。其弃衣而走者何也？曰：热盛于身，故弃衣欲走也。《伤寒论》曰[2]："阳明病外证云何？答曰：身热汗自出，不恶寒反恶热也。"其热在外，故不欲衣。其妄言骂詈，不避亲疏而歌者，何也？曰：阳盛则使人妄言骂詈，不避亲疏而不欲食；不欲食，故妄走也。胃络上通于心，阳盛则心神昏乱，故使人妄言骂詈[3]，不避亲疏。如热盛于胃，则不欲食，不欲食，故妄走。盖四肢禀气于胃故也。

【按语】本篇为解释阳明经脉实热症状的病机，可与《灵枢·经脉》篇互参。

---

[1] 逾（yú 俞）垣：超越短墙。逾，超过。垣，矮墙。

[2]《伤寒论》：语见《伤寒论·阳明篇》182 条。

[3] 骂詈：恶言及之曰骂，诽谤咒诅曰詈。韵会："正斥曰骂，旁及曰詈。"

《太阴阳明论》曰：脾病而四肢不用何也？曰：四肢皆禀气于胃[1]，而不得至经，必因于脾，乃得禀也。胃为阳土，脾属阴土，畅于四肢，坤之德也。今脾病不能为胃行其津液，四肢不得水谷气，气日以衰，脉道不利，筋骨肌肉，皆无气以生，故不用也。四肢者，五脏六腑之经俞也。《经》云[2]："人之所以受气者[3]，谷也；谷之所注者，胃也；胃者，水谷之海也；海之所行云气者，天下也；胃之所出血气者，经隧也；经隧者，五脏六腑之大络也。"盖四肢受水谷之气者，皆由脾脏之转输，脾之转输，各因其脏腑之经隧，而受气于阳明，是以脉道不利，则筋骨、肌肉皆无气以生养矣。

《水热穴论》曰[4]：少阴何以主肾？肾何以主水？此言肾为阴，而阴主水也。曰：肾者，至阴也；至阴者，盛水也；肾者，冬脉也[5]；肺者，太阴也；故其本在肾，其末在肺，皆积水也。此言水由地中生，上升于天，下归于泉，天气与水气上下相通，故在地为水，而在天为寒，夫天为阳，地为阴，泉在地之下，故为至阴而盛水。盛者，受盛而多也。夫肺主天，太阴之气主湿土，土气上于天而为云，天气下降而为水，是水由天降，云自地生。故曰：肺者，太阴也，渭天地之气相合也。少阴主水而司冬令，其脉贯膈入肺中，故其本在肾，其末在肺，上下皆积水也。盖肺主气而发原在肾，是气从下而生，水亦从下而上，下则为溲，上则为汗，留聚则溢于皮肤而为胕肿矣[6]。曰：肾何以能聚水而生病？曰：肾者，胃之关也。关门不利，故聚水而从其类也。此言水由中焦入胃之饮而生，从下焦决渎而出，故关门不利，则聚水而从其类。盖肾者主水，水不通流，则水亦类聚矣。上下溢于皮肤，故为胕肿。胕肿者，聚水而生病也。胕肿，胀也。皮肤者，肺之合，水聚于下，则反溢于上，故肿胀于皮肤之间。盖因水聚而生病也。诸水皆生于肾乎？曰：肾者，牝脏也，地气上者属于肾，而生水液也，故曰至阴。此复言水生于中焦之胃土，然由下焦之气上升以化合。夫胃为阳腑，肾为牝脏，

---

[1] 禀（bǐng 丙）：承受。

[2] 《经》：此系指《灵枢·玉版》篇。

[3] 人之所以受气者：《灵枢》原文无"以"字。

[4] 《水热穴论》：为《素问》第六十一篇的篇名。

[5] 肾者，冬脉也：《素问》原文为"少阴者，冬脉也"。此六字是在"肺者，太阴也"之下。

[6] 胕肿：浮肿。胕，通"浮"。

肾气上交于阳土，戊癸合化，而后入胃之饮，从地土之气上输于肺，肺气通调而下输决渎，故曰：地气上者，属于肾而生于水液也。夫水在地之下，地气上者，直从泉下之气而生，故曰至阴。是地气上通于天，而水气亦上通于天也。勇而劳甚，则肾汗出，肾汗出逢于风，内不得入于脏腑，外不得越于皮肤，客于元府[1]，行越于皮肤，传为胕肿，本之于肾，名曰风水。所谓元府者，汗空也。上节论关门不利，水聚于下，溢于上而为胕肿。此言劳动肾液上出为汗，逢于风而闭，溢于皮肤之间为胕肿。当知胕肿之有三因也。元府者，乃汗所出之空孔，又名鬼门，盖幽元而难见者也。

水俞五十七处者，是何主也？曰：肾俞五十七穴，积阴之所聚也，水所从出入也。尻上五行五行者[2]，此肾俞，故水病下为胕肿大腹，上为喘呼，不得卧者，标本俱病[3]，故肺为喘呼，肾为水肿，肺为逆不得卧，分为相输俱受者[4]，水气之所留也。此言水随经而上下也。尻，臀也。尻上五行，中行乃督脉所循，旁四行乃太阳之经脉。盖督脉起于至阴，循阴器，绕篡后，别绕臀，合少阴太阳，贯脊入肾，太阳为少阴之寒府，是此五行乃水阴之所注，故皆肾俞，是以病水，则下为胕肿大腹，上则为喘呼。不得卧者，此标本俱病。盖肾为本，肺为标，在肺则为喘呼，在肾则为水肿，肺为气逆，故不得卧也。

【按语】本节论述水病的病因、病机，重点责之于肺、肾二脏。同时指出治水之俞穴所以能治水病之机制。

《厥气论》曰[5]：五脏六腑，寒热相移者何？曰：肾移寒于脾，痈肿，少气。脾主肌肉，寒气化热则为痈脓；脾统摄元真之气，脾脏受邪，故少气也。脾移寒于肝，

---

[1]元府：《素问》原文为"玄府"。
[2]尻上五行五行者：《素问》原文为"尻上五行行五者"。即从尻骨向上，共分为五行，每行有五个俞穴。
[3]标本俱病：这里标指肺，本指肾。标本俱病，即肺肾皆病。
[4]分为相输：张景岳："言水能分行诸气，相为输应，而俱受病者，正以水气同类，水病则气应，气病则水应，留而不去俱为病。"
[5]《厥气论》：应为《气厥论》。为《素问》第三十七篇的篇名。是篇论述寒热气厥逆乱于脏腑气分，故名。

腐肉而痈肿，筋挛。肝主血，寒则血凝注[1]。《经》曰[2]："营气不行，乃发为痈。"肝主筋，故筋挛也。**肝移寒于心，狂、膈中[3]。**肝为阳脏，而木火主气，阳并于阳，故狂。心居膈上，肝处于膈下，膈下母子之气[4]，上下相通，肝邪上移于心，留于心下，故为膈中。**心移寒于肺，肺消。肺消者，饮一溲二，死不治。**肺受心邪，则不能通调水液，而惟下泄矣。肺为金水之原，寒随心火，消灼肺精，是以饮一溲二者，肺液并消，故为不治之死证。**肺移寒于肾，为涌水。涌水者，按腹不坚，水气客于大肠，疾行则鸣濯濯，如囊里浆水之病也。**夫在地为水，在天为寒，肾为水脏，肺主生原，是以肺之寒邪下移肾，而肾之水气反上涌于肺矣。大肠乃肺之府，肺居膈上，故水气客于大肠，疾行则鸣濯濯有声。如以囊里水者，水不沾流，走于肠间也。**脾移热于肝，则为惊衄。**东方肝木，其病发惊骇；肝主血，故热甚则衄。**肝移热于心则死。**心主君火，而不受邪，邪热乘之，故死。**心移热于肺，传为膈消。**心肺居膈上，火热乘之，则金水之液涸矣。膈消者，膈上之津液耗竭，而为膈消矣。**肺移热于肾，传为柔痓。**肾者，水也，而生骨，肾脏燥热则髓精不生，是以筋骨痿弱而为柔痓。**肾移于脾，传为虚，肠澼死，不可治。**太虚湿土主气[5]，不能制水，而反受湿热相乘，脾气虚伤。则不能磨运水谷，而为肠澼下利，谷气已绝，故为不治之死证也。**胞移热于膀胱，则癃溺血。**膀胱者，胞之室也，冲任起于胞中，为经血之海，胞移热于膀胱，是经血之邪移于膀胱，故溺血，热则水道燥涸，故癃闭也。**膀胱移热于小肠，膈肠不便，上为口糜[6]。**小肠之脉，络心，循咽，下膈属小肠，小肠之下名曰阑门，济泌别汁，注渗入膀胱，膀胱反移热于小肠，是以膈肠不能下渗，湿热之气，反随经上逆，而口为之糜烂矣。**小肠移热于大肠，为伏瘕，**

---

〔1〕寒则血凝注：《素问》原文为"寒则血凝泣"。泣，误作"注"。

〔2〕《经》：此处系指《灵枢·玉版》篇。原文为"营气不行，乃发为痈疽"。本节引文漏一"疽"字。

〔3〕膈中：《素问》原文为"隔中"。膈，通"隔"。《灵枢·邪气脏腑病形》篇："隔中，食饮入而还出，后沃沫。"

〔4〕膈下：《黄帝内经素问集注》张志聪原注，无此"膈下"两字。应为上文"膈下"的重复。

〔5〕太虚湿土主气：为"太阴湿土主气"之误，阴，误作"虚"。

〔6〕糜（mí 迷）：烂。

为沉痔[1]。瘕者，假也，假津血而为聚汁也。盖小肠主液，大肠主津，小肠移热于大肠，则津液留聚而为伏瘕矣。小肠主火，大肠主金，火热淫金则为肠痔。《经》云[2]："肾脉沉涩为沉痔。"大肠移热于胃，善食而瘦，又谓之食㑊[3]。胃主受纳水谷，大肠为传异之官，大肠热邪反逆于胃，是以胃热则消谷善食。阳明燥热则营卫津液不生，故虽能食而瘦。亦，解㑊也，谓虽能食，而身体懈惰，故又谓之食㑊也。胃移热于胆，亦曰食㑊。五脏六腑之气，皆取决于胆。胆气燥热则生阳不升，故身体懈惰。胃气热则消谷善饥，故亦曰食㑊。胆移热于脑则辛颏，鼻渊，鼻渊者，浊涕下不止也，胆气上升，则热随入脑。侠鼻两旁曰颏。辛颏者，鼻颏辛酸也。盖脑为精髓之海，髓者，骨之充也，脑者，阴也，故脑渗为涕也。传为衄蔑瞑目。故得之气厥也。此总释脏腑寒热相移皆在气而不在经。故曰得之气厥也。夫热上升迫于络脉，则为衄；淡渗皮毛之血，不能化液为汗，则为蔑；邪热伤气，而阳气虚，则目瞑矣。

【按语】本节论述寒热之气在脏腑之间相移转化而发生的种种病变，阐述了脏腑之间的密切联系。

《厥论》曰[4]"真头痛[5]，头痛甚，脑尽痛，手足寒至节，死不治。真头痛者，非六气之厥逆，乃客邪犯脑，故头痛甚，而脑尽痛。头为诸阳之会，脑为精水之海，手足寒至节，此真气为邪气所伤，故死不治。

---

〔1〕为伏瘕，为沉痔：《素问》原文为"考虑瘕，为沉"。瘕，腹中积块，沉伏在里，故称伏瘕。

〔2〕《经》：此系指《灵枢·邪气脏腑病形》篇。原文为"肾脉……微涩为不月沉痔"。沉，"微"字之误。

〔3〕食㑊：《素问》原文为"食亦"。

〔4〕《厥论》：应为《厥病》篇，为《灵枢》第二十四篇的篇名。是篇论述五脏厥逆为病，故名。

〔5〕真头痛：《难经·六十难》："手三阳之脉，受风寒伏留而不去者，则名厥头痛，入连在脑者，名真头痛。"

厥心痛[1]，与背相控，善瘛，如从后触其心，伛偻者，肾心痛也。此论五脏之经气厥逆，而为厥心痛也。脏真通于心，心存血脉之气也，是以四脏之气厥，皆从脉而上乘于心。背为阳，心为阳中之太阳，故与背相控而痛，心与背相应也。心脉急甚为瘛疭，如从后触其心者，肾附于骨，肾气从背而上注于心上也。心痛，故伛偻者而不能仰，此肾脏之气逆于心下而为痛也。厥心痛，腹胀胸满，心尤痛甚，胃心痛也。胃气上逆，故腹胀胸满；胃气上通于心，故心痛尤甚。厥心痛，如以锥针刺其心[2]，心痛甚者，脾心痛也。脾脉上膈注心中，故痛如锥刺其心也。（以上主术附汤之剂。）厥心痛，色苍苍如死状，终日不得太息，肝心痛也。肝主血而属春生之气，肝气逆，故色苍苍如死状。肝病，则胆气亦逆，故终日不得太息。此肝气逆乘于心为肝心痛。厥心痛，卧若徒居，心痛间，动作痛益甚，色不变，肺心痛也。夫肺主周身之气，卧若徒然居于此者，气逆于内，而不运用于形身也。动作则逆气内动，故痛，或少间，而动则益甚也。夫心之合脉也，其营色也，肺者，心之盖，此从上而逆于下，故心气不上出于面，而色不变也。真心痛[3]，手足青至节，心痛甚，旦发夕死，夕发旦死。夫四脏厥逆而为心痛者，从经络而薄于心之分也。心为君主之官，神明出焉，故心不受邪。若伤其脏真而为真心痛者，不竟日而死矣[4]。喻嘉言主以大剂甘草人参少加姜、附、豆蔻温之，以补前哲所不逮。

【按语】本节论述五脏厥逆之心痛症状。

《平人气象论》曰：颈脉动喘疾咳，曰水。目内微肿[5]，如卧蚕起之状[6]，曰水。溺黄赤，安卧者，黄疸。已食如饥者，胃疸。面肿曰风。足胫肿曰水。目黄者曰黄疸。此以视疾而知其病也。

---

〔1〕厥心痛：《难经·六十难》："其五脏相干，名厥心痛。"扬玄操："诸经络皆属于心，若一经有病，其脉逆行，逆则乘心，乘心则心痛，故曰厥心痛。是五脏气冲逆致痛，非心家自痛也。"

〔2〕如以锥针刺其心：《灵枢》原文为"痛如以锥针刺其心"。漏一"痛"字。

〔3〕真心痛：马蒔："真心痛者，邪气自入于心而痛，非由他经之所干也。"

〔4〕竟日：尽日，终日。

〔5〕目内微肿：《素问》原文为"目裹微肿"。裹，误作"内"。目裹，即上下眼胞。

〔6〕卧蚕起之状：蚕眠之后必脱皮，其色润泽有光。

【按语】本节论述水病和黄疸病的诊断方法。

《逆调论》曰[1]：人身非常温也，非常热也，为之热而烦满者，何也？此论上下阴阳之不和也。非常温者，谓非常有温热之病在表也。非常热者，谓非常有五脏之热在里也。为之者，乃阳热之气为之也。曰：阴气少而阳气胜，故热而烦满也。火为阳而居上，水为阴而居下，阴气少而阳气胜，故热而烦满于上也。人身非衣寒也，中非有寒气也，寒从中生者何？身非衣寒，表无寒也；中非有寒气，里无寒也；寒从中生者，谓寒从阴中而生也。曰：是人多痹气也。阳气少，阴气多，故身寒如从水中出。痹气者，气闭也。阳气少而阴气多者，因是人多肺气故也。病在阴者名曰痹。寒湿之气闭于里阴，则火热不得下交于阴而阴气盛，阴气盛则阳气少也，阴寒之气过多，故身寒如从水中出。盖热出于阳火，故烦；寒出于阴也，故如从水中出，此上下水火阴阳之不和也。

人有四肢热，逢风寒如灸如火者[2]，何也？此论表里阴阳之不和也。四肢为诸阳主气，四肢热者，阳热之气在表也。逢风寒如灸如火者，邪正相搏，因表阳之热，而热更盛极也。曰：是人者，阴气虚，阳气盛，四肢者，阳也，两阳相得，而阴气虚少，少水不能灭盛火，而阳独治[3]。独治者，不能生长也，独胜而止耳。阴气虚者，里阴之气虚也。阳气盛者，表阳之气盛也。阳受气于四末，阴受气于五脏，四肢者，阳明之所主也。两阳，阳明也，两阳合明，故曰阳明。相得者，自相得而为热也。阴气少者，少阴之气少也。少水者，津液少也，津液少而不能还入胃中，则火盛而不能灭矣。夫肾主存精，阳明之所生也，复上与阳明相合，戊癸合而化火，火土之气，阴气虚少，则阳独治矣。然独阳不生，谓不能再生长其阳热，惟此独胜而止矣。逢风而如灸如火者，是人当肉烁也[4]。此释明阳明之气主于四肢，而又所主肌肉也。二阳之气在于皮肉肌腠之间，而又逢风热之阳邪，

─────────────────

[1]《逆调论》：为《素问》第三十四篇的篇名。是篇论述阴阳、水火、营卫、气血、表里等失于和调所发生之病变，故名。

[2]逢风寒如灸如火者：《素问》原文为"逢风寒如灸如火者"。灸，误作"灸"。炙，火烤。新校正："《太素》云：如炙于火，当从《太素》之文。"附此参考。

[3]阳独治：指阴气虚极，而阳气独旺。

[4]肉烁：即肌肉消削，如以火灼肌肉而干枯。

邪正相搏，则火热炽^{〔1〕}，而消灼其肌肉矣。

人有寒，汤火不能热^{〔2〕}，厚衣不能温^{〔3〕}，然不冻栗，是为何病？身寒而汤火不能热、厚衣不能温者，太阳气衰，而寒在表也；不冻栗者，二阳火热之在里也。曰：是人者，素肾气胜，以水为事，太阳气衰，肾脂枯不长，一水不能胜两火，肾者，水也，而生于骨，肾不生，则髓不能满，故寒甚至骨也。肾气胜者，肾水之气胜也。以水为事者，膀胱之水胜也，谓其人水寒之气偏胜。水寒偏胜，则太阳之气衰，太阳气衰，则孤阴不长矣。水，精水也，肾脏之精枯不长，而膀胱之一水，不能胜二火矣。夫肾生骨髓，水生肝，肾脂不生，则髓不能生满于骨，是以寒至骨也。以上兼论阴阳水火互相生长之道也。所以不能冻栗者，肝一阳也，心二阳也，肾孤脏也，一水不能胜二火，故不能冻栗，病名曰骨痹，是人当挛节也。肝者，一阳初生之木火也。心者，地二所生之君火也。肾为牝脏，孤脏也。孤脏之阴，借太阳标本以合化，太阳气衰，则孤阴不长矣。膀胱之津液，不能胜二火，故其人不能冻栗者，二阳之火热在内也。病名曰骨痹，病骨髓枯而骨痛也。故其人当骨节拘挛。此论表里阴阳之不调也。

人之肉苛者，虽近衣絮，犹尚苛也，是谓何疾？苛^{〔4〕}，恶寒冷也。曰：荣气虚，卫气实也。虚实者，不和也，言荣气不得卫气之和，则荣气虚，卫气不得与荣气相和，则卫气实也。盖阳道常实，故曰实，然则过犹不及也。荣气虚则不仁，卫气虚则不用，荣卫俱虚，则不仁且不用；肉如故也^{〔5〕}。不仁者，不知痛痒也。不用者，痿而不胜也。人身与志不相有，曰死。人身者，荣卫之所循行也；志者，五脏之神志也。此言荣气当与卫气和调，荣卫之气又当与神志和调者也。此三者皆相失而不相有，则气血不行，魂魄必散而死矣。

人有逆气不得卧而息有音者，有不得卧而息无音者，有起居如故而息有音者，有得卧行而喘者，有不得卧不能行而喘者，有不得卧卧而喘者，皆

---

〔1〕热炽（chì 赤）：热极。

〔2〕不能热：犹不能使之热的意思。

〔3〕不能温：即不能使之温的意思。

〔4〕苛：高士宗："苛，犹疟也，承上文寒热之义也，言人有不因寒热，而肌肉如疟。"

〔5〕肉如故也：高士宗："肉苛如故也。"

何脏使然？愿闻其故。此论经气上下不调也。经气生于脏腑，故曰何脏使然。曰：不得卧而息有音者，是阳明之逆也，足三阳者下行，今逆而上行，故息有音也。一呼一吸曰息，息有音者，呼吸有声，气逆之所致也。足之三阳从头走足，故三阳者下行，今反逆于上，以致呼吸之有音也。阳明者，胃脉也，胃者，六腑之海，其气亦下行，阳明逆，不得从其道，故不得卧也。《下经》曰[1]：胃不和则卧不安。此之谓也。胃者，水谷血气之海也，胃之所出血气者，从大络而上注于肺，从胃脉而下注足少阴也。如阳明逆，不得从其道，则为不得卧而息有音；手太阴逆，则为起居如故而息有音；足少阴逆，则为不得卧而喘也。夫起居如故而息有音者，此肺络脉逆也，络脉不得随经上下，故留经而不行，络脉之病人也微，故起居如故而息有音也。此言手太阴之经脉也，肺主呼吸，肺主络脉逆[2]，故呼吸不利而息有音也。夫脉之循于里曰经，浮而外者为络，外内上下相贯，循环无端，络脉逆则气留于经，而不行于络矣。络者，浮于皮肤之间，其病轻微，故止息有音，而起居如故也。夫不得卧，卧则喘者，是水气之客也。夫水者，循津液而流也。肾者水脏，主津液，主卧与喘也。此言足少阴之调逆也[3]。夫津液者，水谷之所生，肾者，胃之关也，胃之水液从关而下，入于肾者顺也。如阳明逆，不得从其道而下入于肾，则肾之水气，反循津液之道路而上乘于胃矣，是以胃不和而卧不安也。故曰：肾者水脏，主津液，又主卧与喘也。夫手太阴，足少阴、阳明，主血气生始之根源，经脉呼吸之道路。人之一身，总不外乎水火、阴阳、荣卫、气血。是以上章论水火、阴阳之寒热，后章论呼吸经脉之逆调。

【**按语**】本节论述阴阳、上下、表里不调之寒热病机，以及脏腑之虚实、营卫不调、经络之气上下不调等所导致发生病变之病机，故统称为逆调之为病。

---

[1]《下经》曰：古代医经名。早佚。
[2]肺主络脉逆：为"肺之络脉逆"。之，误作"主"。于义理均是。
[3]此言足少阴之调逆也：为"此言足少阴之逆调也"。"逆调"误作"调逆"。
    谓人身阴阳，和调则顺，逆调则病。

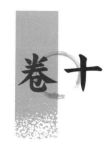

病　机

　　《邪客》篇曰：夫邪气之客人，或令人目不明不卧出者〔1〕，何气使然？此篇论卫气行于形身之外，内宗气行于经脉之外，内行于脉内者，偕荣气而行，行于脉外者，随卫气而转，外内自相逆顺而行者也。曰：五谷入于胃也，其糟粕、津液、宗气分为三隧。故宗气积于胸中，出于喉咙，以贯心脉，而行呼吸焉。荣气者，泌其津液，注之于脉，化以为血，以荣四末，内注五脏六腑，以应刻数焉。卫气者，出其悍气之慓疾，而先行于四末分肉皮肤之间而不休者也。昼日行于阳，夜行于阴，常从足少阴之分间，行于五脏六腑。今厥气客于五脏六腑，则卫气独卫于外，行于阳，不得入于阴。行于阳则阳气盛，阳气盛则阳跷盛〔2〕；不得入于阴，阴虚，故目不瞑。盖宗气随肺气行于皮肤，呼则气出，而八万四千毛窍皆阖；吸则气入，而八万四千毛窍皆开。呼吸定息，脉行六寸，昼夜一万三千五百息，脉行八百十丈，以终五十荣之一周。是宗气、荣气皆半荣于脉中，而半行于脉外者也。卫气慓悍滑疾，独行于脉外，昼行于阳，夜行于阴，以司昼夜开阖。行于阳则目张而起，行于阴则目瞑而卧。如厥逆之气合于五脏六腑，则卫气独卫于外，行于阳不得入于阴，

─────────────

〔1〕目不明不卧出者：《灵枢》原文为"目不瞑不卧出者"。瞑，误作"明"。
〔2〕阳气盛则阳跷盛：《灵枢》原文为"阳气盛则阳跷陷"。本节以"陷"
　　作"盛"。《黄帝内经灵枢集注》："徐振公曰：《大惑论》云：'卫气不
　　得入于阴，则阳气满，阳气满则阳跷盛。'此章'陷'字疑误。"此说似是。

故目不得瞑。曰：治之奈何？曰：补其不足，泻其有余，调其虚实，以通其道而去其邪，饮以半夏汤一剂，阴阳已通，其卧立至。此所谓决渎壅塞，阴阳得和者也[1]。此论调足少阴阳明之气，以通卫气之行于内。盖卫气之行于阴，从手足阳明下行至足，而交于足少阴，从足少阴而注于五脏六腑，故当调此二经之气焉。补不足者，补卫气之不足；泻有余者，泻厥气之有余；调虚实者，调外内之虚实；以通其道路，而去其厥逆之邪。

半夏汤方：半夏五合，秫米一升，长流水千里以外者八升，扬之万遍，取其清五升煮之，炊以苇薪火，沸内二药徐煎[2]，令竭为一升半，去其滓，饮汁一小杯，日三稍益，以知为度。故其病新发者，复杯则卧，汗出则已矣。久者，三饮而已也。半夏，色白形圆，味甘气辛，阳明之品也，月令五月，半夏感一阴之气而生者也。胃属戊土，肾存天癸，饮以半夏汤一剂者，启一阴之气，上交于胃，戊癸合而化火，火土合气，则外内之阴阳已通，其卧立至。夫肾为水脏，而为生气之原，气行则水涣。胃乃燥热之府，而主中土，欲得阴气以合化，不欲寒水之上乘，故用流水千里以外者，所谓劳水也，再扬之万遍，则水性无力，不能助寒水上行矣。八乃金之成数，五乃土之生数，阳明主秋金而位居中土，故用八升五升者，助阳明之胃气也。苇乃水草，炊以苇薪者，助水中之生气也。米乃土谷而秋成，置秫米一升者，助胃气也。上古以腹中和、小便利为知。覆杯则卧，汗出而已者，正气和而厥气散，卫气得从其道而出入者矣。

【按语】本节论述目不瞑不卧出病的病机及治法。

《评热病论》曰[3]：有病温者，汗出辄复热，而脉躁疾[4]，不为汗衰，

---

〔1〕阴阳得和者也：《灵枢》原文在"阴阳得和者也"句之上，尚有"经络大通"四字。

〔2〕半夏汤方……沸内二药徐煎：《灵枢》原文为"伯高曰：其汤方以流水千里以外者八升，扬之万遍，取其清五升煮之，炊以苇薪火，沸置秫米一升，治半夏五合，徐炊"。本节自"半夏汤方……沸内二药徐煎"一段，并非原文。陈氏系取其大意。

〔3〕《评热病论》：为《素问》第三十三篇的篇名。是篇评论阴阳交、风厥等多种热病的病机与治法，故名。

〔4〕躁疾：谓脉搏的形状躁急不静。

狂言不能食，病名为何？曰：病名阴阳交[1]，交者，死也。温病者，冬伤于寒，先夏至日发者，为温病也。阴阳交者，谓汗乃阴液，外出于阳，阳热不从汗解，复入之阴，名曰阴阳交。交者，乃正不能胜邪，而邪复伤正气，故为死证。曰：愿闻其说？曰：人所以汗出者，皆生于谷，谷生于精。汗出于水谷之精，水谷之精，由精气之所化，故曰谷生于精。夫汗之发原有二，一出于水谷之精，一出于肾脏之精，而曰皆生于谷者，言肾脏之精亦水谷之所生也。今邪气交争于骨肉而得汗者，是邪却而精胜也。交争于骨肉者，邪气伏匿于骨肉之间，至春时与正气交争，而发为温病。得汗是精气胜，而邪当共并而出矣。精胜，则当能食而不复热。复热者，邪气也；汗者，精气也；今汗出而辄复热者，是邪胜也。不能食者，精无俾也[2]。病而留者，其寿可立而倾也。且夫《热论》曰[3]：汗出而脉尚躁盛者死。此复引热论以释明汗生于谷，谷生于精，不能食而精无俾者之义也。今脉不与汗相应，此不胜其病也，其死明矣。狂言者，是失志，失志者死。脉不与汗相应者，胃气虚而不胜其邪，正不胜邪，是胃气将绝，其死明矣。肾存志，狂言者，是精气伤而志先死，志先死者，不过一日半而死矣。今见三死[4]，不见一生，虽愈必死也。病而留者，一死也；胃气绝者，一死也；肾气绝者，一死也。夫肾为生气之原，肾之精气，由水谷之所生，水谷之精，由肾气之所化。如正不胜邪，而肾脏之精气尚在，一生也。如精气受伤，而阳明之生原未绝，一生也。愈者，谓邪病去也。邪虽去，而生气已绝，必死之道也。以上论邪正阴阳之道，而归重于正气之生原，不可伤也。

有病身热，汗出烦满，烦满不为汗解，此为何病？曰：汗出而身热者，风也；汗出而烦满不解者，厥也；病名曰风厥。风为阳邪，开发肌腠，腠理之汗，水谷之精也，津液外泄，风热留之，故身热也。风热不去，则动伤其肾气而上逆，逆于上则

---

[1] 阴阳交：张景岳："以阳邪交于阴分，则阴气不守，故曰阴阳交。"其病机为热邪深入阴分，精气消烁，而热邪不退。

[2] 俾（bǐ 比）：补益，助益。

[3] 《热论》：《热论》应为《热病》篇。《灵枢·热病》篇载"热病已得汗而脉尚躁盛，此阴脉之极也，死"。

[4] 三死：马莳："汗后辄复热，不能食者，一死；汗出脉尚躁盛者，二死；汗后反狂言失志者，三死。"与陈氏见解不同，录此备考。

心烦，乘于脾土则中满，病名曰风厥，谓因风邪而使肾气之厥逆也。曰：愿卒闻之[1]？曰：**巨阳主气，故先受邪；少阴与其为表里也，得热则上从之，从之则厥也。**巨阳者，太阳也，太阳之气主表。风为阳邪，邪伤人阳气，两阳相搏，则为病热。少阴与太阳相为表里，阳热在上，则阴气从之，从之则厥逆矣。**治之奈何？曰：表里刺之，饮之服汤。**表里者，阴阳也，刺表以泻风热之阳邪，刺里以下少阴之逆气，饮之以汤，以助水津之汗。

曰：劳风为病何如？此论劳病当风，而伤其肾也。烦劳则阳气外张，精气内绝，阳虚于外则易于受风，精虚于内则反动其水气也。**曰：劳风法在肺下，**风动寒水之气，法当在肺下。《水穴论》曰[2]："肾者，至阴也，至阴者，盛水也；肺者，太阴也；少阴者，冬脉也，故其本在肾，其末在肺，皆积水也。"**其为病也，使人强上冥视，**强上者，头项也[3]。阳气张而重感于风，则使人强于上。阴精竭而更受其伤，故目盲不可以视也。**唾出若涕，恶风而振寒，此为劳风之病。**肾之水液，入肺为涕，自入为唾，风动肾水，结在肺下，故唾出若涕。肺主皮毛，故恶风而振寒，此为勇而劳甚，则肾汗出，肾汗出而逢于风，肺受风寒也。**曰：治之奈何？曰：以救俛仰。**《金匮·水气篇》曰[4]："气强则为水，难以俛仰。"此水寒之气，厥逆于上，则有形之水，将欲随之，故当急救其水邪，勿使其上溢，以致不能俛仰也。**巨阳引精者三日，中年者五日，不精者七日。**此言救俛仰之法，当从小便而出也。巨阳引精者，谓太阳膀胱之府津液存焉，气化则出，巨阳气盛，能引肾精之邪水从小便而出者，三日而愈；中年精气虚者五日；老年精气衰者七日。三、五、七者，阳之数也，谓得阳气之化，而阴水自出矣。**咳出青黄涕，其状如脓，大如弹丸，从口中若鼻中出，不出则伤肺，伤肺则死也。**此言水寒之邪，逆于肺下者，又当从上窍以出之，此上下分消之法也。夫肾为水脏，受五脏之精而存之，今肾脏之水气反逆于上，则四脏之津皆为之凝聚而不下矣。青黄涕者，肝脾之津也，脓乃赤白之间色，如脓状者，心肺之津也。四脏之津，不下归于肾，反凝聚于肺下，故当咳而出之。肺之上[5]，

---

[1] 卒：尽的意思。

[2]《水穴论》：应为《水热穴论》之误。

[3] 强上者，头项也：应为"强上者，头项强也"。漏一"强"字。应予补正。

[4]《金匮·水气篇》：为《金匮要略方论·水气病脉证并治第十四》。

[5] 肺之上：为"肺之下"之误。

脾之上也，或从脾而出之口，或从肺而出之鼻，皆涕唾所出之外窍也。肺主气而至清虚，故肺浊伤之则死。

曰：有病肾风者，面胕庞然，壅害于言，可刺不[1]？肾风者，因风而动肾脏之水，故又名风水。胕，足胕也，庞然，肿貌，言面足庞然而肿也。少阴之脉，贯肾系舌本，水邪上逆，故壅害不言。曰：虚不当刺。不当刺而刺，后五日，其气必至。肾为风邪所伤，则精气已虚，故不当刺，虚反刺之，后五日其逆气必至。曰：其至何如？曰：至必少气而时热，时热从胸背上至头，汗出手热，口干苦渴，小便黄，目下肿，腹中鸣，身重难以行，月事不来，烦而不能食，不能正偃，正偃则咳，病名曰风水，论在刺法中。病名风水者，因风而动其水也。

愿闻其说。曰：邪之所凑[2]，其气必虚。阴虚者，阳必凑之，故少气时热而汗出也。小便黄者，少腹中有热也。风邪伤肾，精气必虚，阴虚则阳往乘之，故时时发热。肾为生气之原，故少气也。阳加于阴则汗出，湿热上蒸，故从胸背而直上于头。热在下，故小便黄也。不能正偃者，胃中不和也。正偃则咳甚，上迫肺也。正偃，仰卧也，水上乘于胃，则胃曰不和[3]，故不得正偃。肺脉下络大肠，环循胃口，故上迫于肺也。诸有水气者，微肿先见于目下也。曰：何以言？曰：水者，阴也；目下，亦阴也；腹者，至阴之所居；故水在腹者，必使目下肿也。太阴者，至阴也，水邪上乘于腹，故伤胃而渐及于脾，故微肿先见于目下，脾主约束也。真气上逆，故口苦、舌干，真气者，脏真之心气也。心属火而恶水邪，水气上乘，则迫其心气上逆，是以口苦、舌干。卧不得偃，正偃则咳出清水也。此言水气上乘，始胃而脾，脾而心，心而肺也。肾为本，肺为末，金水子母之脏，皆积水也。是从水气上逆于肺，则咳出清水。诸水病者，故不得卧，卧则惊，惊则咳甚也。水邪乘胃，故不得卧；胃络上通于心，阳气入阴，阴阳相薄，故惊恐也。心气上乘于肺，金畏火热，故咳甚也。腹中鸣者，病本于胃也。薄脾则烦不能食，食不下者，胃脘膈也[4]。身重难以行者，胃脉在足也。

[1] 可刺不：《素问》原文为"可刺否"。不，"否"之误。

[2] 凑：侵犯也。

[3] 则胃曰不和：为"胃中不和"之误。中，误作"曰"。

[4] 胃脘膈也：《素问》原文为"胃脘隔也"。隔，误作"膈"。今从《内经》更正。

水病本于胃，而随经下泄，故腹作雷鸣，薄于脾则烦而不能食。盖脾络上隔注心中，故烦；上焦主纳，故不能食也；胃脘阻隔，故食不下；水气随经下流，故身重难以行也。月事不来者，胞脉闭也，胞脉者，属心而络于胞中，今气上迫肺，心气不得下通，故月事不来也。中焦之汁，流溢于肾而为精，奉心化赤而为血，血之液为汗。此节首论风伤肾脏之精，末结不能奉心化赤。盖此篇评论阳热之邪，惟借阴精汗液以制胜。前章论谷精之汗，不能胜邪者死。此言肾脏之精，为风邪所伤，而又不得心气下通以化赤，是风邪不得从汗解矣。

【按语】本节论述阴阳交、风厥、肾风、劳风等热病的病因、病机、治疗及预后。强调疾病的预后取决于邪正斗争的胜负。正胜邪祛则生，邪胜正衰则死。

陈氏宗张志聪之说，认为劳风的病机，责于风动寒水之气，为肺受风寒，水寒之气厥逆于上，故主张以"救其水邪"为治。而尤怡则认为："风热在肺，其液必结，其气必郁，是以俯仰皆不顺利，故曰当救俯仰也。救俯仰者，即利肺气，散邪气之谓乎。"两说迥异，录此以供参考。

《腹中论》曰：有病心腹满，旦食则不能暮食，此为何病？此篇论外不涉于形身，内不关乎脏腑，在于宫城空郭之中，或气或血，或风或热，以至于女子之妊娠，皆在空腹之中，故篇名曰腹中论也。心腹满者，谓胸膈间乃心主之宫城，腹中乃脏腑之郛郭者也。曰：名为鼓胀。鼓胀者，如鼓革之空胀也。此因脾土气虚不能磨谷，故旦食而不能暮食，以致虚胀如鼓也。治之奈何？曰：治之以鸡矢醴[1]，一剂和[2]，二剂已。鸡矢，取鸡屎上之白色者，鸡之精也。鸡属阳明秋金，在卦配巽风木[3]。此乃脾土艰于运化，以致胀满不食，风木制化土气，阳明燥合太阴。醴乃熟谷之精液，酿以稻米，炊之稻薪，主补益中土，而先行于荣卫者也，故一剂则腹中温和，二剂其病则已。法用鸡矢白一升，老

[1] 鸡矢醴：治疗臌胀的药酒方名，为《内经》十三方之一。张景岳："鸡矢之性，能消积下气，通利大小二便，盖攻伐实邪之剂也。"
[2] 一剂和：《素问》原文为"一剂知"。知，见效的意思。
[3] 巽（xùn 迅）：八卦之一，卦象为"☴"，代表风，属木。

酒二斤，炖热渍鸡矢，乘温以布囊绞取渍服〔1〕。鸡鸣于寅卯之时，鸣则先鼓其翼，风木之象也。盖木击金则鸣矣。又说者曰：羽虫无肺〔2〕，故无前阴，屎中之白者，精也。

曰：有病胸胁支满者，妨于食，病至则先闻腥臊臭，出清液〔3〕，先唾血，四支清，目眩，时时前后血，病名为何？何以得之？上节论腹中气虚，其病在脾，此论腹中血虚，所伤在肝也。夫血乃中焦水谷之汁，专精者行于经隧，为经脉之血；其流溢于中者，注于肾脏而为精，复奉心化赤而为血，从胞中而注于冲脉，循腹上行，至胸中而散，充肤热肉，淡渗于皮肤，而生毫毛，卧则归存于肝，寤则随卫气而复行于皮肤之气分，男子络唇口而生髭须，女子以时下为月事，此流溢于中，布散于外之血也。是以此血虚脱，则肝气大伤，有病胸胁支满者，肝虚而胀满也。食气入胃，散精于肝，肝气伤，故妨于食也。肝臭臊，肺臭腥，不能淡渗皮毛则肺虚，无所归存于肝则肝虚，肝肺两虚，是以病至则先闻腥臊臭也。肺气虚出清液；肝脏虚，先唾血也，不能充肤热肉，则四肢冷。肝开窍于目，故目眩也。肝主疏泄，时时前后血者，肝无所存而虚泄之也。曰：病名曰血枯〔4〕。此得之年少时有所大脱血，若醉入房中，气竭肝伤，故月事衰少不来也。有所大脱血则伤肝，肝伤，在女子则月事衰少不来矣。醉以入房，在男子则伤精，精伤则无从化赤矣。气生于精血，精血虚脱则气竭矣。治之奈何？曰：以四乌鲗骨一藘茹二物并合之，丸以雀卵，大如小豆，以五丸为后饭，饮以鲍鱼汁，利肠中及伤肝也。

法用乌鲗骨，四两，一名海螵蛸。藘茹，一两，一名茜草，共研极末，以雀卵为丸，小豆大，每服五丸，饭后以鲍鱼汁一杯送下，早晚二服〔5〕。乌鲗骨，乌贼鱼之骨也，贼鱼状若胞囊，腹中有墨，今俗呼墨鱼，脊上止生一骨，轻脆如通草。盖乌者肾之色，骨乃肾所主，补益肾脏之精血者也。藘茹，又名地血，汁可染绛，其色紫赤，延蔓空通，乃生血通经之草也。夫鱼乃水中动物，属阴之阳，血中之气，故用乌鲗骨四者，以布散于四肢也。血乃中焦所生，用藘茹一者，主生聚于中焦也。夫飞者主气，潜者生血，卵白主气，卵黄主血，

〔1〕法用鸡矢白一升……取渍眼：此段二十五字，非《素问》原文，乃陈氏之语。

〔2〕羽虫：指鸟类动物。

〔3〕出清液：谓口泛清水。

〔4〕病名曰血枯：《素问》原文无"曰"字。

〔5〕法用乌鲗骨……早晚二服：本段三十七字均非《素问》原文，系为陈氏之语。

雀乃羽虫，潜入大水为蛤。丸以雀卵者，因气竭肝虚，补血而补气也。豆乃肾之谷，五者土之数，气血皆中焦所生，故宜饭后而服五豆许也。鲍鱼味咸气臭，主利下行，故饮鲍鱼汁以利肠中，而后补及于肝之伤也。

曰：有病膺肿、颈痛、胸满腹胀，此为何病？何以得之？曰：名厥逆。曰：治之奈何？曰：灸之则喑，石之则狂，须其气并，乃可治也。曰：何以然？曰：阳气重上，有余于上。灸之则阳气入阴，入则喑；石之则阳气虚，虚则狂；须其气并而治之，可使全也。夫诸阳之气[1]，而腹气又厥逆于上，是阳气重上，而有余于上矣。夫阳气陷下则灸之，今阳盛于上，而反灸之，则阳热之气，反入于经脉之阴，则为喑。若以石砭之，则阳气外泄而虚，虚则狂矣。气并者，血气合并也，须其厥逆之气，合血相并，而后治之，可使之全也。

曰：何以知怀子之且生也？曰：身有病而无邪脉也。此论腹中之血气和平，而有生成之造化也。夫气主生物，血主成物，怀子者，血气之相和也。且生者，谓血气之所以成胎者，虚系于腹中，而无经脉之牵带，故至十月之期，可虚脱而出。当知月事怀妊之血，在气分而不在经脉也。身有病者，月事不来也。无邪脉者，气血和平也。

曰：病热而有所痛者，何也？曰：病热者，阳脉也，以三阳之动也，人迎一盛少阳，二盛太阳，三盛阳明。入阴也，夫阳入于阴，故病在头与腹，乃䐜胀而头痛也。盖言表里阴阳之气，各有所主之部署，如阴气厥逆于上，则为膺肿、颈痛，阳气下入于阴中，则腹中䐜胀也。

【按语】本节论述臌胀、血枯、厥逆等腹中疾患的病因、病机、症状及治法。并述及妊娠与腹中疾患的区别。所载鸡矢醴和四乌鲗骨一蘆茹丸两个方剂，均为《内经》十三方之一，是研究古代方剂学的重要资料。

《奇病论》曰[2]：人有重身[3]，九月而喑，此为何也？此论奇恒之府，

---

〔1〕夫诸阳之气：《黄帝内经素问集注》张志聪的原注在"夫诸阳之气"之下，尚有"上升"二字。于义理为是。

〔2〕《奇病论》：为《素问》第四十七篇的篇名。是篇论述异于寻常的疾病，故名。

〔3〕重身：张景岳："妇人怀孕，则身中有身，故曰重身。"

而为奇恒之病也。曰：胞之络脉绝也。胞之络脉，胞络之脉也。绝，谓阻隔不通也。盖妊至九月，胞长已足，设有碍于胞络，即使阻绝而不通也。曰：何以言之？曰：胞络者，系于肾，少阴之脉，贯肾系舌本，故不能言。声音之道，在心主言，在肺主声，然由肾间之动气，上出于舌，而后能发其音声，故曰：舌者，音声之机也。曰：治之奈何？曰：无治也，当十月复。十月胎出，则胞络通，而音声复矣。

曰：病胁下满，气逆，二三岁不已，是为何病？曰：病名曰息积，此不妨于食，不可灸刺。积为导引服药，药不能独治也。此肺积之为病也。肺主气而司呼吸定息，故肺之积曰息奔，在本经曰"息积"积者[1]，渐积而成，是以二三岁不已。夫肝肺之积，皆主胁下满，积在肝则妨于食，此积在肺，故不妨于食也。此病腹中有形，不可灸刺。凡积当日用导引之功，调和之药，二者并行，斯病可愈。若止用药而不导引，则药不能以独治也。曰：人有身体髀、股、胻皆肿，环脐而痛，是为何病？曰：病名伏梁，此风根也。其风溢于大肠[2]，而著于肓，肓之原在脐下，故环脐而痛也。不可动之，动之为水溺涩之病也。此其气积于大肠之外而为伏梁也。大肠为肺之府，气逆不通，是以身体髀、股、胻皆肿，此根因于风邪伤气，流溢于大肠之间，而著于肓。肓者，即肠外之膏膜，其原出于脖胦[3]，正在脐下，故环脐而痛也。不可动者，不可妄攻以动之，盖风气流溢于脐下，与水脏水腑相连，动之则风行水逆，而为水病也。水逆于下，则小便为之不利矣。

曰：人有病头痛，以数岁不已，此安得之？名为何病？曰：当有所犯大寒，内至骨髓，髓者以脑为主，脑逆，故令头痛，齿亦痛，病名曰厥逆。此论脑骨髓之为病也。夫在地为水，在天为寒，寒生水，水生咸，咸生肾，肾生骨髓，故所犯大寒之气，而内至骨髓也。诸髓皆属于脑，故以脑为主，髓邪上逆则入于脑，是以头痛数岁不已，齿乃骨之余，故齿亦痛也。此下受之寒，上逆于巅顶，故名曰厥逆。

曰：有病口甘者，病名为何？何以得之？曰：此五气之溢也，名曰脾瘅。五气者，土气也，土位中央，在数为五，在味为甘，在臭为香，在脏为脾，在窍为口，多食甘美，

---

[1]本经：指《素问》。

[2]其风溢于大肠：《素问》原文为"其气溢于大肠"。气，误作"风"。

[3]脖胦（yāng 央）：气海穴的别名。

则臭味留于脾中，脾气溢而证见于外窍也。瘅，热也。夫五味入口，存于胃，脾为胃行其津液[1]，津液渗脾[2]，故令人口甘也；此肥美之所得也[3]，其人必常食甘美而多肥也[4]。肥者令人多热[5]，甘者令人中满，故脾气上溢，转为消渴[6]。治之以兰，除陈气也。兰，香草。陈气，积物也。盖味有所积，以气行之。

曰：有病口苦者，病名为何[7]？何以得之？曰：病名曰胆瘅。夫肝者，中正之将也，取决于胆，咽为之使。肝者，将军之官，谋虑出焉。胆者，中正之官，决断出焉。夫谋虑在肝，决断在胆，故肝为中正之将，而取决于胆也。肝脉挟胃贯膈，循喉咙，入颃颡，环唇内，故得为肝之外使，是以肝病亦证见于口也。此人者，数谋虑不决，故胆虚，气上溢，而口为之苦。谋虑不决，则肝气郁而胆气虚矣。胆之虚气上溢，而口为之苦矣。治之以胆募、俞，治在阴阳十二官相使中。胸腹曰募，背脊曰俞。胆募在乳下十二肋之外、期门下、同身寸之五分；俞在脊第十四椎两旁，相去脊中各有一寸五分。

曰：有癃者，一日数十溲，此不足也；身热如炭，颈膺如格，人迎躁盛，喘息，气逆，此有余也；太阴脉微细如发者[8]，此不足也。其病安在？名为何病？此论阴阳二气主于太阴、阳明，阴阳不和而为死证也。夫水谷入胃，肺主行其津液[9]，太阴为之行气于三阴，阳明为之行气于三阳，太阴不足则阳明甚盛，太过不及则阴阳不和，阴阳不和，则表里之气皆绝矣。夫入胃之饮，上输于脾，脾气散精，上归于肺，通调水道，下输膀胱。今太阴病而不能转输于上，颇在肺而不能通调于下，则病癃矣。夫地气

---

〔1〕脾为胃行其津液：《素问》原文为"脾为之行其精气"。之，误作"胃"，精气，误作"津液"。
〔2〕津液渗脾：《素问》原文为"津液在脾"。
〔3〕此肥美之所得也：《素问》原文为"此肥美之所发也"。
〔4〕其人必常食甘美而多肥也：《素问》原文为"其人必数食甘美而多肥也"。数，误作"常"。
〔5〕多热：《素问》原文为"内热"。
〔6〕消渴：病名，其症状为口渴，易饥，小便数。
〔7〕有病口苦者，病名为何：《素问》原文为"有病口苦者，取阳陵泉，口苦者病名为何"。
〔8〕太阴脉：此处指寸口脉。
〔9〕肺主行其津液：应为"脾主行其津液"之误。肺，"脾"之误。

升而为云，天气降而为雨，今地气不能上升，而惟下泄，是以一日数十溲，此太阴之不足也。阳明者表也，身热如炭，阳明盛也。阳明脉挟喉，其腧在膺中，项膺如格，胃气强也。阳明盛强，则人迎躁急，颇关在肺，故喘息气逆，此阳明之有余也。阳明盛强，则与脾阴相绝，太阴不得受水谷之精，是以脉微如发，此太阴之不足也。曰：**病在太阴，其盛在胃，颇在肺，病名曰厥，死不治。**此病在脾与胃肺也。夫阳明乃燥热之经，从中见太阴之湿化，太阴不足，则胃气热而人迎燥盛矣。胃气上逆，颇关在肺，而为喘息气逆矣。胃气强盛，不能游溢精气，而太阴不足矣。太阴不足，则五脏六腑皆无所受气，而为阳明之厥证也。**此所谓得五有余二不足也。曰：何谓五有余、二不足？曰：所谓五有余者，亦病气之有余也**[1]**；二不足者，亦病气之不足也。今外得五有余，内得二不足，此其身不表不里，亦正死明矣。**阳明者，表也，外得五有余，不能行气于三阳之表也；太阴主里，内得二不足，不能行气于三阴之里矣。此其身之表里阴阳皆为断绝，亦正死之证也明矣。

曰：**人生而有病巅疾者，病名曰何？安所得之？曰：病名为胎病，此得之在母腹中时，其母有所大惊，气上而不下，精气并居，故令子发巅疾也。**此女子胞之为病也。有所大惊，则气暴上而不下。夫精以养胎，而精气并居者也。母受惊而气上，则子之精气亦逆，故令子发巅疾也。曰：**有病疣然如水状，切其脉大紧，身无痛者，形不瘦，不能食，食少，名为何病？**疣然，浮肿貌。如有水状者，水气上乘，非有形之水也。足少阴寒水主气，大则为风，紧则为寒，故其脉大紧也。夫病风水者，外证有骨节疼痛；此病在肾，非外受之风邪，故身无痛也；水气上乘，故形不瘦；风水邪乘侮土气，故不能食；即食亦不能多食也。曰：**病生在肾，病曰肾风**[2]**。肾风而不能食，善惊，惊已，心气痿者死。**肾为水脏。水者，火之胜，不能食者，水邪直上于上焦也。善惊者，水气薄于心下也。夫心不受邪，惊已而心气痿者，心受邪伤也。

【按语】本节论述妊娠喑病、息积、伏梁、脑逆、脾瘅、胆瘅、癜病、癫痫、肾风等奇病的病因、病机、症状及治疗等，很有临床实践意义。如指出"数食甘美而多肥"令人消渴；口甘治以兰草，以及先天性癫痫与母体

〔1〕亦病气之有余也：《素问》原文为"五病气之有余也"。五，误作"亦"。
〔2〕病曰肾风：《素问》原文为"病为肾风"。为，误作"曰"。

怀孕期间的精神和周围环境有关等，都是古代医家实践经验的总结。

《病能论》曰[1]：人病胃脘痛者，诊当何如？曰：诊此者，当候胃脉，其脉当沉细，沉细者气逆，逆者人迎甚盛[2]，甚盛则热；胃脉者，手太阴之右关脉也。人迎者，右寸口之脉也。盖胃气逆，则不至于手太阴，而胃脉沉细矣。气逆于胃，则人迎甚盛，人迎甚盛，则热聚于胃矣。人迎者，胃脉也，逆而盛，则热聚于胃口而不行，故胃脘为痛也。胃气逆，则人迎脉盛，热聚于胃，则留滞而为痛也。

曰：人有卧而有所不安者，何也？曰：脏有所伤，及精有所之寄则安[3]，故人不能悬其病也[4]。此言胃不和则卧不安。盖五味入胃，津液各走其道，是胃府所生之精，能分寄于五脏则安，逆留于胃，即为卧不安之病也。

曰：人之不得偃卧者，何也？曰：肺者，脏之盖也。肺气盛则脉大，脉大则不得偃卧。论在《奇恒阴阳》中[5]。此言肺气逆而为病也。脏真高于肺，为五脏之华盖，朝百脉而输精于脏腑，肺气逆则气盛脉大，脉大则不得偃卧矣。偃，仰也。奇恒阴阳中，谓《玉机诸论》篇中[6]，言"行奇恒之法，以太阴始也[7]"。

曰：有病厥者，诊右脉沉而紧，左脉浮而迟，不然，病主安在？此言肾气逆而为病也。夫右脉主血，当沉；右脉主气，当浮。今脉不然，其所主之病安在？曰：冬诊之，右脉固当沉紧，此应四时；左脉浮而迟，此逆四时。在左当主病在肾，颇关在肺，当腰痛也。脉合四时，故冬诊之，左右脉皆当沉紧。今左脉反浮而迟，是逆四时之气也。而又反浮在左，故当主病在肾，颇关在肺，当为腰痛之病。曰：何以言之？曰：

[1]《病能论》：为《素问》第四十六篇的篇名。是篇言病之形态，故名。吴昆："能，犹形也。"

[2] 人迎：结喉两旁之动脉，属阳明胃经。陈氏以人迎作右寸口之脉解。

[3] 精有所之寄：马莳："寄，藏也。"精有所之寄，犹五脏之精神有所归宿之意。

[4] 悬：猜测的意思。

[5]《奇恒阴阳》：王冰："上古经篇名，世本阙。"

[6]《玉机诸论》篇：为《素问·玉版论要》篇之误。

[7] 以太阴始：王冰："以气口太阴之脉，定四时之正气。"是指诊手太阴寸口脉，可知邪正盛衰及气血之虚实。

少阴脉贯肾络肺，肾为之病[1]，故肾为之腰痛之病也。行奇恒之法，以太阴始，二脏相通，移皆有次。

曰：有痈疽病者，以石治之[2]，或针灸治之而皆已，其真安在？曰：此同名异等者也[3]。夫痈气之息者[4]，宜以针开除去之；夫气盛而血聚者，宜石而泻之，此所谓同病而异治也。肝脏之血，行于皮肤气分，如肾脏之寒邪，顺传于肝，肝气盛，而血聚于皮肤之间而为痈肿者，宜石而泻之。盖石者，砭其皮肤出血；针者，刺其经穴之中也，故其病在脉络者宜针，病在皮肤者宜砭，是以同病异治，而皆已也。

曰：有病怒狂者，此病安生？《经》曰[5]："肝移寒于心，狂，膈中。"又[6]："肝病者善怒。"此肝虽顺传于心，而不得相生之正气，反受肝之寒邪，寒凌心火，心君受寒气扰乱，故为怒狂。曰：生于阳也。曰：阳何以使人狂？曰：阳气者，因暴折而难决，故善怒也，病名曰阳厥。折，屈逆也。决，流行也。此言肝气上逆，则阳气暴折而不得出，阳气难于流行，则肝气亦未得而治，故善怒也。曰：何以治之[7]？曰：阳明者常动[8]，巨阳、少阳不动[9]，不动而动大疾，此其候也。心为阳中之太阳，巨阳者，心之标阳也；少阳者，肝之表气也。夫阳明乃胃之悍气，故动而不休。巨阳、少阳不动者也。今不动之气，反动而大疾，故使人怒狂也。曰：治之奈何？曰：夺其食即已。夫食入于阴，长气于阳，故夺其食则已[10]。使之服以生铁洛为饮[11]。夫生铁洛者，

---

[1] 肾为之病：《素问》原文"肾为之病"四字之上，尚有"今得肺脉"四字。

[2] 有痈疽病者，以石治之：《素问》原文为"有病颈痈者，或石治之"。

[3] 异等：张志聪："等，类也。"高士宗："颈痈之名虽同，而在气在血则异类也。"

[4] 息：张景岳："息，止也。痈有气结而留止不散也。"

[5] 《经》曰：此处系指《素问·气厥论》篇。该篇载："肝移寒于心，狂，膈中。"

[6] 又：系指《素问·脏器法时论》篇。该篇载："肝病者……令人善怒。"

[7] 何以治之：《素问》原文为"何以知之"。知，误作"治"。

[8] 阳明者常动：指大迎、人迎、冲阳等处的脉搏搏动明显。

[9] 巨阳、少阳不动：指太阳经之委中、昆仑，少阳经之听会、悬钟穴等处，其脉不甚动。本节所云脉动者，多指三部九候遍诊法的部位。

[10] 故夺其食则已：《素问》原文为"故夺其食即已"。即，误作"则"。

[11] 生铁洛：张景岳："即炉冶间锤落之铁屑，用水研浸，可以为饮，其性寒而重，最能坠热开结。"

下气疾也。夫所谓怒狂者，肝邪上乘于心，铁乃乌金，能伐肝木，故下肝气之疾速也。夺其食者，使阴气衰而阳动息矣。

曰：有病身热者解堕[1]，汗出如浴，恶风少气，此为何病？曰：病名曰酒风。此言脾气逆而为病也。夫饮酒数醉，气聚于脾，热盛于中，故热遍于身，而四肢懈惰也。热盛则生风，风热相搏，是以汗出如浴，而恶风少气也。曰：治之奈何？曰：以泽泻、术各十分，麋衔草五分[2]，合以三指撮，为后饭。《易》曰[3]：山泽通气，泽泻服之，能行水上，如泽气之上升为云，而复下泻为雨也。术乃山之精，得山土之气，能通散脾气于四旁。麋衔草，有风不动，无风独摇，能去风除湿者也。合三指撮者，三乃木之三数[4]，取制化土气之义。后饮者，复以谷气助脾者也。

生铁洛一两，水三杯，煮取一杯服。

泽泻十分，白术十分，麋衔草五分，共研为细末，以三指撮，百沸汤冲服，复以饭食[5]。

【按语】本节论述胃脘痛、卧不安、不得卧、腰痛、颈痛、怒狂等的病因、病机、症状与治法。所载生铁洛饮与泽泻术麋衔二方，均为《内经》十三方中的方剂。

《口问》篇曰[6]：夫百病之始生也，皆生于风雨寒暑，阴阳喜怒，饮食居处，大惊卒恐。则血气分离，阴阳破散[7]，经络厥绝，脉道不通，阴

---

〔1〕堕：《素问》原文为"堕"字。

〔2〕麋衔草五分：《素问》原文为"麋衔五分"，无"草"字。麋衔，药名，味苦平，微寒，主治风湿。

〔3〕《易》：此系指《易传》。原文为"天地定位，山泽通气"。

〔4〕三乃木之三数：按五行生成数，天三生木，三乃木之生数，"三"应为"生"之误。

〔5〕生铁洛……复以饭食：本段四十四字，非《素问》原文，而为陈氏语。

〔6〕《口问》篇：为《灵枢》第二十八篇的篇名。是篇篇首载有"六经已毕，厥得口问"，故名。盖言古之医道，皆口传心授之意。

〔7〕阴阳破散：《灵枢》原文为"阴阳破败"。

阳相逆，卫气稽留，经脉虚空，血气不次，乃失其常。论不在经者，请道其方。此言百病之生，不出外内二因。外因者，因于风雨寒暑；内因者，因于喜怒惊恐，饮食居处，皆伤荣卫、血气、阴阳、经脉。若不在经者，请言其所在之病。

曰：人之欠者，何气使然？曰：卫气昼日行于阳，夜半则行于阴。阴者主夜，夜者卧。阳者主上，阴者主下。故阴气积于下，阳气未尽，阳引而上，阴引而下，阴阳相引，故数欠。阳气尽，阴气盛，则目瞑；阴气尽而阳气盛，则寤矣[1]。泻足少阴，补足太阳。此论阴阳之气，上下出入。阳者，天气也，主外主上；阴者，地气也，主内主下。然又有升降出入之机，而人亦应之。人之卫气日行于阳，夜行于阴。引于阴，则阳气在内，阴气在外，阳气在下，阴气在上，夜半一阳初生，至天明卫行于阳而寤。然在下之阳气未尽行于上，阳欲引而上，阴欲引而下，阴阳相引，故数欠。欠，呵欠也。此阴阳之上下也。日暮在外之阳将尽，而阳气渐盛，则目瞑而卧；平旦在外之阴气将尽，而阳气渐盛，则寤矣。此阴阳之外内也。当补足太阳，以助阳引而上，泻足少阴，以引阴气而下，少阴、太阳，标本相合，为阴阳之主宰。曰：人之哕者，何气使然？曰：谷入于胃，胃气上注于肺。今有故寒气与新谷气，俱还入于胃，新故相乱，真邪相攻，气并相逆，复出于胃，故为哕。补手太阴，泻足少阴。此言人之所受谷气，由胃海之布散于天下者也。哕者，呃逆也。夫肾者，至阴也，至阴者，盛水也；肺者，太阴也，少阴者，冬脉也，故其本在肾，其末在肺，皆积水也。是在下之寒水上通于天者也，故当补手太阴，以助天之阳气；泻足少阴，以下肺之寒邪。肺之寒者，乃肾水之寒气也。此论人身之应天地阴阳。奇邪之走空窍，非外因之形寒，亦非饮冷之寒气也。曰：人气唏者，何气使然？曰：此阴盛而阳气虚，阴气疾而阳气徐，阴气盛而阳气绝，故为唏。补足太阳，泻足少阴。此论阴阳之不和也。太阳少阴乃水火阴阳之本，阴阳不合，标本互交，故当补足太阳之阳，泻足少阴之阴，以和其阴阳焉。唏者，唏嘘悲咽也。盖阳气盛则多喜笑，阴气盛则多悲哀也。曰：人之振寒者，何气使然？曰：寒气客于皮肤，阴气盛，阳气虚，故为振寒战栗。补诸阳。此言阳气之在外也，诸阳之气主于肌表，故寒气容于皮肤，借阳气以化热。若阴气盛而阳气虚，则为振寒战栗也。当补[2]。诸阳者，

---

〔1〕寤：醒。
〔2〕当补：《黄帝内经灵枢集注》为"当补诸阳"。本节注文漏"诸阳"二字。

三阳也。曰：人之噫者，何气使然？曰：寒气客于胃，厥逆从下上散，复出于胃，故为噫。补足太阴、阳明。肾为水脏，太阳之上，寒气主之，一者寒气在于肺，噫者在胃中，一泻少阴之寒，一补太阳之阳，补泻虽别，其义则同[1]。一曰补眉本也[2]。此言土位中央，而气出于上下也。寒气客于胃者，乃太阳寒水之气也。补太阴阳明，以助其分散焉。眉本乃足太阴之经。一曰补太阳之阳气于上，而客中之寒气可散也。噫者，嗳气也。

曰：人之嚏者，何气使然？曰：阳气和则满于心[3]，出于鼻，故为嚏。补足太阳。此言太阳之气与心气之相和也。是以阳气相和，则上满于心，出于鼻，而为嚏，鼻乃肺之窍，肺乃心之盖也。故当补足太阳，使气行于外，则不满于心也。曰：人之軃者[4]，何气使然？曰：胃不实则诸脉虚，诸脉虚则筋脉懈惰，筋脉懈惰则行阴用力，气不能复，故为軃。因其所在，补分肉间。此言筋脉皆本于胃府之所生也。軃者，垂首斜倾懈惰之态。夫阳明主润宗筋，阳明虚则宗脉纵，是以筋脉懈惰，则阳明之气行于宗筋，而用力于阴矣[5]。行阴用力，则阳明之气不能复养于筋脉，故为軃。因其所在行阴，故补分肉间，以取阳明之气外出。曰：人之哀而泣涕出者，何气使然？曰：心者，五脏六腑之主也；目者，宗脉之所聚也[6]，上液之道也[7]；口鼻者，气之门户也。故悲哀愁忧则心动，心动则五脏六腑皆摇，摇则宗脉感，宗脉感则液道开，液道开故泣涕出焉。液者，所以灌精濡空窍者也。故上液之道开则泣，泣不止则液竭，液竭则精不灌，精不灌则目无所见矣，故命曰夺精。补天柱

---

〔1〕肾为水脏……其义则同：《黄帝内经灵枢集注》为"姚士因语"。原文为"肾为水脏，太阳之上，寒气主之。哕者，寒气在于肺；噫者，寒气在于胃中。一泻少阴之寒，一补太阳之阳，补泻虽别，其义则同"。本节注文"一者"应为"哕者"之误。

〔2〕眉本：为足太阳膀胱经穴位，即攒竹穴的别名。

〔3〕阳气和：《灵枢》原文为"阳气和利"。漏一"利"字。

〔4〕軃（tuǒ 妥）：同"軃"，下垂的样子。

〔5〕阴：阴器。

〔6〕宗：张景岳："宗，总也。凡五脏六腑之精气，皆上注于目而为之精，故目为宗脉之所聚。"

〔7〕上液：指头部七窍之液，如泪、涕、涎之类。

经侠头[1]。此言五脏之液，内濡百脉，膀胱之津，外濡空窍。命曰夺精者，谓夺其外濡空窍之精也。当补膀胱经之天柱于挟颈间，以资津液上灌，盖液随气行者也。曰：人之太息者，何气使然？曰：忧思则心系急，心系急则气道约，约则不利，故太息以伸出之。补手少阴心主，足少阳留之也。此言上焦之宗气与下焦之生气相通，而行呼吸者也。夫宗气积于胸中，出于喉咙，以贯心脉，而行呼吸，气道敛约不利，故太息以伸出之。盖肾为生气之原，少阳属肾，乃肾中所生之初阳，上通于心主包络，故补手少阴心主，以通上焦之气；补足少阳留之，以候下焦之生气以上交矣。曰：人之涎下者，何气使然？曰：饮食者皆入于胃，胃中有热则虫动，虫动则胃缓，胃缓则廉泉开，故涎下。补足少阴。此言足少阴之气上与阳明相合，而化生水谷者也。虫者，阴类也，阴类动则肾气不交于阳明，而胃气缓矣。气不上交，则水邪反从任脉而上出于廉泉，故涎下。当补足少阴，以助下焦之生气上升，而水邪自下矣。曰：人之耳中鸣者，何气使然？曰：耳者，宗脉之所聚也。故胃中空则宗脉虚，虚则下溜，脉有所竭者，故耳鸣。补客主人[2]。此言经脉之血气资生于胃，而资始于肾也。夫肺朝百脉，宗脉者，百脉一宗，肺所主也。脉中血气有竭，故耳中鸣也。客主人，乃足少阳之脉，当补客主人，以引下焦之脉气上行者也。曰：人之自啮舌者[3]，何气使然？曰：此厥逆走上，脉气辈至也。少阴气至则啮舌，少阳气至则啮颊，阳明气至则啮唇矣。视主病则补之。此总结脉气主于中焦后天之水谷，本于下焦先天之阴阳。中天之气，相合而行者也。齿者，肾气之所生也。少阴之脉挟舌本，少阳之脉循于颊，阳明之脉挟口环唇下。如肾脏之生气厥逆走上，与中焦所生之脉气相辈而至，则舌在齿之内，而反向外矣。属在齿之外，而反向内矣。颊在齿之旁，而反向中矣。此盖假啮舌啮唇，以明阳明之血脉，本于先天之生气相合而皆行者也。故当视其主病则补之。凡此十二邪者，皆奇邪之走空窍者也。故邪之所在，皆为不足。故上气不足，脑为之不满，耳为之苦鸣，头为之苦倾，目为之眩；中气不足，溲便为之变，肠为之苦鸣；下气不足，则乃为痿厥心

---

[1]补天柱经侠头：《灵枢》原文为"补天柱经侠颈"。颈，误作"头"。天柱，经穴名。

[2]客主人：即上关穴的别名。

[3]啮（niè 聂）：咬。

悗。补足外踝下留之。此总结十二邪者，皆缘膀胱所存之津液不能灌精濡空窍故也。所谓奇邪者，外不因于风、雨、寒、暑，内不因于阴阳、喜怒、饮食、居处，皆缘津液不足而空窍虚无，故邪之所在，皆为之不足。盖因正气不足，而生奇邪之证也。

【按语】本节论述人之欠、哕唏、振寒、噫、嚏、軃、涕泣出、太息、涎下、耳中鸣、自啮舌等的病因及其病机与治法。并将其总结为"奇邪之走空窍"而致病。主要由上气不足、中气不足、下气不足所致，并列举其常见症状。在临床实践上，很有启发性。

《大惑论》曰[1]：人之善忘者，何气使然？曰：上气不足，下气有余，肠胃实而心肺虚，虚则营卫留于下，久之不以时上，故善忘也。肠胃，阳明也，先天之气逆于下，则后天之气亦逆于中，中下并逆，则上气大虚，故善忘也。曰：人之善饥而不嗜食者，何气使然？曰：精气并于脾，热气留于胃，胃热则消谷，谷消故善饥。胃气逆上，则胃脘寒，故不嗜食也。脾主为胃行其津液者也。精气并于脾，则脾家实而不能为胃转输，则热气留于胃而消谷善饥矣。胃气上逆者，胃之悍气上冲于头，而走空窍也。胃脘者，胃之上脘，大气不行，则上焦虚，胃脘寒，上焦虚寒，不能主纳，故不嗜食也。

【按语】本节论述人之善忘、善饥不嗜食的病因及病机。

《忧恚无言论》曰[2]：人之卒然忧恚而言无音者，何道之塞？何气出行？使气不彰？愿闻其方。音声者，五音之声嘹亮，而有高下者也。语言者，分别清浊字面，发言而有语句也。在肺主声，心主言，肝主语，然由足少阴肾气之所发，又曰五者音也。音主长夏，是音声之道，本于五脏之气全备，而后能音声嘹亮，语句清明。故善治者，审其有音声而语言不清者，当责之心肝；能语言而无音声者，当责之脾肺；不能语言而

---

[1]《大惑论》：为《灵枢》第八十篇的篇名。惑，谓视觉迷乱。大，言其甚也。是篇论述视物迷乱的病机，故名。

[2]《忧恚无言论》：为《忧恚无言》篇。是《灵枢》第六十九篇的篇名。是篇论述人之卒然忧恚而言无音，故名。

无音声者，此肾气之逆也。夫忧则伤肺，肺伤则无声矣；恚怒伤肝，肝伤则语言不清矣。曰：人卒然无音者，寒气客于厌，则厌不能发，发不能下，至其开阖不致，故无音也。盖少阴之脉，上系于舌，络于横骨，终于会厌，其正气上行，而后音声乃发。如寒气客于厌，则脉不能发，谓不能开也；发不能下，谓不能阖也，是以至其开阖不致而无音声矣。

【按语】本节论人之卒然忧恚及寒气客于会厌而发生"言无音"的病机。

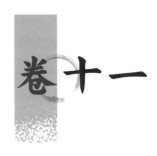

病 机

《脉要精微论》曰：中盛脏满，气胜伤恐者，声如从室中言，是中气之湿也；肾为水脏，受五脏之精而存之，如肾不受存，则中盛脏满矣。恐为肾志，如肾气不存，而反胜于中，则伤动其肾志矣。气胜伤恐则精亦外溢，故曰此中气之湿也。声如室中言者，音不响亮而声不外出也。**言而微，终日乃复言者，此夺气也。**此言五脏之精气虚，而发声之如是也。微者，声气衰微也。终日复言者，气不能接续也。**衣被不敛，言语善恶、不避亲疏者，此神明之乱也。**神明者，五脏之神气也。语言善恶不避亲疏者，神乱而谵语也。

曰：**诊得心脉而急，此为何病？病形何如？**曰：**病名心疝，少腹当有形也。**曰：**何以言之？**曰：**心为牡脏，小肠为之使，故曰少腹当有形也。**盖脏腑经络相连，阴阳相应，是以脉见于脏，而形见于腑也。《经》曰[1]："诸急为寒。"心为阳脏而畏寒，故脉急。心为君主之官，而不受邪，故形见于少腹也。曰：**诊得胃脉，病形何如？**曰：**胃脉实则胀，虚则泄。**此论诊得腑脉，而病在于脏也。《经》曰："脾气实则肾胀，不足则为溏泄。"盖脾与肾以膜相连耳。

曰：**病而变何谓**[2]？变者，言病已成而又变为别病。曰：**风成为寒热，**风者，

---

〔1〕《经》：此系指《灵枢·邪气脏腑病形》篇。原文为"诸急者多寒"。

〔2〕病而变何谓：《素问》原文为"病成而变何谓"。本节漏一"成"字。

善行而数变，腠理开则洒然寒，闭则热而闷，此风病已成，而变为寒热也。痹成为消中[1]，痹，湿热病也。湿热已成，则中土受伤，久则津液不生，变成中消之证。厥成为巅疾[2]，厥者，气上逆而手足厥冷也；气惟上逆，则变为巅顶之疾。久风为飧泄，风乃木邪，久则内干脾土而成飧泄矣。脉风成为厉[3]。厉者，麻瘰恶厉之疾；风乃阳热之邪，血乃阴湿之液，湿热生虫，是以风木入于脉，久则变为虫癞之厉疡。病之变化，不可胜数。举此数者，以类推之。

曰：诸痈肿、筋挛、骨痛，此皆安生？曰：此寒气之肿，八风之变也。此言四时风寒之邪，变为病肿挛痛之热病。曰：治之奈何？曰：此四时之病，以其胜治之愈也。以五行气味之胜，而治之可愈也。

《经筋论》曰[4]：足之阳明，手之太阳，筋急则口目为僻[5]，眦急不能卒视。此申明手足阴阳之筋，皆分循于左右，故复以口目之㖞僻以证之。足阳明之筋，上挟口为目下纲；手太阳之筋，结于颔，属目外眦；故二经之左筋急，则口僻于左；右筋急，则口僻于右。如左目不能卒视，其病在左，右目不能卒视，其病在右，如两目皆急，则左右皆病也。

《终始》篇曰[6]："手屈而不伸者，其病在筋，伸而不能屈者，其病在骨。"夫皮肉筋骨五脏之外合脉外之气分也，肝之气在筋，肾之气在骨，是五脏之气虚者，各随其所在而病之。

---

[1] 痹：《素问》原文为"瘅"。此处误作"痹"。

[2] 巅疾：陈注作"巅顶之疾"解。吴昆谓"巅痫同，古通用。气逆上而不已，则上实而下虚，故令忽然癫仆，今世所谓五痫也"。则作"癫痫"解。录此供参考。

[3] 厉：《素问》原文为"疠"。疠，疠风，癞病，即麻风病。

[4] 《经筋论》：应为《经筋》篇。为《灵枢》第十三篇的篇名。是篇论述十二经筋之分布及主病，故名。

[5] 僻：通"㖞"。《灵枢》原文为"筋急则口目为㖞"。僻，不正。

[6] 《终始》篇：为《灵枢》第九篇的篇名。是篇论述刺道之终始，故名。

《寿夭刚柔论》曰[1]：病在阳者名曰风[2]，病在阴者命曰痹，阴阳俱病命曰风痹。病有形而不痛者，阳之类也；无形而痛者，阴之类也。无形而痛者，其阳完而阴伤之也，急治其阴，无攻其阳；有形而不痛者，其阴完而阳伤之也，急治其阳，无攻其阴。阴阳俱动，乍有形，乍无形，加以烦心，命曰阴胜其阳，此谓不表不里，其形不久。有形者，皮肉筋骨之有形；无形者，五脏六腑之气也。病有形而不痛者，病在外之阳也；病无形而痛者，气伤痛也。阴完阳完者，脏腑之气不伤也。阴胜其阳者，阴阳外内不交，水火上下相克，此天地阴阳之气不调，故其形不久。

曰：余闻形气病之先后，外内之应奈何？则曰[3]：风寒伤形，忧恐忿怒伤气。气伤脏，乃病脏；寒伤形，乃病形；风伤筋脉，筋脉乃应，此形气外内之相应也。此论外因之病，从外而内，内因之病，从内而外，形气内外之相应也。

曰：营卫寒痹之为病奈何？曰：营之生病也，寒热少气，血上下行。卫之生病也，气痛时来时去，怫忾贲响[4]，风寒客于肠胃之中。寒痹之为病也，留而不去，时痛而皮不仁。痹者，闭也。寒痹者，寒水之为病也。肾为水脏而主骨。在外者，皮肤为阳，筋骨为阴，病在阴者，名曰痹。留而不去，时痛而皮不仁者，谓肾脏寒水之痹。痛在于外合之骨，而及于皮之不仁，病从内而外也。曰：治寒痹内热奈何？曰：布衣者，以火焠之。大人者，以药熨之[5]。曰：药熨奈何？曰：用淳酒二十斤[6]，蜀椒一斤，干姜一斤，桂心一斤，凡四种皆㕮咀[7]，渍酒中。

---

[1]《寿夭刚柔论》：为《寿夭刚柔》篇。是《灵枢》第六篇的篇名。是篇论述人之寿夭刚柔，故名。

[2]病在阳者名曰风：《灵枢》原文为"病在阳者命曰风"。

[3]则曰："则"为"答"字之误。《灵枢》原文为"伯高答曰"。

[4]怫（fú 弗）忾（xì 戏）：张景岳："怫，郁怒也。忾，太息也。"

[5]治寒痹内热奈何……以药熨之：本段引文有错字、漏字。《灵枢》原文为"刺寒痹内热奈何？伯高答曰：刺布衣者，以火焠之，刺大人者，以药熨之"。

[6]斤：乃"升"字之误。

[7]㕮咀：乃"㕮咀"之误。㕮咀，咀嚼。在无铁器的时代，以口将药物咬碎，如豆粒大，以便煎服，这是最原始的药物加工方法。

用棉絮一斤，细白布四丈，并内酒中。置酒马矢煴中[1]，盖封涂，勿使泄。五日五夜，出布棉絮，曝干之，干复渍，以尽其渍[2]。每渍必淬其日[3]，乃出干。干，并用棉絮，复布为复巾，长六七尺，为六七巾，则用之生桑炭炙巾[4]，以熨寒痹所患之处，令热入至病所，寒复炙巾以熨之，三十遍而止。汗出以巾拭身，亦三十遍而止。起步内中，无见风。每刺必熨，如此病已矣，此所谓内热也。

《邪客》篇曰：人有八虚，各何以候？曰：以候五脏。曰：候之奈何？曰：肺心有邪，其气留于两肘；肝有邪，其气流于两腋；脾有邪，其气留于两髀；肾有邪，其气留于两腘，凡此八虚者，皆机关之室，真气之所过，血络之所逆[5]，邪气恶血，固不得住留，住留则伤筋络、骨节机关，不得屈伸，故病挛也[6]。夫节之交，神气之所游行出入，两肘、两腋、两髀、两腘，乃关节交会之处，心脏之神气，从此而出。如五脏有邪，则气留于此，不得布散而病挛矣。

《脉要精微论》曰：阴盛则梦涉大水恐惧，阳盛则梦大火燔灼，阴阳俱盛则梦相杀毁伤，此言天地之阴阳五行，而合于人之阴阳脏腑也。梦者，魂魄神气之所游行。肝主血而存魂，肺主气而存魄，心主火而为阳，肾主水而为阴，是以阴盛则梦大水，阳盛则梦大火，阴阳俱盛，两不相降，故梦相杀毁伤也。上盛则梦飞，下盛则梦堕；气上则梦上，故飞；气下则梦下，故堕。甚饱则梦予，甚饥则梦取，有余则梦予，不足则梦取，此言中焦脾胃之气，有虚有实，而形诸梦也。肝气盛则梦怒，肺气盛则梦哭，气并于肝则怒，并于肺则悲，故与梦相合。短虫多则梦聚众，长虫多则梦相击毁伤。此言腑气实而征之于梦也。长虫、短虫，肠胃之所生也。

---

〔1〕煴（yún 云）：弱火。

〔2〕以尽其渍：《灵枢》原文为"以尽其汁"。汁，误作"渍"。

〔3〕淬：《灵枢》原文为"晬"字。晬，误作"淬"。晬，周也。晬其日，即一日一夜。

〔4〕生桑炭炙巾：张景岳："炙火以生桑炭者，桑能利关节、除风湿痹诸也。"

〔5〕血络之所逆：《灵枢》原文为"血络之所游"。

〔6〕故病挛也：《灵枢》原文为"故痀挛也"。痀，通"拘"。《说文》："曲脊也。"痀挛，即拘挛的意思。

《寒热论》曰〔1〕："五脏〔2〕。身有五部：伏兔一；腓二，腓者，腨也；背三；五脏之俞四；项五。此五部有痈疽者死。此言五脏各有五部，而一部之阴阳不和，即留滞而为痈。伏兔，肾之街也；腨者，脾之部也；背者，肺之俞也；五脏俞者，谓五椎之心俞也；项者，肝之俞也。盖痈疽之发，不从天下，不从地生，乃五脏渐积之郁毒，外应于血气之不和而为痈疽，故五部有此者死。

《胀论》曰〔3〕：夫气之令人胀也，在于血脉之中耶？脏腑之内也〔4〕？曰：三者皆存焉〔5〕。然非胀之舍也。曰：愿闻胀之舍。曰：夫胀者，皆在于脏腑之外，排藏府而郭胸胁、胀皮肤，故命曰胀。此病在气而及于脏腑血脉之有形，故三者皆存焉。然非胀之舍也，胀之舍在内皆在于脏腑之外、空郭之中；在外者，胀于皮肤腠理之间，谓胀在无形之气分也。曰：未解其意。曰：五脏六腑〔6〕，各有畔界，其病各有形状。营气循脉，卫气逆为脉胀，卫气并脉循分为肤胀。逆则生长之机渐消，故久而未有不成虚者，审其传送阻塞者，泻之门户；液道不通者，通之；界畔不清者，理之；正气不足者，补之；补泻疏理兼用，斯为治胀之良法。若新病而不大虚者，宜急攻之，一鼓可下。曰：愿闻胀形。曰：夫心胀者，烦心短气，卧不安。肺胀者，虚满而喘咳。肝胀者，胁下满而痛引小腹。脾胀者，善哕，四肢烦悗，体重不能胜衣，卧不安。肾胀者，腹满引背央央然〔7〕，腰髀痛。六府胀：胃胀者，腹满，胃脘〔8〕，鼻闻焦臭，妨于食，大便难。大肠胀者，肠鸣而痛濯濯，冬日重感于寒，则飧泄不化。小肠胀者，少腹䐜胀，引腰而痛。膀胱胀者，少腹满而气癃。三焦胀者，气满于皮肤中。轻轻然而不坚。胆胀者，胁下胀

〔1〕《寒热论》：是《灵枢》第二十一篇的篇名。是篇论述皮、骨寒热病的针刺治法，故名。

〔2〕五脏：《灵枢》原文在"五脏"两字之上，尚有"经输治骨髓"五字。

〔3〕《胀论》：为《灵枢》第三十五篇的篇名。是篇论述胀病之症状与治法，故名。

〔4〕脏腑之内也：《灵枢》原文为"脏腑之内乎"。乎，误作"也"。

〔5〕三者：谓气、血脉、脏腑。

〔6〕五脏六腑：《灵枢》原文为"故五脏六腑者"。漏"故""者"二字。

〔7〕央央然：形容困苦貌。

〔8〕胃脘：参《灵枢》原文，"胃脘"下漏一"痛"字。

痛，口中苦，善太息。此卫气逆于城郭之中，而为脏腑之胀也。愿闻胀形者，问五脏六腑之胀形，始在无形而及于有形也。

《热论》曰[1]：今夫热病者，皆伤寒之类也。太阳之气主表，阳明之气主肌，凡外淫之邪，始伤表阳，皆得阳气化热，故曰：凡病热者，皆伤寒之类也。或愈或死，其死皆以六七日之间，其愈皆以十日以上者何也？不知其解，愿闻其故。六日气周，七日来复，死于六七日之间，六经之气已终，而不能复也。愈于十日以上者，七日不作再经，十三日六气已复，故愈。曰：巨阳者，诸阳之属也，其脉连于风府，故为诸阳主气也。巨，大也。属，会也。谓太阳为诸阳之会。风府，穴名，在脑后发际内一寸，乃督脉阳维之会。督脉者，总督一身之阳，与太阳之脉，侠背下行。言太阳之气，生于膀胱，出于胸胁，升于头项，主于肤表；太阳之脉，起于睛明，会于风府，侠督脉循于背，经气皆阳，故为诸阳主气也。人之伤于寒也，则为病热，热虽甚不死；为者，谓太阳之气为之也。太阳标阳而本寒，天之寒邪，始病太阳之气者，同气相感也。得太阳标阳之化，则为病热，所谓"病反其本，得标之病；始反其本[2]，得标之方"。言本寒邪而反为热病，反以凉药治之，是病太阳之标热，而不病天之阴寒，是以热虽甚不死也。其两感于寒而病者，必不免于死。伤寒一日，太阳受之，二日阳明，三日少阳，是阴寒之邪得阳气以化热，虽传于三阴，而亦为热病，七日来复于太阳，不作再经，而病自愈。若两感于寒者，阴阳交逆，荣卫不通，故不免于死矣。

曰：愿闻其状。状，形象也。曰：伤寒一日，太阳受之[3]，故头项痛，腰脊强。太阳之气主皮毛，故伤寒一日，太阳受之，阳气在上，故头项痛；背为阳，故腰脊强。此言始病太阳之气，而不言太阳之经也。二日阳明受之，阳明主肉，其脉挟鼻，络于目，故身热、目疼而鼻干，不得卧也。阳明之气主肌肉，身热者，阳明之气也。病虽在气，而阳明之脉，挟鼻络目而属胃，故有目疼鼻干之形证，胃不和，故不得卧。三日少阳受之，

---

[1]《热论》：为《素问》第三十一篇的篇名。是篇论述热病的病因、证候分类、传变规律、治疗大法、禁忌、两感和预后等有关热病的内容，故名。

[2] 始反其本：为"治反其本"之误。《素问·至真要大论》原文为"病反其本，得标之病；治反其本，得标之方"。

[3] 太阳受之：为"巨阳受之"之误。

少阳主胆，其脉循胁络于耳，故胸胁痛而耳聋。少阳之气，主枢主胆，胆气升则诸阳之气皆升，所谓因于寒，欲如运枢也。胸胁痛而耳聋者，病在气而见于有形之经证也。**三阳经络皆受其病，而未入于脏者，故可汗而已。**脏者，里者，阴也。言三阳之经络，皆受三阳邪热之病，然在形身之外，而未入于里阴，可发汗而解也。**四日太阴受之，太阴脉布胃中，络于嗌，故腹满而嗌干。**六经之脉，皆外络形身，内连脏腑三阴之脉。言内而不言外者，谓伤寒之邪随阴气而循于内也。**五日少阴受之，少阴脉贯肾络于肺，系舌本，故口燥、舌干而渴。**六气相传，虽入于里阴，而皆为热证，故燥渴也。**六日厥阴受之，厥阴脉循阴器而络于肝，故烦满而囊缩**[1]。厥阴水火主气，故烦满；脉循阴器，故囊缩也。**三阴三阳、五脏六腑皆受病，荣卫不行，五脏不通，则死矣。**夫经络受邪，则内于脏腑。此言六气相传，而经脉亦病，是以荣卫不行，脏腑皆伤，而为死证也。

其不两感于寒者，七日巨阳病衰，头痛少愈。八日阳明病衰，身热少愈。九日少阳病衰，耳聋微闻。十日太阴病衰，腹减如故，则思饮食。十一日少阴病衰，渴止不满，舌干已而嚏。十二日厥阴病衰，囊纵，少腹微下，大气皆去，病日衰矣。伤寒之邪，为毒最厉，故曰大气。邪气渐衰，则正气渐复也。

曰：治之奈何？曰：治之各通其脏脉，病日衰已矣。脏脉，谓手足三阴三阳之经脉，病传六气，故当调其六经，经气和调，则营卫和调，而不内于脏腑矣。**其满三日者，可泄而已**[2]；**其未满三日者，可汗而已。**前三日在阳分，故当从汗解；后三日在阴分，故当从下解。

曰：热病已愈，时有所遗者，何也？曰：诸遗者，热甚而强食之，故有所遗。《伤寒论》曰："大病差后劳复者，枳实栀子汤主之。"若有宿食者，加大黄如搏碁子大五六枚[3]。盖因伤寒热甚之时，而强食其食，故有宿食之所遗也。若此者，

---

〔1〕囊：指阴囊。
〔2〕其满三日者，可泄而已：按《素问》原文"其满三日者，可泄而已"九字，应在"其未满三日者，可汗而已"之后。
〔3〕《伤寒论》曰……加大黄如搏碁子大五六枚：本段为张志聪注。语见《黄帝内经素问集注·热论》。

皆病已衰而热有所存，因其谷气相薄，两热相合，故有所遗也。谓其余热未尽，而强增谷食也。曰：治遗奈何？曰：视其虚实，调其逆从，可使必已矣。又曰[1]："伤寒差已，后更发热者，小柴胡汤主之。"夫邪之所凑，其正必虚。正气虚者，补其正气；余热未尽者，清其余邪。曰：热病当何禁之？曰：病热少愈，食肉则复，多食则遗，此其禁也。肉，谓豕肉，豕乃水畜，其性躁善奔，水畜之肉，其性寒冷，是以多食则遗。

曰：其病两感于寒者，其脉应与其病形何如？曰：两感于寒者，病一日，则巨阳与少阴俱病，则头痛，口干而烦满。此复论阴阳两盛之为病也。太阳少阴为表里，一日而阴阳俱受其邪，是以见太阳之头痛，少阴之烦满咽干。二日则阳明与太阴俱病，则腹满，身热，不欲食，谵言。阳明与太阴为表里，故见太阴之腹满，阳明之身热、不饮食、谵语。三日则少阳与厥阴俱病，则耳聋、囊缩而厥；水浆不入，不知人，六日死。少阳与厥阴为表里，故见少阳之耳聋，厥阴之囊缩而厥。水浆不入，谷气绝也。不知人者，神气伤也。此脏腑皆病，荣卫不行，故尽气终而死也。

曰：五脏已伤，六腑不通，荣卫不行，如是之后，三日乃死，何也？曰：阳明者，十二经脉之长也，其血气盛，故不知人；三日，其气乃尽，故死矣。此言荣卫、血气、脏腑、精神，皆阳明之所生。如胃气先绝者，不得六气之终，三日乃即死矣。

凡病伤寒而成温者，先夏至日者为温病[2]；后夏至日者为暑病[3]，暑当与汗皆出，勿止。此复论邪气留连之热病也。凡伤于寒则为病热者，此即病之传寒也。如邪气留连而不即病者，至春时阳气外出，邪随正出，而发为温病。盖春温夏暑，随气而化，亦随时而命名也。伏匿之邪与汗共并而出，故不可止之。

【按语】本节论述外感热病的病因、证候分类、传变规律、治疗大法，以及禁忌、预后等，为热病的专论。六经分证是后世伤寒六经辨证的根本。

---

〔1〕又曰：指《伤寒论》曰，为《伤寒论·辨阴阳而差后劳复病》。
〔2〕先夏至日者为温病：《素问》原文为"先夏至日者为病温"。
〔3〕后夏至日者为暑病：《素问》原文为"后夏至日为病暑"。

《刺热》篇曰^{〔1〕}：肝热病者，小便先黄，腹痛多卧，身热。此论五脏之热病也。先者，谓先有此内因之热，而先见是证也。肝主疏泄，故小便赤黄；肝脉循阴器，抵少腹而上，故腹痛也；肝存魂，魂伤，故多卧；木火主气，故身热。此言内因之病，始在气分，先上而下，内而外也。热争则狂言及惊，胁满痛，手足躁，不得安卧。热争者，寒与热争也。此言外淫之邪，内干五脏，与内因之热交争，而为重病也。魂伤则狂言。东方肝木，其病发惊骇；肝脉布胁肋，故胁满痛；风木之热甚，故淫于四末也；人卧则血归肝，肝气伤而不能纳血，故不得卧也。其逆则头痛员员，脉引冲头也。员员，周转也。此言肝脏之热发外，而与形热相应，热甚而上逆于头，故头痛而员转也。盖三阳之脉上循于头，肝热与少阳交争，因脉引而上冲于头也。当知病在气者关于脉，病在脉者关于气，脉气之道，大宜体会。

心热者，先不乐，数日乃热。心志在喜，而恐胜之，先不乐者，为恐所伤也。热争则卒心痛，烦闷善呕，头痛面赤，无汗。外内交争，热干神脏，故卒然烦痛也。少阴病，欲吐不吐，故善呕；心为阳中之太阳，故先头痛；心之华在面，故面赤；心主血，故无汗也。

脾热病者，先头重，颊痛，烦心，颜青，欲呕，身热。阴气从足上行至头，故先头重；阳明之脉巡颊，故颊痛也；脾络注心中，故心烦而颜青；热邪干胃，故欲呕；脾主肌肉，故身热也。热争则腰痛，不可俛仰，腹满泄，两颔痛。阳病者腰反折，不能俛；阴病者不能仰。腹者，脾土之郛郭，故腹满也。胃之悍气，上冲头者，循牙车，下人迎，故颔下痛也。

肺热病者，先淅然厥，起毫毛，恶风寒，舌上黄，身热。皮毛者，肺之合，脏气热于内，故淅然寒栗于外而恶风寒也。肺上连于喉嗌，故舌黄。脏真高于肺，主行荣卫阳^{〔2〕}，故身热也。热争则喘咳，痛走胸膺背，不能太息^{〔3〕}，头痛不堪，汗出而寒。热干脏腑，故喘咳不得太息；肺主胸中之气，气伤，故痛走胸背也。五脏之应天者肺，而手阳明之脉，上循于头，故头痛不堪。热争于内，故汗出而身热也。

---

〔1〕《刺热》篇：为《素问》第三十二篇的篇名。是篇论述针刺治疗热病的方法，如取穴、护理等，故名。

〔2〕主行荣卫阳：为"主行荣卫阴阳"之误，漏一"阴"字。

〔3〕不能太息：《素问》原文为"不得太息"。得，误作"能"。

肾热病者，先腰痛胻酸，苦渴数饮，身热。腰者，肾之府，故先腰痛；肾主骨，故胻酸；肾为水脏，津液不能上资，故苦渴数饮也。按五脏之热病，皆主身热，盖因内热从内而外之也。热争则项痛而强，胻寒且酸，足下热，不欲言，外热在太阳，故头痛而强；内热在肾，故胻寒且酸；足下热者，热流阴股也；不欲言者，肾为生气之原也。其逆则项痛员员澹澹然。其争气上逆，则为项痛；员员澹澹，痛之微也。

【按语】本节论述五脏病热的症状与病机。

《疟论》曰[1]：夫痎疟皆生于风，其蓄作有时者何也。痎，亦疟也。夜病者为痎，昼病者为疟，方书言夜谓之痎市。盖本乎此也。蓄，病息邪伏也。曰：疟之始发也，先起于毫毛、伸欠乃作，寒栗鼓颔，腰脊俱痛，寒去则内外皆热，头痛如破，渴欲冷饮。伸欠，引伸而呵欠也。卫气同邪气将入于里阴，表气虚，故先见毫毛，伸欠[2]。

曰：何气使然？愿闻其道。曰：阴阳上下交争，虚实更作，阴阳相移也。阳并于阴，则阴实而阳虚，阳明虚则寒栗鼓颔也；巨阳虚则腰背头项痛；邪与卫气内薄，则阴阳之气同并于阴矣，并于阴则阴实于内，而随虚于外[3]。阳明之气主肌肉，而经脉交于颔下，是以寒栗鼓颔。太阳之气主表而上升于头，其颔脉上会于脑，出于项，下循背膂，故腰背项俱痛。三阳俱虚，则阴气胜，阴胜则骨寒而痛，寒生于内，故中外皆寒。阳盛则外热，阴虚则内热，外内皆热，则喘而渴，故欲冷饮也。阳虚于外，则阴胜于里矣。按[4]："不列少阳形证者，以太阳为开，阳明为阖，少阳为枢，而开之能开，阖之能阖，枢转之也。设舍枢，则无开阖矣，离开阖无觅枢矣[5]，故开阖既陷，枢机岂能独留？倘中见枢象，即为开阖两持，所以持则俱持，陷则陷也。"此皆得之夏伤

〔1〕《疟论》：为《素问》第三十五篇的篇名。是篇专论疟病，故名。

〔2〕故先见毫毛，伸欠：义理欠通。按《黄帝内经素问集注》应以"故先起于毫毛，伸欠"似是。

〔3〕随：乃"阳"字之误。

〔4〕按：此系卢子繇曰。语见《黄帝内经素问集注·疟论篇第三十五》。

〔5〕离开阖无觅枢矣：按卢子繇原语为："离开阖无从觅枢矣。"漏一"从"字。

于暑，热气盛，存于皮肤之内，肠胃之外，此荣气之所舍也。夏气通于心，心主荣血之故也。《经》云[1]："以奉生身者，莫贵于经隧。"故不注之经而溜之舍也。舍即经隧所历之界分，每有界分，必有其舍，如人行之有传舍也。此令人汗空疏，腠理开，因得秋气，汗出遇风，及得之以浴，水气舍于皮肤之内，与卫气并居；卫气者，昼日行于阳，夜行于阴，此气得阳而外出，得阴而内薄，内外相薄，是以日作。暑性暄发，致腠理但开不能旋阖矣。不即病者，时值夏出之从内而外[2]，卫气仗此，犹可悍御，因遇秋气，机衡已转，自外而内矣。

曰：其间日而作者何也？曰：其气之舍深，内薄于阴，阳气独发，阴邪内着，阴与阳争不得出，是以间日而作也。言邪气含深，内薄于里阴之分，阳气独发于外，里阴之邪留着于内，阴邪与阳邪交争，而不得皆出于外，是以间日而作也。

曰：其作日宴与日早者[3]，何气使然？曰：邪气客于风府，循膂而下，卫气一日一夜大会于风府，其明日日下一节，故其作也晏，此先客于脊背也。此言邪从风府而客于脊背之间者，发作有早晏也。每至于风府，则腠理开，腠理开则邪气入，邪气入则病作，以此日作稍益晏也。其出于风府，日下一节，二十一日下至骶骨，此申明卫气日下一节，则上会于风府也亦晏，故病作日晏也。二十二日入于脊内[4]，注于伏膂之脉，其气上行，九日出于缺盆之中；其气日高，故作日益早也。伏膂，伏冲膂筋也。卫气外循督脉而下，内循冲脉而上，其

---

〔1〕《经》：此系指《灵枢·营卫生会》篇。该篇载："中焦……此所受气者，泌糟粕，蒸津液，化其精微，上注于肺脉，乃化而为血，以奉生身，莫贵于此，故独得行于经隧，命曰营气。"本节引文为其大意，并非原文。

〔2〕出：为"气"之误。

〔3〕其作日宴与日早者：《素问》原文为"其作日宴与其日早者"。漏一"其"字。

〔4〕二十一日下至骶骨，二十二日入脊内：《素问》原文为"二十五日下至骶骨，二十六日入脊内"。又《灵枢·岁露论》："卫气之行风府，日下一节，二十一日下至尾底，二十二日入脊内，注于伏冲之脉，其行九日。出于缺盆之中，其气上行，故其病稍益至。"又《灵枢·骨度》篇载："膂骨以尾骶二十一节，长三尺。"如是，则当以张志聪、陈修园等的"二十一日下至骶骨，二十二日入脊内"为是。

气上行九日出于缺盆。其气日高，则会于风府也早，故作日益早也。其间日发者，由邪气内薄于五脏，横连募原也，其道远，其气深，其行迟，不能与卫气俱行，不得皆出，故间日乃作也。募原者，横连脏腑之膏膜，即《金匮》所谓"皮臂脏腑之文理"〔1〕，乃卫气游行之腠理也，不得与卫气皆出，故间日也。

曰：夫子言卫气每至于风府，腠理乃发，发则邪气入，入则病作。今卫气日下一节，其气之发也，不当风府，其日作者奈何？曰：此邪风客于头项，循膂而下者也。故虚实不同，邪中异所，则不得当其风府也。故邪中于头项者，气至头项而病；中于背者，气至背而病；中于腰脊者，气至腰脊而病；中于手足者，气至手足而病；卫气之所在，与邪气相合，则病作。故风无常府，卫气之所发，必开其腠理，邪气之所合，则其府也。卫气之所在者，谓卫气行至邪气所在之处，与邪相合而病作，故风邪或中于头项，或中于腰背、手足，无有常处，非定客于风府也。夫卫气之行，至于所在之处而发，必开其腠理，腠理开，然后邪正相合，邪与卫合之处即其府也。

曰：夫风之与疟也，相似同类，而风独常在，疟得有时而休者，何也？曰：风气留其处，故常在；疟气随经络沉以内薄，故卫气应乃作。夫痎疟皆生于风，然病风者，独在其处，病疟者，休作有时。风邪则伤卫，故病风者，留于肌腠筋骨之间而不移，疟气舍于荣，故随经络以内薄，与卫气相应乃作也。

曰：疟先寒而后热者，何也？曰：夏伤于大暑，其汗大出，腠理开发，因遇夏气凄沧之水寒〔2〕，存于腠理皮肤之中，秋伤于风，则病成矣。风寒曰凄，水寒曰沧。夫寒者，阴气也；风者，阳气也。先伤于寒，而后伤于风，故先寒而后热也，病以时作，名曰寒疟。天之阴邪感吾身之阴寒，天之阳邪感吾身之阳热，是以先受之寒，先从阴而病寒，后受之风，复从阳而病热。病以时作者，应时而作，无早晏也。

---

〔1〕《金匮》：此系指《金匮要略方论·脏腑经络先后病脉证第一》。　皮臂脏腑之文理：《金匮》原文为"理者，是皮肤脏腑之文理也"。肤，误作"臂"，今予更正。但《金匮》所云为腠理，非云募原。

〔2〕凄沧：《辞海》："寒冷；寒气。"张景岳："凄沧之水寒，谓浴水乘凉之类也。"

曰：先热而后寒者，何也？曰：此先伤于风，而后伤于寒，故先热而后寒也，亦以时作，名曰温疟。以其先热，故谓之温。

其但热而不寒者，阴气先绝也[1]，阳气独发，则少气烦冤，手足热而欲呕，名曰瘅疟。其但热不寒者，邪气存于骨髓之中，而肾阴之气，先与骨气相绝，是外邪不及于里阴，而独发于阳也。热伤气，故少气；心恶热，故烦冤；手足为诸阳之本，故手足热。《经》云[2]："诸呕吐酸，皆属于热。"此温疟之不复寒者，名曰瘅疟。瘅，单也。谓单发于阳而病热也。

曰：夫经言有余者泻之，不足者补之。今热为有余，寒为不足。夫疟者之寒，汤火不能温也；及其热，冰水不能寒也；此皆有余不足之类也。当此之时，良工不能止，必须其自衰乃刺之，其故何也？愿闻其说。曰：经言[3]：无刺�熇熇之热，无刺浑浑之脉，无刺漉漉之汗。故其为病逆，未可刺也[4]。阳热为有余，阴寒为不足。熇熇，热甚貌。浑浑，邪盛而脉乱也。漉漉，汗大出也。夫疟之始发也，阳气并于阴，当是之时，阳虚而阴盛，外无气，故先寒栗也；阴气逆极，则复出之阳，阳与阴复并于外，则阴虚而阳实，故先热而渴。此言热为阳实而有余，寒为无气而不足，所谓有余不足者，阳气、邪气也。夫疟气者，并于阳则阳盛，并于阴则阴盛[5]，阴胜则寒，阳胜则热。上节论阳气虚实之寒热，此论阴阳胜并之寒热，皆属阴阳未和而邪气方盛故也。疟者，风寒之气不常也，病极则复至病之发也，如火之热，如风雨不可当也。故经言曰，方其盛时必毁，因其衰也事必大昌，此之谓也。此复论在天阴阳之邪，而为寒热也。风者，阳邪也；寒者，阴邪也。风寒之邪，变幻不常，如病风而为热，极则阴邪之寒气复至，病寒而为寒。

---

〔1〕阴气先绝也：《素问》原文无"也"字。
〔2〕《经》：此系指《素问·至真要大论》篇。原文为"诸呕吐酸，暴注下迫，皆属于热"。本节引文不全。
〔3〕经言：此系指《灵枢·逆顺》篇。原文为"刺法曰：无刺熇熇之热，无刺漉漉之汗，无刺浑浑之脉，无刺病与脉相逆者"。次序略小异。
〔4〕故其为病逆，未可刺也：《素问》原文为"故为其病逆，未可治也"。
〔5〕并于阳则阳盛，并于阴则阴盛：《素问》原文"盛"字为"胜"字。

极则风邪之阳热复至,当知寒热虚实之有三因也。夫疟之未发也,阴未并阳,阳未并阴,因而调之,真气得安,邪气乃亡;故工不能治其已发,为其气逆也。邪气未发,则正气未乱,因而调之,真气得安,邪气乃去。所谓治未病也。兵法云[1]:"无迎逢逢之气,无击堂堂之阵[2],避其来锐,击其惰归。"

曰:攻之奈何?早晏何如?曰:疟之且发也,阴阳之且移也,必从四末始也。阳已伤,阴从之,故先其时,坚束其处,令邪气不得入,阴气不得出,审侯见之,在孙络盛坚而血者,皆取之,此真往而未得并者也。早者,谓病之未发;晏者,谓病之已发;且者,未定之辞。此申明治未病之法也。

曰:疟不发,其应何如?曰:疟气者,必更盛更虚。当气之所在也,病在阳,则热而脉躁;在阴,则寒而脉静;极则阴阳俱衰,卫气相离,故病得休;卫气集,则复病也。但审证之寒热、脉之躁静,则知病之在阴在阳也。

曰:时有间二日或至数日发,或渴或不渴,其故何也?曰:其间日者,邪气与卫气客于六府,而有时相失,不能相得,故休数日乃作也。疟者,阴阳更胜也,或甚或不甚,故或渴或不渴。脏之膜原而间日发者,乃胸中之膈膜,其道近。六腑之膜原,更下而远,故有间二日,或至数日。

曰:论言夏伤于暑,秋必病疟,今疟不必应者,何也?曰:此应四时者也。其病异形者;反四时也:以其秋病者为寒甚[3],以冬病者寒不甚,以春病者恶风,以夏病者多汗。应四时者,随四时阴阳之气升降出入而为病也。反四时者,非留畜之邪,乃感四时之气而为病也。

曰:夫病温疟与寒疟,而皆安舍?舍于何脏?曰:温疟者,得之冬中于风,寒气存于骨髓之中,至春则阳气大发,邪气不能自出,因遇大暑,脑髓灼[4],肌肉消,腠理发泄,或有所用力,邪气与汗皆出。此病存于肾,其气先从内出之于外也。如是者,阴虚而阳盛,阳盛则热矣,衰则气复反而入,则阳

---

〔1〕兵法云:此处指《孙子·军争》。

〔2〕逢逢:盛貌。 堂堂:强大貌。

〔3〕以其秋病者为寒甚:《素问》原文无"为"字。

〔4〕脑髓灼:《素问》原文为"脑髓烁"。烁,误作"灼"。

虚^[1]，阳虚则寒矣，故先热而后寒，名曰温疟。脑髓灼者，暑气盛而精髓灼热也。
肌肉消者，腠理开而肌肉消疏也。曰：瘅疟何如？曰：瘅疟者，肺素有热，气盛
于中^[2]，厥逆上冲，中气实而不外泄，因有所用力，腠理开，风寒客于皮
肤之内、分肉之间而发，发则阳气盛，阳气盛而不衰，则病矣；其气不及于阴，
故但热而不寒，气内存于心，而外舍于分肉之间，令人消烁脱肉，故命曰瘅疟。
此复论□疟之有因于内热者也。

【按语】本节论述疟病的病因、病机、症状与其治疗方法。对疟病的
分型做了概括的论述。对疟病的治疗，特别强调攻邪应在未发病之前或已衰
之后，正当发作时则不能进行针刺，是恐其邪未去而正先伤。

　　《刺疟》篇曰^[3]：足太阳之疟，令人腰痛头重，寒从背起，先寒后热，
熇熇喝喝然^[4]，热止汗出，难已。此论三阴三阳经气之为病也。熇熇，如火之焰。喝喝，
暑热气也。足少阳之疟，令人身体解㑊，寒不甚，热不甚，恶见人，见人心惕
惕然，热多，汗出甚。解□，懈惰也。足阳明之疟，令人先寒，洒淅洒淅，寒
甚久乃热，热去汗出，喜见日月光火气，乃快然。日月光，明也；火气，阳热也。
足太阴之疟，一令人不乐，好太息^[5]，不嗜食，多寒热；一汗出^[6]，病至
则善呕，呕已乃衰。太阴居中土，间于阴阳之间，病疟则上及于心肺，下及于肝肾也。
足少阴之疟，令人呕吐甚，多寒热，热多寒少，欲闭户牖而处，其病难已。
少阴寒水主气，故病难已。足厥之疟，令人腰痛，少腹满，小便不利如癃状，非
癃也，数便，意恐惧，气不足，腹中悒悒。悒悒，不舒之状。

---

〔1〕则阳虚：《素问》原文为"入则阳虚"，漏一"入"字。
〔2〕气盛于中：《素问》原文为"气盛于身"。身，误作"中"。
〔3〕《刺疟》篇：为《素问》第三十六篇的篇名。是篇论述针刺治疗疟病的方法，
　　故名。
〔4〕喝（yē 椰）喝：受暴热，中暑热。
〔5〕一令人不乐，好太息：《素问》原文为"令人不乐，好大息"。无"一"字，
　　大，误作"太"。今予更正。大息，即深长的呼吸。
〔6〕一汗出：《素问》原文无"一"字。

肺疟者，令人心寒，寒甚热，热间善惊，如有所见者。肺者，为心之盖，故令人心寒热，心气虚则善惊，如有所见。心疟者，令人烦心甚，欲得清水，反寒多，不甚热。心为火脏，心气热，故烦甚而欲清水以自救；热极生寒，故反寒多；寒久则真火气衰，故不甚热也。肝疟者，令人色苍苍然，太息，其状若死者。苍乃东方之青色，主春生之气，生阳不升，故其状若死也。脾疟者，令人寒，腹中痛，热则肠中鸣，鸣已汗出。脾为阴中之至阴，故令人寒；腹乃脾土之郭郭，故腹中痛；湿热下行则肠鸣，上蒸则汗出也；鸣已汗出者，下行极而上也。肾疟者，令人洒洒寒[1]，腰脊痛宛转，大便难，目眴眴状[2]，手足寒。眴眴，目摇动而不明也。胃疟者，令人且病也，善饥而不能食，食而支满腹大[3]。胃主受纳水谷，故胃疟者，令人病饥而不能食；中焦受邪，不能主化，故支满腹大也。

【按语】本节论述疟病的六经分证及五脏分证的各自症状。这种分证法，是中医辨证的雏形。

《咳论》曰[4]：肺之令人咳，何也？曰：五脏六腑皆令人咳，非独肺也。肺主气，而位居尊高，受百脉之朝会，是咳虽肺证，而五脏六腑之邪，皆能上归于肺而为咳也。曰：愿闻其状。曰：皮毛者，肺之合也，皮毛先受邪气，邪气以从其合也。其寒饮食入胃，从肺脉上至于肺，则肺寒，肺寒则外内合邪，因而客之，则为肺咳。此首论咳属肺脏之本病，由形寒饮冷之所致也。五脏各以其时受病，非其时，各传以与之。

人与天地相参，故五脏各以治时，感于寒则受病，微则为咳，甚则为泄、为痛。乘秋则肺先受邪，乘春则肝先受病，乘夏则心先受之，乘至阴则脾先

[1] 洒洒寒：《素问》原文为"洒洒然"。"寒"为"然"之误。洒洒然，寒冷的形容词。

[2] 目眴眴状：《素问》原文为"目眴眴然"。眴眴然，张景岳："眴，音眩。眴眴然，眩动貌，目视不明，水之亏也。"

[3] 支满：谓胀满而有支撑感。

[4] 《咳论》：为《素问》第三十八篇的篇名。是篇专论咳病，故名。

受之，乘冬则肾先受之合〔1〕。次论五脏之邪，上归于肺而亦为咳也。曰先受之者，谓次即传及于肺而为咳。咳乃肺之本病，故先言肺先受邪。

曰：何以异之？曰：肺咳之状，咳而喘息有音，甚则唾血。肺司呼吸，故咳则喘息有音；肺主气，甚则随气上逆而唾血。心咳之状，咳则心痛，喉中介介如梗状〔2〕，甚则咽肿喉痹。肝咳之状，咳则两胁下痛，甚则不可以转，转则肢下满〔3〕。脾咳之状，咳则右胁下痛，阴阴引肩背〔4〕，甚则不可以动，动则咳剧。肾咳之状，咳则肩背相引而痛〔5〕，甚则咳涎。心脉上挟咽，肝脉上注肺，脾气上通于肺，肾脉贯膈入肺中，故五脏皆能令肺咳也。

曰：六腑之咳奈何？安所受病？曰：五脏之久咳，乃移六腑。脾咳不已，则胃受之；胃咳之状，咳而呕，呕甚则长虫出。长虫，蛔虫也。肝咳不已，则胆受之；胆咳之状，咳呕胆汁。胆汁，苦汁也。肺咳不已，则大肠受之；大肠咳状，咳而遗矢。矢，屎也。心咳不已，则小肠受之，小肠咳状，咳而失气，气与咳俱失。失气，后气也。肾咳不已，则膀胱受之；膀胱咳状，咳而遗溺。肾合膀胱。久咳不已，则三焦受之；三焦咳状，咳而腹满，不欲食饮。肾咳不已，膀胱受之，久咳不已，三焦受之，是肾为两脏，而合于六腑也。此皆聚于胃，关于肺，使人多涕唾而面浮肿气逆也。此言膀胱、三焦之咳，皆邪聚于胃而上关于肺故也。咳则肺举，肺举则液上溢，故使人涕唾。水气上乘，故面浮肿而气逆也。曰：治之奈何？曰：治脏者，治其俞；治腑者，治其合；浮肿者，治其经。

【按语】本节论述咳病的病因、病机及五脏六腑分证的症状与治法。指出咳病固属于肺，但五脏六腑的病变，都能影响肺而生咳病。并指出咳嗽日久，脏病可以移腑。

〔1〕乘冬则肾先受之合：《素问》原文无"合"字。
〔2〕介介：吴昆："介介，坚硬而有妨碍之意。"
〔3〕转则肢下满：《素问》原文为"转则两肢下满"。"转"之下漏一"两"字。
〔4〕阴阴：即隐隐。
〔5〕咳则肩背相引而痛：《素问》原文为"咳则腰背相引而痛"。

《举痛论》曰[1]：人之五脏卒痛，何气使然？曰：经脉流行不止，环周不休。寒气入经而稽迟，涩而不行[2]，客于脉外则血少，客于脉中则气不通，故卒然而痛。气为阳，血为阴，气无形，血有形，气行脉外，血行脉中；寒气客于脉内，则血少；客于脉外，则气不通，故卒然而痛也。

曰：其痛或卒然而止者，或痛甚不休者，或痛甚不可按者，或按之而痛止者，或按之无益者，或喘动应手者，或心与背相引而痛者，或胁肋与少腹相引而痛者，或腹痛引阴股者，或痛宿昔而成积者[3]，或卒然痛死不知人、有少间复生者，或痛而呕者，或腹痛而后泄者，或痛而闭不通者，凡此诸痛，各不同形，别之奈何？形，证也。言痛证各有不同，将何以别之也。

曰：寒气客于脉外则脉寒，脉寒则缩蜷，缩蜷则脉绌急，则外引小络，故卒然而痛，得炅则痛止[4]。因重中于寒，则痛久矣。绌，犹屈也。寒则血凝涩，故脉缩蜷，缩蜷则屈急而外引小络。夫经脉为里，浮而外者为络，外内因急[5]，故卒然而痛也。炅气，太阳之气也。脉寒而得阳热之气，则缩绌可舒，故其痛立止。若复感于寒，则阳气受伤，故痛久而不止也。寒气客于经脉之中，与炅气相薄则脉满，满则痛而不可按也。寒气稽留，炅气从上，则脉充大而血气乱，故痛甚不可按也。寒气客于肠胃之间、膜原之下，血不得散，小络急引，故痛；按之则血气散，故按之痛止。寒气客于挟脊之脉，则深按之不能及，故按之无益也。寒气客于冲脉，冲脉起于关元，随腹直上，寒气客则脉不通，脉不通则气因之，故喘动应手矣。寒气客于背俞之脉则脉涩，脉涩则血虚，血虚则痛，其俞注于心，故相引而痛。按之则热气至，热气至则痛止矣。寒气客于厥阴之脉，厥阴之脉者，络

---

[1]《举痛论》：为《素问》第三十九篇的篇名。是篇论述痛证的病因、病机及分证，故名。

[2] 涩而不行：《素问》原文为"泣而不行"。泣，同"涩"。本节"涩"字均为《素问》原文之"泣"字。

[3] 宿昔：张志聪："稽留久也。"

[4] 炅（jiǒng 炯）：热。王冰："炅，热也。"

[5] 外内因急：应为"外内引急"之误。

阴器，系于肝，寒气客于脉中，则血涩脉急，故胁肋与少腹相引矣[1]。寒气客于阴股[2]，寒气上及小腹[3]，血涩在下相引，故腹痛引阴股。寒气客于小肠膜原之间、络血之中，血涩不得注于大经，血气稽留不得行，故宿昔而成积矣。大经，脏腑之大络也。寒气客于五脏，厥逆上泄，阴气竭，阳气未入，故卒然痛死不知人；气复反，则生矣。寒气客于肠胃，厥逆上出，故痛而呕也。寒气客于小肠，小肠不得成聚，故后泄腹痛矣。热气留于小肠，肠中痛，瘅热焦渴，则坚干不得出，故痛而闭不通也[4]。本经云[5]："气伤痛。"盖痛在有形之形身，而伤于无形之气分，是病皆生于寒热七情，而证见于脏腑经脉。举痛而论百病皆然，能会通此道，庶明而不惑。此篇论寒气而末结热气一条者，谓寒邪稽留不得去，得阳热之气而能化热者也。

余知百病生于气也，怒则气上，喜则气缓，悲则气消，恐则气下，寒则气收，炅则气泄，惊则气乱，劳则气耗，思则气结，九气不同，何病之生？寒热、七情皆伤人气，而气有上下消耗之不同，是何病之所生也？曰：怒则气逆，甚则呕血及飧泄；故气上矣。怒为肝志，肝主存血，肝气上逆，故甚则呕血；木气乘脾，故及为飧泄；脾位中州，肝脏居下，故呕血飧泄皆为气上。喜则气和志达，荣卫通利，故气缓矣。喜乃阳和之气，故志意和达，荣卫疏通，其气舒徐而和缓矣。悲则心系急，肺布叶举，而上焦不通，荣卫不散，热气在中，故气消矣。心气并于肺则悲，心悲气并则心系急，心系上连于肺，心系急则肺脏布大，而肺叶上举，是以上焦之气不通，而荣卫不能行散矣。气郁于中，则热中；气不运行，则潜消矣。恐则精却，却则上焦闭，闭则气还，还则下焦胀，故气不行矣。气者，水中之生阳也。肾为水脏，主存精而为生气之原，恐伤肾，是以精气退却而不能上升。膻中为气之海，上出于肺以司呼吸，然其

---

〔1〕故胁肋与少腹相引矣：《素问》原文为"故胁肋与少腹相引痛矣"。文中漏一"痛"字。

〔2〕寒气：《素问》原文为"厥气""寒气"为"厥气"之误。

〔3〕小腹：《素问》原文为"少腹"。

〔4〕故痛而闭不通也：按《素问》原文为"故痛而闭不通矣"。

〔5〕本经：此系指《素问·阴阳应象大论》篇。

原出于下焦，故精气却则上焦闭，闭则生升之气还归于下，而上焦胀矣。上下之气不相交通，故气不行矣。寒则腠理闭，气不行，故气收矣。腠理，肌肉之文理，乃三焦通会元真之处；寒气客之，则腠理闭而气不通，故气收于内矣。炅则腠理开，荣卫通，汗大泄，故气泄。卫行脉外之腠理，汗乃荣血之阴液，夫气为阴之固，阴为阳之守，炅则腠理开，汗大泄则阳气从外而泄矣。惊则心无所倚，神无所归，虑无所定，故气乱矣。惊则心气散而无所倚，神志越而无所归，思虑乱而无所定，故气乱矣。劳则喘息汗出，外内皆越，故气耗矣。劳则肾气伤而喘息于内，阳气张而汗出于外，外内皆越，故气耗散矣。思则心有所存，神有所归，正气留而不行，故气结矣。所以任物谓之心，心之所之谓之志，因志而变谓之思，故思则心神内存；正气留中而不行，故气结矣。

【按语】本节论述痛证的病因、病机，并举例以详论痛证的辨证，同时还论述了九气疾病，着重提出了七情致病的病理变化，很有临床实践意义。

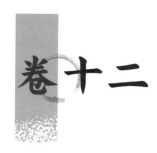

卷十二

病 机

《风论》曰〔1〕：风之伤人也，或为寒热，或为热中，或为寒中，或为疠风，或为偏枯〔2〕，或为风也；其病各异，其名不同，或内至五脏六腑，不知其解，愿闻其说。曰：风气存于皮肤之间，内不得通，外不得泄风者，善行而数变，腠理开则洒然寒，闭则热而闷，其寒也则衰饮食，其热也则消肌肉，故使人怢栗而不能食，名曰寒热。此论风邪客于肤腠，而为寒热也。怢栗，振寒貌。盖言邪之所腠，其正必虚，正气为邪所伤，故其人怢栗而不能食也。风气与阳明入胃，循脉而上至目内眦，其人肥则风气不得外泄，则为热中而目黄；人瘦则外泄而寒，则为寒中而泣出。此论风邪客于脉中，而为寒热也。夫血脉生于阳明胃腑，如风伤阳明，邪正之气并入于胃，则循脉而上至于目。盖诸脉皆系于目也。其人肥厚，则热留于脉中而目黄；其人瘦薄，则血脉之神气外泄而为脉中寒，则精去而涕泣出。风气与太阳俱入，行诸脉俞，散于分肉之间，与卫气相干，其道不利，故使肌肉愤膹而有疡，卫气有所凝而不利〔3〕，故其肉有不仁也。此论风邪伤卫而为肿疡、不

---

〔1〕《风论》：为《素问》第四十二篇的篇名。是篇论述风邪伤人所表现的各种
　　　症状及诊法，故名。
〔2〕偏枯：即半身不遂，为中风后遗症。滑伯仁曰："偏枯当作偏风。"张志聪曰：
　　　"偏入于形身之半也。"
〔3〕卫气有所凝而不利：《素问》原文"不利"为"不行"。

仁也。气道不利，则肌肉愤然高起而生㾦疬；卫气凝滞，则肌肉麻痹而不知痛痒也。疠者，有荣气热胕，其气不清，故使其鼻柱坏而色败，皮肤疡溃。此论风伤荣气而为疠疡也。胕，肉也。夫荣卫皆精阳之气，浮气之不循于经者为卫，精气之荣于经者为荣。鼻者，肺之窍，脏真高于肺，主行荣卫阴阳；风邪与荣热搏于皮肤之外，则荣卫之气不清，故使其鼻柱陷坏，面色败恶而皮肤溃癫也。风寒客于脉而不去，名曰疠风，或名曰寒热。此承上文而言风寒之邪客于脉中而不去者，则荣气受伤，亦名曰疠风。夫荣之生病也，寒热少气，故或曰寒热，盖亦或为寒中热中之病也。

以春甲乙伤于风者为肝风〔1〕，以夏丙丁伤于风者为心风，以季夏戊己伤于邪者为脾风，以秋庚辛中于邪者为肺风，以冬壬癸中于邪者为肾风。此论风伤五脏之气，而为五脏之风也。风者，虚乡不正之邪风，故曰风、曰邪、曰伤、曰中。盖言不正之风，或伤之轻，或中之重也。

风中五脏六腑之俞，亦为脏腑之风，夫五脏之气，外合四时，故以时受病者，病五脏之气也。如风中于经俞，则连脏腑，故亦为脏腑之风，病五脏之经也。各入其门户所中，则为偏风〔2〕。

风气循风府而上，则为脑风。风入系头，则为目风、眼寒。饮酒中风，则为漏风。入房汗出中风，则为内风。新沐中风，则为首风。久风入中，则为肠风飧泄。外在腠理，则为泄风。故风者，百病之长也，至其变化，乃为他病也，无常方，然致有风气也。风乃东方之生气，为四时之首，能生长万物，亦能害万物，如水能浮舟，亦能覆舟，故为百病之长；至其变化无常，故病不一。如春时之非东风，夏时之非南风，或从虚向来之刚风、谋风之类〔3〕，皆其变化而为他病也。方，处也。

曰：五脏风之形状不同者何？愿闻其诊及其病能。曰：肺风之状，多

〔1〕春甲乙：春指春季，甲乙指日期；春属木，甲乙亦属木，为木旺之时。张志聪："夫天之十干，化生地之五行，地之五行，化生人之五藏。十干之气化，而各以时受病也。"以下夏丙丁、季夏戊己等皆同此意。

〔2〕偏风：即偏枯意。指风曰偏风，指疾曰半身不遂。

〔3〕刚风、谋风：《灵枢·九宫八风》篇："风从西南方来，名曰谋风""风从西方来，名曰刚风。……此八风皆从其虚之乡来，乃能病人"。

汗恶风，色皏然白，时咳短气，昼日则差〔1〕，暮则甚，诊在眉上，其色白。风为阳邪，开发腠理，故多汗；风气伤阳，邪正不合，故恶风也。皏然，浅白貌。肺属金，其色白。肺主气，在变动为咳，风邪迫之，故时咳短气也。昼则阳气盛，而能胜邪，故瘥；暮则气衰，故病甚也。眉上，乃阙庭之间，肺之候也。心风之状，多汗，恶风，焦绝，善怒赫〔2〕，赤色，病甚则言不可快，诊在口，其色赤。心为火脏，风淫则火盛，故唇舌焦而津液绝也。风化木、木火交炽，故善为怒赫；心主舌，病甚则舌本强而言不可快，心和则舌能知五味，故诊验在口。口者，兼唇舌而言也。肝风之状，多汗恶风，善悲，色微苍，嗌干，善怒，时憎女子，诊在目下，其色青。肝开窍于目而主泣，故善悲。微苍，淡青色也。足厥阴之脉循喉咙之后，上入颃颡，风木合邪，则火热盛而嗌干；肝气病，故善怒也；怒胜思，故时憎女子；目者，肝之官也，故诊在目下。脾风之状，多汗恶风，身体怠惰，四支不欲动，色薄微黄，不欲食〔3〕，诊在鼻上，其色黄。脾主肌肉四支，身体怠惰，四支不欲动，脾气病也。足太阴之脉，属脾络胃，上膈挟咽，连舌本。《经络》篇曰〔4〕："是主脾所生病者……食不下。"土位中央，故所诊在鼻也。肾风之状，多汗恶风，面疣然浮肿，脊痛，不能正立，其色炲，隐曲不利，诊在肌上，其色黑。风邪干肾，则水气上升，故面疣然浮肿，风行则水涣也；肾主骨，故脊痛不能正立。炲，烟煤墨色也。肾主存精，少阴与阳明会于宗筋，风伤肾气，故隐曲不利；水气上升，故黑在肌上，水乘土也。胃风之状，颈多汗，恶风，食饮不下，膈塞不通〔5〕，腹善满，失衣则䐜胀，食寒则泄，诊形瘦而腹大。颈有风池风府，乃经脉之要会，故颈多汗；胃府受邪，故饮食不下；膈塞不通，腹善满也；胃气不足，则身以前皆寒，腹胀满，是以形寒则䐜胀。饮冷则泄者，胃气虚伤也。胃者肉其应，腹者胃之郛，故主形瘦而腹大。首风之状，头面多汗，恶风，当先风一日则病甚，头痛不可以出内，至其风日，则病少

---

〔1〕差：通"瘥"。

〔2〕善怒赫：《素问》原文为"吓"。赫，"吓"之误。吓，通"赫"。

〔3〕不欲食：《素问》原文为"不嗜食"，嗜，误作"欲"。

〔4〕《经络》篇：为《灵枢·经脉》的篇名。原文为"脾足太阴之脉……是主脾所生病者，舌本痛，体不能动摇，食不下"。录此备考。

〔5〕膈塞不通：《素问》原文为"鬲"。此处误作"膈"。

愈。头乃诸阳之会，因沐中风，则头首之皮腠疏而阳气弛，故多汗恶风也。风者，天之阳气，人之阳气，以应天之风气。诸阳之气，上出于头，故先一日则病甚，头痛不可以出户内。盖风将发而气先病也。至其风胜之日，气随风散，故其病少愈。漏风之状，或多汗，常不可单衣，食则汗出，甚则身汗，喘息恶风，衣常濡，口故善渴[1]，不能劳事。饮酒者，胃气先行皮肤，先充络脉，或因胃气热而腠理疏，或络脉满而阴液泄，故常多汗也。酒性悍热，与风相搏，故虽单衣亦不可以常服。酒入于胃，热聚于脾，脾胃内热，故食则汗出；甚则上迫于肺而身汗、喘息、恶风，身常湿也，精液内竭，故口干善渴；阳气外张，故不能烦劳于事。泄风之状，多汗，汗出泄衣上，口中干，上渍，于风不能劳事[2]，身体尽痛则寒。泄风之病，风久在腠理而伤气，故多汗；汗泄衣上，渐渍渗漱，元府之阳也，津液外泄，故口中干燥。上渍于风者，谓身半以上风湿相搏，则阳气受伤，故不能烦劳于事。若妄作劳，则身体尽痛而发寒矣。

【按语】本节论述风邪伤人致病的广泛性与多变性。详述由于风邪伤人不同、季节时日及体质差异、诱因不同而产生多种风病，并指出其诊法及分证意义。

《痹论》曰[3]：痹之安生？曰：风、寒、湿三气杂至，合而为痹也。痹者，闭也，邪闭而为痛也。言风、寒、湿三气错杂而至，相合而为痹。其风气胜者为行痹；风者，善行而数变，故其痛流行而无定处。寒气胜者为痛痹；寒为阴邪，痛者阴。湿气胜者为着痹也。湿流关节，故为流着之痹。按：《灵枢经》有风痹，《伤寒论》有湿痹，是感一气而为痹也；本篇论风、寒、湿三气杂至，合而为痹，是三邪合而为痹也。

曰：其有五者何也？问三气之外，而又有五痹也。上节论人之三邪，此下论人之五气。曰：以冬遇此者为骨痹，以春遇此者为筋痹，以夏遇此者为脉痹，

[1] 口故善渴：《素问》原文为"口干善渴"。干，误作"故"。

[2] 于风不能劳事：《素问》原文为"其风不能劳事"。其，误作"于"。

[3] 《痹论》：为《素问》第四十三篇的篇名。是篇系统论述痹病的病因、病机、分类、症状，以及诊治的有关问题，故名。

以至阴遇此者为肌痹[1]，以秋遇此者为皮痹。皮、肉、筋、骨、脉，五脏之外合也。五脏之气，合于四时五行，故各以其时而受病，同气相感也。

曰：内舍五脏六腑，何气使然？曰：五脏皆有合，病久而不去者，内舍于其合也。肺合皮，心合脉，脾合肌，肝合筋，肾合骨，邪之中人，始伤皮肉、筋骨，久而不去，则内舍于所合之脏，而为脏腑之痹矣。故骨痹不已，复感于邪，内舍于肾；筋痹不已，复感于邪，内舍于肝；脉痹不已，复感于邪，内舍于心；肌痹不已，复感于邪，内舍于脾；皮痹不已，复感于邪，内舍于肺。所谓痹者[2]，重感于风寒湿之气也。所谓五脏之痹也，各以其五脏所合之时，重感于风寒湿之气也，盖皮肉筋骨，内舍于五脏[3]，五脏之气，外合于四时，始病在外之有形，复伤在内之五气，外内形气相合，而邪舍于内矣。舍者，有如馆舍，邪客留于其间者也。邪薄于五脏之间，于脏气而不伤其脏真，故曰舍，曰客。而上见其烦满、喘逆诸证，如其人入脏者则死矣。

凡痹之客五脏者，肺痹者，烦满喘而呕。心痹者，脉不通，烦则心下鼓，暴上气而喘，嗌干，善噫，厥气上则恐。肝痹者，夜卧则惊，多饮，数小便，上为引如怀[4]。肾痹者，善胀，尻以代踵，脊以代头。脾痹者，四肢懈堕，发咳呕汁，上为大塞。此论五脏之气，受邪而形于诸病也。肠痹者，数饮而出不得，中气喘争，时发飧泄。肠痹者，兼大小肠而言。小肠为心之腑而主小便，邪痹于小肠，则火热郁于上而为数饮，下为小便不得出也。大肠为肺之腑而主大便，邪痹于大便[5]，故上则为中气喘争，而上为飧泄也。胞痹者，少腹膀胱按之内痛，若沃以汤，涩于小便，上为清涕。胞者，膀胱之室，内居少腹，邪闭在胞，故少腹膀胱按之内痛。水闭不行，则畜而为热，故若沃以汤且涩于小便也。膀胱之脉，从巅入脑，脑渗则为涕。上为清涕者，太阳之气，邪闭于下，不能循经而上升也。愚按六腑之气，只言其三。盖荣气者，胃腑之精气也，

[1] 至阴：此指长夏。
[2] 所谓痹也：《素问》原文，在"所谓痹也"之下，尚有"各以其时"四个字。此处遗漏。
[3] 内舍：系"内合"之误。
[4] 上为引如怀：王冰："上引少腹，如怀妊之状。"
[5] 邪痹于大便：当为"邪痹于大肠"之误。

胃气者，阳明之悍气也，营卫相将，出入外内；三焦之气，游行于上下；甲胆之气，先脏腑而升。夫痹者，闭也，正气运行，邪不能留，三腑之不病痹者，意在斯与！

阴气者，静则神存，躁则消亡。此言脏气不存，而邪痹于脏也。阴气者，脏气也；神者，五脏所存之神也。五脏为阴，阴者主静，故静主则神气存而邪不能侵，躁则神气消亡而痹聚于脏矣。饮食自倍，肠胃乃伤。此言肠胃伤而邪闭于腑也。夫居处失宜，则风、寒、湿气中其俞矣，然当节其饮食，勿使邪气内入，如饮食应之，邪即循俞而入，各舍其腑也。淫气喘息，痹聚在肺；淫气忧思，痹聚在心；淫气遗溺，痹聚在肾，淫气乏竭，痹聚在肝；淫气肌绝，痹聚在脾。诸痹不已，亦益内也。其风气胜者，其人易已也。此申明阴气躁主[1]，而痹聚于脏也。淫气者，阴气淫佚，不静存也。夫寒湿者，天之阴邪，伤人经俞筋骨；风者，天之阳邪，伤人皮肤气分。是以三邪中于脏腑之俞，而风气胜者，其性善行可从皮肤而散，故其人易已也。

曰：痹，其时有死者，或疼久者，或易已者，其故何也？曰：其入脏者死，其留连筋骨间者疼久，其留皮肤间者易已。此言五脏之痹，循俞而入脏者死也。夫风、寒、湿气中其俞，其脏气实，则邪不动脏；若神气消亡，则痹聚在脏而死矣。

其客于六腑者，何也？曰：此亦其食饮居处，为其病本也。此言六腑之痹，乃循俞而内入者也。夫居处失常，则邪气外客；饮食不节，则肠胃内伤，故食饮居处，为六腑之病本。六腑亦各有俞，风、寒、湿气中其俞，而食饮应之，循俞面入，各舍其腑也。饮食入胃，大、小肠济泌糟粕，膀胱决渎清浊，蒸化精液，营养经俞。如居处失常，而又饮食应之于内，则经脉虚伤，邪循俞而入舍其府也。

曰：荣卫之气，亦令人痹乎？曰：痛者，寒气多也，有寒故痛也。寒气胜者为痛痹，故痛者寒气多也。上"寒"字言天之寒邪，下"寒"字言人之寒气。其不痛、不仁者，病久入深，荣之行涩[2]，经络时疏[3]，故不通，皮肤不荣，故为不仁。通，当作痛。病久入深者，久而不去，将内舍于其合也。邪病久，则荣卫之道伤而行涩；邪入深，则不痹闭于形身，而经络时疏，故不痛也。荣卫行涩，则不荣养于皮肤，故为不仁也。

[1]躁主：为"躁亡"之误。

[2]荣之行涩：《素问》原文为"荣卫之行涩"。漏一"卫"字。

[3]疏：空虚。

其寒者，阳气少，阴气多，与病相益，故寒也。此言寒热者，出人身之阴阳气化也。人之阳气少而阴气多，与病相益，其阴寒矣。邪正惟阴，故为寒也。其热者，阳气多，阴气少，病气胜，阳遭阴，故为痹热。人之阳气多而阴气少，邪得人之阳盛而病气胜矣；人之阳气盛而迂天之阴邪，则邪随气化而为痹热矣。其多汗而濡者，此其逢湿甚也，阳气少，阴气盛，两气相感，故汗出而濡也。湿者，天之阴邪也，感天地之阴寒，而吾身之阴气又盛，两气相感，故汗出而濡也。

曰：夫痹之为病，不痛何也？曰：痹在于骨则重，在于脉则血凝而不流，在于筋则屈不伸，在于肉则不仁，在于皮则寒，故具此五者，则不痛也。《经》云〔1〕："气伤痛。"此论邪痹经脉骨肉之有形，而不伤其气者，则不痛也。夫骨有骨气，脉有脉气，筋有筋气，肌有肌气，皮有皮气，皆五脏之气外合于形身。如病形而不伤其气，则止见骨痹之身重，脉痹之血凝不行，筋痹之屈而不伸，肉痹之肌肉不仁，皮痹之皮毛寒冷，故具此五者之形证，而不通也〔2〕。凡痹之类，逢寒则虫，逢热则纵。此承上文而言。凡此五痹之类，如逢吾身之阴寒，则如虫行皮肤之中；逢吾身之阳热，则筋骨并皆放纵。

【按语】本节论述痹病的病因、分型、证候、病机及其传变。重点指出形成痹病的病因为风、寒、湿三气。并阐明痹病产生多种症状的机制。是中医研究痹证的重要文献。

《痿论》曰〔3〕：五脏使人痿，何也？痿者，四支无力委弱，举动不能，若委弃不用之状。夫五脏各有所舍〔4〕，痹从外而合病于内，外所因也；痿从内而合病于外，内所因也。曰：肺主身之皮毛，心主身之血脉，肝主身之筋膜，脾主身之肌肉，肾主身之骨髓。夫形身之所以能举止动静者，由脏气之拘养筋脉骨肉也〔5〕，是以脏病

---

〔1〕《经》：指《素问·阴阳应象大论》篇。

〔2〕通：通"痛"。

〔3〕《痿论》：为《素问》第四十四篇的篇名。是篇专论痿病的病因、病机、主证及治疗等，故名。

〔4〕舍：为"合"字之误。

〔5〕拘：为"昫（xū 虚）"字之误。昫，温暖。

于内，则形痿于外也。**故肺热叶焦，则皮毛虚弱急薄，着则生痿躄也。**肺属金，肺热则金燥而叶焦矣。着者，皮毛燥着，而无生转之气，故曰着则生痿躄也[1]。**心气热，则下脉厥而上，上则下脉虚，虚则生脉痿，枢折挈，胫纵而不任地也。**心为火脏，心气热则气惟上炎，心主脉，故脉气亦厥而上矣。上则心半以下之脉虚而成脉痿也。夫经脉者，所以行血气而荣阴阳，濡筋骨以利关节，故经脉虚则枢折于下矣。枢折，即骨繇而不安于地[2]，骨繇者，节缓而不收，故筋骨繇挈不收，足胫缓纵而不任于地也。**肝气热，则胆泄口苦，筋膜干，筋膜干则筋急折挈[3]，发为筋痿。**胆者，中精之府，其应在筋也。**胃气热[4]，则胃干而渴，肌肉不仁，发为肉痿。**阳明热，则津液不生，太阴之气不化，故肌肉不仁而发为肉痿。**肾气热，则腰脊不举，骨枯而髓减，发为骨痿。**肾主骨髓，在体为骨，肾气热而津液燥竭，发为骨痿。

　　曰：何以得之？曰：肺者，脏之长也，为心之盖也；有所失亡，所求不得，则发肺鸣，鸣则肺热叶焦，故曰：五脏因肺热叶焦，发为痿躄，此之谓也。此申明五脏之热，而成痿者，皆由肺热叶焦之所致也。**悲哀太甚则胞络绝，胞络绝则阳气内动，发则心下崩，数溲血也。**此以下复论心、肝、脾、肾，各有所因，而自成痿躄也。胞络者，胞之大络，即冲脉也。冲脉起于胞中，为十二经脉之海。心主血脉，是以胞络绝则心气虚而内动矣。阳气，心气也，心为阳中之太阳，故曰阳气。夫水之精为志，火之精为神，悲哀太甚，则神志俱悲，而上下之气不交矣。是以胞络绝，绝而阳气内动，心气动则心下崩，而数溲血也。**故《本病》曰：大经空虚，发为肌痹，传为脉痿。**《本病》[5]，即本经第七十三篇之《本病论》。大经，胞之大络也，胞乃血室。中焦之计，奉心化赤，流溢于中，从冲脉而上循背里者，贯于脉中，循腹右上行者，至胸中而散于脉外，充肤，热肉，生毫毛，是胞络之血，半行于脉中，半行于皮腠。脉外之血少，则为肌痹；脉

---

〔1〕痿躄（bì 壁）：手足痿废的通称。

〔2〕繇（yáo 瑶）：同"摇"。

〔3〕折挈：《素问》原文为"而挈"。

〔4〕胃气热：《素问》原文为"脾气热"。脾，误作"胃"。

〔5〕《本病》：按陈注谓"即本经第七十三篇之《本病论》"，此说似非。有谓《本病》为古代医书名，早佚。

中之血少，则为脉痿。是溲崩之血，从大经而下，故曰大经空虚也。思想无穷，所愿不得，意淫于外，入房太甚，宗筋弛纵，发为筋痿，及为白淫。此论肝气自伤而发筋痿矣。肝者，将军之官，谋虑出焉。思想无穷，所愿不得，则肝气伤矣。前阴者，宗筋之所聚，足厥阴之脉，循阴股，入毛中，过阴器，意淫于外，则欲火内动，入房太甚，则宗筋弛，是以发为阴痿，及为白淫。白淫者，欲火盛而阴精自出也。故《下经》曰：筋痿者，生于肝，使内也。《下经》[1]，即以下七十三篇之《本病论》，今遗之矣。言本篇所论筋痿者，又生于所愿不遂而伤肝，兼之使内入房之太甚也。有渐于湿，以水为事，若有所留，居处相湿，肌肉濡渍，痹而不仁，发为肉痿。故《下经》曰：肉痿者，得之湿地也。有渐于湿者，清湿地气之中于下也。以水为事者，好饮水浆，湿浊之留于中也。若有湿浊之所留，而居处又兼卑下，外内相湿，以致肌肉濡渍，痹而不仁，发为肉痿也。有所远行劳倦，逢大热而渴，渴则阳气内伐，内伐则热舍于肾，肾者水脏也，今水不胜火，则骨枯而髓虚，故足不任身，发为骨痿。故《下经》曰：骨痿者，生于大热也。此论劳倦热渴，而成骨痿也。远行劳倦则伤肾，逢大热则暑暍伤阴，渴则阴液内竭，是以阳热之气内伐其阴，而热舍于肾矣。肾者，水脏，水盛则能克火，今阳盛阴消，水不胜火，以致骨枯髓虚，足不任于身，而发为骨痿之证。

曰：何以别之？曰：肺热者，色白而毛败；心热者，色赤而络脉溢；肝热者，色苍而爪枯；脾热者，色黄而肉蠕动[2]；肾热者，色黑而齿槁。

曰：论言治痿者独取阳明[3]，何也？曰：阳明者，五脏六腑之海，主润宗筋[4]，宗筋主束骨而利机关也[5]。阳明者，水谷血气之海，五脏六腑皆受气于阳明，故为脏腑之海。宗筋者，前阴也，前阴者，宗筋之所聚，太阴阳明之所合也。诸筋

---

〔1〕《下经》：亦古代医书名。早佚。陈氏注"即以下七十三篇之《本病论》"，此说似非。

〔2〕蠕：张景岳："音软，微动貌，又曰虫行貌。"

〔3〕论言：论，是古代论治的医籍。注家因《灵枢·根结》篇有"痿疾者取之阳明"的记载，故认为"论"是指《灵枢·根结》篇。

〔4〕润：《素问》原文作"闰"。《甲乙经》作"润"，按"润"与"闰"通。

〔5〕机关：《骨空论》："侠髋为机，腘上为关。"

皆属于节,主束骨而利机关,宗筋为诸筋之会,阳明所生之血气,为之润养,故诸痿独取于阳明。冲脉者,经脉之海也,主渗灌溪谷,与阳明合于宗筋,溪谷者,大小分肉腠理也。冲任起于胞中,上循背里,为经络之海,其浮而外者,渗灌于溪谷之间,与阳明合于宗筋。是以宦者去其宗筋,则伤冲任,血泻不复,而须不生。阴阳总宗筋之会[1],会于气街,而阳明为之长,少阴、太阴、阳明、冲任、督脉,总会于宗筋,循腹上行,而复会于气街。气街者,腹气之街,在冲脉于脐左右之动脉间,乃阳明之所长也。长,主也。皆属于带脉,而络于督脉。带脉起于季胁,围身一周,如束带然。三阴三阳十二经脉,与奇经之任、督、冲脉,总络于上下,皆属带脉之所约束。督脉起于会阴,分三岐为冲任,而上行腹背,是以冲任、少阴、阳明与督脉皆为之络。故阳明虚则宗筋纵,带脉不引,故足痿不用也。

曰:治之奈何?曰:各补其荣,而通其俞[2],调其虚实,和其逆顺;筋脉骨肉,各以其时受月[3],则病已矣。治痿之法,虽取阳明,而当兼收其五脏之荣、俞。各补其荣者,补五脏之真气也;通其俞者,通利五脏之热也;调其虚实者,气虚则补之,热实则泻之也;和其顺逆,和其气之往来也。筋、脉、骨、肉内合五脏,五脏之气外应四时,各以其四时受气之月,随其浅深而取之,其病已矣。

【按语】本节论述痿病的病机,是由于五脏偏热,影响五脏所合之筋骨、肌肉、皮毛、血脉而成。其病因有外感水湿、内伤情志及劳倦房劳等。同时论述了五痿的主证和治痿独取阳明的论治原则,并根据各经虚实,全面治疗。

《厥论》曰[4]:厥之寒热者,何也?厥,逆也,气逆则乱,扰乱为眩仆,卒不知人,其病为厥,与中风不同,有寒热者,有阴有阳也。曰:阳气衰于下,则为寒厥;阴气

[1]总:《素问》原文作"揔"。揔,同"总"。

[2]荣、俞:按《素问》原文作"荥""俞",为五脏所主之穴道,诸经之所留为荥,所注为俞。

[3]时受月:张志聪:"《诊要经终》篇:正月、二月,人气在肝,三月、四月,人气在脾;五月、六月,人气在头;七月、八月,人气在肺,九月、十月,人气在心;十一月、十二月,人气在肾。"

[4]《厥论》:为《素问》第四十五篇的篇名。是篇论述厥病的病因、病机及六经厥病的主证而命名。

衰于下，则为热厥。阴阳二气皆从下而上，是以寒热厥之因，由阴阳之气衰于下也。

曰：热厥之为热也，必起于足下也[1]，何也？足下，足心也。热为阳厥，而反起于阴分，故问之。曰：阳气起于足五指之表，阴脉者，集于足下而聚于足心，故阳气胜，则足下热也。足三阳之血气，出于足指之端。表者，外侧也；三阴之脉，集于足下，而聚于足心。若阳气胜，则阴气虚而阳往乘之，故热厥起于足下也。曰：寒厥之为寒也，必从五指而上于膝者，何也？上节论阳胜于阴，则为热厥，而寒厥起于阴之本位，故问之。曰：阴气起于五指[2]，集于膝下而聚于膝上，故阴气胜，则从五指至膝上寒。其寒也，不从外，皆从内也。足三阴之血气，起于五指内侧之端，里者，内侧也；集于膝下者，三阴交会于踝上也；聚于膝上者，三阴脉皆循内而上，故其寒也，不从外，皆从内也。

曰：寒厥何失而然也？此下一节论寒厥热厥之因，寒厥因失其所存之阳，故曰失。曰：前阴者，宗筋之所聚，太阴、阳明之所合也。宗筋根起于胞中，内连于肾脏，阴阳二气，生于胃腑，输于太阴，存于肾脏。太阴阳明，合聚于宗筋者，中焦之太阴阳明，与下焦之少阴太阳，中下相合，而会于前阴之间。春夏则阳气多而阴气少，秋冬则阴气盛而阳气衰，此人质壮[3]，以秋冬夺于所用，下气上争不能复，精气溢下，邪气因从之而上也。此言寒厥之因，因虚其所存之阳，而致之也。夫秋冬之时，阳气收存，阴气外盛，此寒厥人者，因恃其质壮，过于作劳，则下气上争，不复存于下矣。阳气上出，则阴存之精气亦溢于下矣。所谓烦劳则张，精绝也。邪气者，谓阴脏水寒之邪。夫阳气存于阴脏，精阳外出，则阴寒之邪因从之而上矣。气因于中，阳气衰，不能渗营其经络，阳气日损，阴气独存[4]，故手足为之寒也。此言气因于中焦水谷之所生，然借下焦之气，阳明釜底之燃，如秋冬之时，过于作劳，夺其阳气，争扰于上，阴寒之邪，又因而从之，则中焦所生之阳亦衰，不能渗营于经络矣；中下之气，不能互相资生，阳气日损，阴气独存，故手足为之寒也。

---

〔1〕必起于足下也：《素问》原文为"必起于足下者"。

〔2〕阴气起于五指：《素问》原文"阴气起于五指"之下，尚有"之里"二字。

〔3〕此人质壮：《素问》原文为"此人者质壮"。漏一"者"字。

〔4〕阴气独存：《素问》原文为"阴气独在"。在，误作"存"。

曰：热厥何如而然也？曰：酒入于胃，则络脉满而经脉虚，脾主为胃行其津液者也，阴气虚则阳气入，阳气入则胃不和，胃不和则精气竭，精气竭则不荣于四肢也。此言热厥之因，因伤其中焦所生之阴气也。《灵枢经》曰[1]："饮酒者，卫气先行皮肤，先充络脉。"夫卫气者，水谷之悍气也，酒亦水谷悍热之液，故从卫气先行于皮肤，从皮肤而充于络脉；是不从脾气而行于经脉，故络脉满而经脉虚也。夫饮入于胃，其津液上输于脾，脾气散精于肺，通调于经脉，四布于皮毛，是从经脉而行络脉，从络脉而散皮肤，自内而外也。酒入于胃，先行于皮肤，先充于络脉，是从皮肤而入于络脉，反从外而内矣；不从脾气通调于经脉，则阴气虚矣。悍热之气，反从外而内，则阳气入矣。阳明乃燥热之府，借太阴中见之阴化，阴气虚而阳热之气内入，则胃气不和矣。胃不和，则所生之精气竭，精气竭，则不能荣于四肢，而为热厥矣。此人必数醉，若饱以入房，气聚于脾中不得散，酒气与谷相薄[2]，热盛于中，故热遍于身，内热而溺赤也。夫酒气盛而慓悍，肾气日衰[3]，阳气独胜，故手足为之热也。夫饮酒数醉，则悍热之气反从外而内，酒气聚于脾中矣。若饱以入房，则谷气留于胃中，脾脏不能转输其津液，而谷气聚于脾中矣。气聚于中而不得散，酒气与谷气交相侵薄，则热盛于中矣。中土之热灌于四旁，故热遍于身也。入胃之饮食，不能游溢精气，下输膀胱，故内热而溺赤也。肾为水脏，受水谷之精而存之，酒气热盛而慓悍，则肾脏之精气日衰；阴气衰于下，而阳气独胜于中，故手足为之热也。

曰：厥或令人腹满，或令人暴不知人，或至半日、远至一日乃知人者，何也？暴不知人，卒然昏喷或仆扑也。半日气周之半，一日气行之周。曰：阴气盛于上则下虚，下虚则腹胀满；阳气盛于上，则下气重上而邪气逆，逆则阳气乱，阳气乱则不知人也。阴气盛于上者，谓阳气日衰，阴气久凌于上也。阳气，谓下焦之生阳。邪气，肾脏水寒之邪也。

曰：愿闻六经脉之厥状病能也。上节论阴阳二气之厥，此复问其经脉之厥状焉。

---

[1]《灵枢经》：此系指《灵枢·经脉》篇。

[2] 酒气与谷相薄：《素问》原文为"酒气与谷气相薄"。漏一"气"字。

[3] 肾气日衰：《素问》原文为"肾气有衰"。有，误作"日"。

病能者，能为奇恒之病也。曰：巨阳之厥，则肿首头重，足不能行，发为眴仆[1]。巨阳，太阳也。足太阳脉起于目内眦，上额交巅，从巅入络脑，还出别下项，循背侠脊，抵腰中，下贯臀，入腘中，循腨内，出外踝之后。是以厥逆于上，则为首肿头痛；厥逆于下，则为足不能行。神气昏乱，则为眴仆。太阳为诸阳主气也，此病在经，而转及于气分也。阳明之厥，则癫疾欲走呼，腹满不得卧，面赤而热，妄见而妄言。癫狂走呼，妄见妄言，阳明之脉病也。其脉循腹里，属胃络脾，经气厥逆，故腹满胃不和，不得卧也。阳明乃燥金之经，其经气上出于面，故面赤而热。少阳之厥，则暴聋，颊肿而热，胁痛，胻不可以运。足少阳之脉，起于目锐眦从耳后入耳中，下颊车，循胸贯胁里，出膝外廉，循足跗，故逆则暴聋，颊肿胁痛，足胻不可以运也。太阴之厥，则腹满䐜胀，后不利[2]，不欲食，食则呕，不得卧。䐜，音嗔，引起也。足太阴之脉，入腹属脾络胃，故厥则腹满䐜胀，食饮入胃，脾为转输。逆气在脾，故后便不利，脾不转运，则胃亦不利，是以食则呕，而不得卧也。少阴之厥，则口干，溺赤，腹满，心痛。足少阴之脉，属肾络膀胱，贯肝膈入肺中，出络心，注胸中，循喉咙挟舌本。经脉厥逆，而阴液不能上资，是以口干，心痛；肺金不能通调于下，故溺赤；水火阴阳之气上下不交，故腹满也。厥阴之厥，则少腹肿痛，腹胀，泾溲不利，好卧，屈膝，阴缩肿，胻内热。足厥阴之脉，内抵少腹，挟胃属肝络脑，故厥则少腹肿痛而腹胀。其下循阴股入毛中，环阴器抵少腹，是以泾溲不利，阴缩而肿。肝主筋，膝者筋之会，经脉厥逆，无以濡养筋骨，故好卧而屈膝。其脉起于大指丛毛之际，上循足胻，厥阴木火主气，荣输厥逆，故胻内肿热也。阴阳二气皆起于足，故止论足之六经焉。盛则泻之，虚则补之，不盛不虚，以经取之。此厥在经脉，故当随经以治之。

太阴厥逆，胻急挛，心痛引腹，治主病者。此复论三阴三阳之气厥也。夫手足三阴三阳之气，五脏六腑之所生也，脏腑之气逆于内，则阴阳之气厥于外焉，故复论十二经气之厥逆焉[3]。中土之气，主溉四旁，足太阴气厥，故胻为之急挛，食气入胃，浊气归心，

〔1〕眴仆：张景岳："眴，音眩，目眩乱也；仆，猝倒也。"
〔2〕后：指大便。
〔3〕焉：此处上下两句用两个"焉"字，按《黄帝内经素问集注》，前句"焉"字作"矣"；后句"焉"字作"也"，似以此为是。

脾气逆而不能转输其精气，是以心气亦逆，痛引于腹也。此是脾主所生之病，法当治主病之经气焉。少阴厥逆，虚满呕逆[1]，下泄清，治主病者。少阴之气，上与阳明相合，而热化水谷，少阴气厥，以致中焦虚满而变作呕逆，上下水火之气不交，故下泄清冷也。厥阴厥逆，挛腰痛，虚满前闭，谵言，治主病者。挛者，肝主筋也；腰者，肝之长也；虚满者，食气不能化精于肝也；前闭者，肝主疏泄也；肝主语，谵语，肝气郁也。三阴俱，不得前后[2]，使人手足寒，三日死。三阴俱逆，是阴与阳别矣。不得前后者，阴关于下也。诸阳之气，皆生于阴，三阴俱逆，则上气绝灭，是以手足寒而三日即死矣。太阳厥逆，僵仆，呕血善衄，治主病者。太阳主诸阳之气，阳气厥逆，故僵仆也，阳热上逆，则呕血衄血。此太阳之气厥逆于上，以致迫血妄行。少阳厥逆，机关不利者[3]，腰不可以行，项不可以顾，少阳主枢，是以少阳气厥，而机关为之不利。颈项者，乃三阳阳维之会；腰脊者，身之大关节也，故机关不利者，腰不可以转行，项不可以回顾。发肠痈，不可治，惊者死。少阳相火主气，火逆于内，故发肠痈。不可治者，谓病在气分，而痈肿在内，非针刺之可能治也。若发惊者，其毒气于脏，故死。阳明厥逆，喘咳身热，善惊衄呕血。阳明气厥，则喘，上逆则咳也。阳明之气主肌肉，故厥身热。《经》云[4]："二阳发病，主惊骇。"衄血呕血者，阳明乃悍热之气，厥气上逆，则迫血妄行。此病在气而反于经血，故皆曰善。

手太阴厥逆，虚满而咳，善呕沫，治主病者。手太阴属肺，肺气逆，故虚满而咳，不能传化水津，故善呕沫。此是肺所生之病，故当治主病之以气焉[5]。手心主少阴厥逆，心痛引喉，身热，死不可治。手心主者，手厥阴胞络之气也；手少阴者，心脏之气也；胞络为君主之相火，二火并逆，将自焚矣，故为死不可治。手太阳厥逆，耳聋，泣出，

---

[1] 虚满呕逆：《素问》原文为"虚满呕变"。"逆"乃"变"之误。

[2] 三阴俱，不得前后：《素问》原文为"三阴俱逆，不得前后"。"三阴俱"之下，漏一"逆"字。

[3] 机关不利者：《素问》原文，此句之上，尚有"机关不利"四字。全文为："少阳厥逆，机关不利，机关不利者。"

[4] 《经》：此系指《素问·阴阳别论》篇。原文为"二阳一阴发病，主惊骇，背痛，善噫，善欠，名曰风厥"。本节引文有漏，录此备考。

[5] 故当治主病之以气焉：应为"故当治主病之肺气焉"。肺，误作"以"。

项不可以顾，腰不可以俛仰，治主病者。手太阳所生病者，耳聋；小肠主液，故逆则泣出也。夫心主血脉，小肠主液，而为心之表。小肠气逆，则津液不能荣养于经脉，是以项不可以顾，腰不可以俛仰。盖腰项之间，乃脉络经俞之大会也。手阳明、少阳厥逆，发喉痹，嗌肿痓，治主病者。手阳明者，肺之府也。手少阳者，手厥阴三焦也。阳明主嗌，肺主喉，兼三焦之火气并逆，是以发喉痹而嗌肿也。阳明乃燥热之经，三焦属龙雷之火，火热并逆，故发痓也。

【按语】本节论述厥病之病因、病机、症状及治法。对厥病分证除有寒、热之分外，尚有六经分证，六经之中又有厥与厥逆之分，为《内经》中论厥的专篇。

《大奇论》曰：肝满、肾满、肺满皆实，即为肿。满，谓脏气充满也。夫五脏者，存精气而不泻，故满而不实。是为太过，当即为肿，然此论脏气实而为肿，与气伤痛、形伤肿之因证不同也。肺之壅，喘而两胠满；肝壅，两胠满，卧则惊，不得小便；肾壅，脚下至少腹满，胫有大小，髀骱大跛，易偏枯。壅者，谓脏气满而外壅于经络也。盖满在气，则肿在肌肉；壅在经，则随经络所循之处而为病也。肺主呼吸，其脉从肺系横出腋下，故喘而胠满。肝脉环阴器，抵少腹，属肝络胆，上贯膈，布胁肋，故两胠满而不得小便；脏气壅满，卧则神魂不安，故发惊也。肾脉起于足下，循内踝上腨内，属肾络膀胱，故自脚下至少腹满。肾主骨，而寒水主气，故足胫有大小，髀骱大而跛，变易为偏枯也。此论脏气壅于经脉而为此诸病，与邪在三焦之不得小便，虚邪偏客于形身而发为偏枯之因证不同也。

《四时气》篇曰[1]：腹中常鸣，气上冲胸，喘不能久立，邪在大肠也[2]。大肠为传导之官，病则其气反逆，故腹鸣气喘不能立也。小肠控睾[3]，引腰脊，上冲心。邪在小肠者，连睾系，属于脊，贯肝肺，络心系。气盛则厥逆，上冲肠

---

〔1〕《四时气》篇：为《灵枢》第十九篇的篇名。是篇论述针刺必随四时之气，故名。
〔2〕邪在大肠也：《灵枢》原文无"也"字。
〔3〕小肠控睾：《灵枢》原文为"小腹控睾"。腹，误作"肠"。

胃，熏肝，散于肓，结于脐也[1]。控睾引腰脊，上冲心者，小肠之疝气也。善呕，呕有苦，长太息，心中憺憺，恐人将捕之，邪在胆，逆在胃，胆液泄则口苦，胃气逆则呕苦，故曰呕胆。呕有苦，胆气逆在胃也。胆气欲升，故长太息以伸之，病则胆气虚。故心中憺憺，恐人将捕之。病在胆，逆在胃者，木邪乘土也。胆汁通于廉泉玉英，故胆液泄则口苦；胆邪在胃，故胃气逆则呕苦也。饮食不下，膈塞不通，邪在胃脘，在上脘则刺抑而下之，在下脘则散而去之。此邪在胃脘而为病也。如邪在上脘，则不能受纳五谷，故当抑而下之；如邪在下脘，则不能传化糟粕，故当散而去之。小腹肿痛，不得小便，邪在三焦约也[2]。此邪在膀胱而为病也。三焦下俞，出于委阳并太阳之正，入络膀胱，约下焦，实则闭癃，虚则遗溺，小腹肿痛，不得小便，邪在三焦约也。

【按语】此节论六腑之为病及其症状。

《五邪》篇曰[3]：邪在肺，则病皮肤痛，寒热，上气喘，汗出，咳动肩背。此论邪在五脏，而病于外也。夫六府之应于皮肤筋骨者，脏腑雌雄之相合也。五脏之外应者，阴阳之气皆有出有入也。肺主皮毛，故邪在肺则病皮毛痛；寒热者，皮寒热也，盖脏为阴，皮肤为阳，表里之气，外内相乘，故为寒热也。上气喘者，肺气逆也；汗出者，毛窍疏也；咳动肩背者，咳急息肩，肺之俞在肩背也。

邪在肝，则两胁中痛，寒中，恶血在内，行善掣节，时脚肿。肝脉循于两胁，故邪在肝则胁中痛，两阴交尽，是为厥阴，病则不能生阳，故为寒中。盖邪在肝，胁中痛，乃病经脏之有形，寒中，病厥阴之气也。内，脉内也，行善掣节者，行则掣节而痛，此恶血留于脉内，脉度循于骨节也。时脚肿者，厥阴之经气下逆也。

邪在脾胃，则病肌肉痛。阳气有余，阴气不足，则热中善饥；阳气不足，阴气有余，则寒中肠鸣腹痛。阴阳俱有余，若俱不足，则有寒有热。脾胃主肌肉，脾乃阴中之至阴，胃为阳热之府，故阳明从中见太阴之化，则阴阳和平，雌雄相见。阴阳俱

---

[1] 结于脐也：《灵枢》原文无"也"字。

[2] 邪在三焦约也：《灵枢》原文无"也"字。

[3] 《五邪》篇：为《灵枢》第二十篇的篇名。是篇论述邪在五脏所产生的症状及刺法，故名。

有余者，邪气之有余也，俱不足者，乃正气之不足也。

邪在肾，则病骨痛阴痹。阴痹者，按之而不得，腹胀，腰痛，大便难，肩背颈项病，时眩。病在阴者，名曰痹；阴痹者，病在骨也。按之而不得者，邪在骨髓也。腹胀者，脏寒生满病也。腰者，肾之府也。肾开窍于二阴，大便难者，肾气不化也。肩、背、颈、项痛时眩者，脏病而及于府也。

邪在心，则病心痛喜悲，时眩仆。邪在心，邪薄于心之分也。喜为心志，心气病则虚，故喜悲；神气伤，故时眩仆。心之分，心包络也。

《寒热病》篇曰：皮寒热者，不可附席，毛发焦，鼻槁腊，不得汗。此通论阴阳之经气为病，故篇名寒热。寒热者，阴阳之气也。病在皮，故不可附席。皮肤之血气以滋毛发，皮气伤，故毛发焦也。腊，干也。肺主皮毛，开窍在鼻，故鼻为之干槁也。不得汗，此邪在表，而病太阴；太阳之气，当从汗解也。肌寒热者，肌痛，毛发焦而唇槁[1]，不得汗。脾主肌肉，开窍于口，故唇口干槁。如不得汗，补足太阴以资生水谷之汗。骨寒热者，病无所安，汗注不休，齿未槁。骨寒热者，病少阴之气也。无所安者，阴躁也。少阴为生气之原，汗注不休者，生气外脱也。齿未槁者，根气尚存也。

《癫狂论》曰[2]：癫疾始生，先不乐，头重痛，视举目赤，甚作极已而烦心。夫癫狂之疾，乃阴阳之气先厥于下，后上逆巅而为病也。水之精为志，火之精为神，先不乐者，神志不舒也。举视目赤者，心气上逆也。癫甚作极已而烦心者，厥逆之气上乘于太阴阳明，而复乘于少阴之心主也。

骨癫疾者，顑齿诸腧分肉皆满[3]，而骨居汗出烦悗。呕多沃沫，气下泄，不治。齿者，骨之余，分肉属骨，是以骨癫疾者，顑齿诸分肉皆满。骨居者，骨肉不相亲也。汗者，血之液，汗出烦悗者，病在少阴肾，而上及于手少阴心也。呕多沃沫，太阴阳明之气上脱也。肾为生气之原，气下泄，少阴之气下泄也。阴阳上下离脱，故为不治。筋癫疾者，身倦挛急大。呕多沃沫，气下泄，不治。病在筋，故身倦，足挛脉急大。

---

〔1〕毛发焦而唇槁：《灵枢》原文为"毛发焦而唇槁腊"。漏一"腊"字。

〔2〕《癫狂论》：应为《癫狂》篇。为《灵枢》第二十二篇的篇名。是篇论述癫狂病的病因、症状与治法，故名。

〔3〕顑（kǎn 坎）：即腮。

太阳主周身之气，气下泄者，病有形之脏腑，而致阴阳之气脱也。脉癫疾者，暴仆，四肢之脉皆胀而纵。脉满。呕多沃沫，气下泄，不治。经脉者，所以濡筋骨而利关节，脉癫疾者，故暴仆也。十二经脉皆由于手足之升荣[1]，是以四肢之脉，皆胀而纵。脉满者，病在脉也。

治癫疾者，常与之居，察其所当取之处。病至，视之有过者泻之，置其血于匏壶之中[2]，至其发时，血独动矣，不动，筋骨二十壮[3]。穷骨，骶骨也[4]。此言治癫疾者，当分别天地水火之气而治之。太阳之火，日也，随天气而日绕地一周，动而不息者也。地水者，静而不动者也。常与之居者，得其病情也。察其所当取之处，视之有过者泻之，谓视疾之在于手足何经而取之也。匏壶，葫芦也。致其血于壶中，发时而血独动者，气相感召也。如厥气传于手太阴太阳，则血于壶中独动，感天气太阳之运动也；不动者，病入于地水之中，故当灸骶骨二十壮。《经》云[5]："陷者灸之。"此疾陷于足太阳太阴，故当灸足太阳之骶骨。二者阴之始，十乃阴之终，地为阴，而水为阴也。

狂始生，先自悲也，喜忘苦怒善恐者，得之忧饥。此以下论狂疾之所生，有虚有实也。先自悲者，先因于肾虚也。《经》云[6]："水之精为志。"精不上传于志，而志独悲，故泣出也。喜忘善恐者，神志皆虚也。若怒者，肝气虚逆也。盖肝木神志皆肾精之所生也。此得之忧饥，夫忧则伤肺，饥则谷精不生，肺伤则肾水生原有亏，谷精不生，则肾精不足矣。狂始发，少卧不饥，自高贤也，自辨志也[7]，自尊贵也，善骂詈，日夜不休。此心气之实狂也。夫阴气盛则多卧，阳气盛则少卧。食气入胃，精气归心，心

---

[1]十二经脉皆由于手足之升荣；应为"十二经脉皆出于手足之井荣"之误。出，误作"由"。井荣，误作"升荣"。

[2]匏壶：《灵枢》原文为"瓠壶"此处有误。

[3]筋骨二十壮：《灵枢》原文为"灸穷骨二十壮"。"穷骨"之上漏一"灸"字。

[4]穷骨，骶骨也：《灵枢》原文为"穷骨者，骶骨也"。"穷骨"之下，漏一"者"字。

[5]《经》：此系指《灵枢·经脉》篇。原文为"盛则泻之，虚则补之，热则疾之，寒则留之，陷下则灸之，不盛不实，以经取之"。本节引文少一"下"字。

[6]《经》：此系指《素问·解精微论》篇。

[7]自辨志也：《灵枢》原文为"自辩智也"。辩，误作"辨"。智，误作"志"。

气实，故不饥。心乃君主之官，虚则自卑下，实则自尊贵，心火盛则胃主实[1]，故骂詈不休。狂言、惊、善笑、好歌乐、妄行不休者，得之大恐。此肾病上传于心，而为心气之实狂也。得之大恐则伤肾，阴虚阳盛，故狂言而发惊也。《经》云[2]："心气实则善笑，虚则善悲。"实则心志郁结，故好歌乐以伸舒之；神志皆病，故妄行不休也。狂，目妄见，耳妄闻，善呼者，少气之所生也。此因肾气少，而致心气虚狂也。心肾水火之气，上下相济，肾气少则心气亦虚矣。心肾气虚，是以妄见妄闻。盖肾精上注于目，肾开窍于耳故也。善呼者，虚气之所发也。狂者多食，善见鬼神，善笑而不发于外者，得之有所大喜。此喜伤心志而为虚狂也。心气虚，故欲多食；神气虚，故善见鬼神也。因得之大喜，故善笑；不发于外者，冷笑而无声也。当养心精以资神气。

【按语】本节论述癫狂病之病因、病机与症状。强调癫狂病为情志内伤、五脏虚实所致。

《热病》篇曰[3]：偏枯，身偏不用而痛，言不变，志不乱，病在分腠之间，巨针取之，益其不足，损其有余，乃可复也。此论外因之病。《经》曰[4]："虚邪偏客于身半，其入深，内居荣卫，荣卫衰，真气去，邪气独留，故为偏枯。"是风寒之邪偏中于形身，则身偏不用而痛。夫心主言，肾存志，言不变，志不乱，此病在于分腠之间，而不伤于内也。以巨针取之，益其正气之不足，损其邪气之有余，而偏伤之正气，乃可复也。痱之为病也，身无痛者，四肢不收，智乱不甚，其言微知，可治；甚则不能言，不可治也。病先起于阳，后入于阴者，先取其阳，后取其阴，浮而取之。痱者，风热之为病也。身无痛者，邪入于里也。风木之邪，贼伤中土，脾存智而外属四肢，智乱不甚者[5]，邪虽内入，尚在于表里之间，脏真之气未伤也。其言微者，此伤于气，故知可治；

---

〔1〕心火盛则胃主实：应为"心火盛则胃土实"。土，误作"主"。

〔2〕《经》云：此系指《灵枢·本神》篇。本节引文与原文不符。原文为"心气虚则悲，实则笑不休"。录此备考。

〔3〕《热病》篇：为《灵枢》第二十三篇的篇名，是篇专论热病，故名。

〔4〕《经》曰：此系指《灵枢·刺节真邪》篇。

〔5〕智乱不甚者：承上文义，"智乱不甚者"之上，当有"四肢不收"四字。

甚则不能言者，邪入于脏，不可治也。夫外为阳，内为阴，病先起于分腠之间，而后入于里阴者，先取其阳，后取其阴；浮而取之者，使外受之邪，仍从表出也。